SCORPIO

Dr. Brant Cortright

DAS BESSERE GEHIRN

Wie Sie lebenslang die Bildung neuer Nervenzellen anregen

Die 4 Schlüssel der Neurogenese:
Ernährung, Bewegung,
Beziehung und Bewusstheit

Aus dem amerikanischen Englisch
von Ulla Rahn-Huber

SCORPIO

Die amerikanische Originalausgabe erschien 2015 unter dem Titel »The Neurogenesis Diet and Lifestyle« bei Psyche Media, Mill Valley, USA.

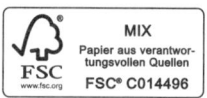

3. Auflage 2017
Copyright © Brant Cortright, PhD
© der deutschsprachigen Ausgabe 2017 Scorpio Verlag GmbH & Co. KG, München
Umschlaggestaltung: Favoritbuero, München
Layout & Satz: BuchHaus Robert Gigler, München
Druck und Bindung: GGP Media GmbH, Pößneck
ISBN 978-3-95803-093-0
Alle Rechte vorbehalten.

Mehr über unsere Bücher
www.scorpio-verlag.de

INHALT

KAPITEL 1

DIE NEUROGENESE-REVOLUTION

Ihr Leben kann um einiges reicher und großartiger werden, als es zurzeit ist! Wie wäre es, mehr Energie und ein besseres Gedächtnis zu haben? Jeden Morgen gut gelaunt und ausgeruht aufzustehen, bereit, sich den wie auch immer gearteten Herausforderungen des Tages zu stellen? Jüngste Fortschritte in der medizinischen Forschung haben dieses Ziel in greifbare Nähe gerückt. Sie und jeder andere Mensch, den Sie kennen, verfügen über ein riesiges, brachliegendes Potenzial an unausgeschöpftem Leben. Um es anzapfen zu können, muss Ihr Gehirn jedoch auf seiner maximalen Leistungsstufe funktionieren.

Der Schlüssel, um dies zu erreichen, liegt in der Neurogenese, dem Prozess der Bildung neuer Neuronen, also Hirn- oder Nervenzellen. Durch die Neurogenese erneuert sich das Gehirn und steigert seine Leistung.

Die Entschlüsselung der Neurogenese gehört zu den revolutionärsten Fortschritten der Neurowissenschaften im vergangenen Jahrhundert. Obwohl noch großer Forschungsbedarf besteht, zeigen aktuelle Studien, dass der Prozess durch unsere individuelle Lebensweise beschleunigt und stimuliert werden kann. Die Neurogenese zu steigern heißt, unsere Herangehensweise an das Leben insgesamt zu optimieren – unser Denken, Fühlen und Handeln.

Wissenschaftliche Untersuchungen zeigen, dass hohe Neurogenese-Raten mit folgenden Leistungsmerkmalen einhergehen:

> gesteigerte kognitive Funktionen
> besseres Gedächtnis und schnelleres Lernen
> emotionale Vitalität und seelische Belastbarkeit
> Schutz vor Stress, Ängsten und Depressionen
> verbesserte Immunabwehr
> insgesamt gesteigerte Hirnfunktion

Wird die Neurogenese angeregt, verbessert sich unser alltägliches Leben in jeder Hinsicht, und es kommt zu einer radikalen Veränderung in der Art und Weise, wie sich der Alterungsprozess äußert und anfühlt.

Dieses Buch verrät, wie Sie in Ihrem Leben von diesem Phänomen profitieren können. Alle Informationen, die Sie brauchen, sind erstmals in einem Werk übersichtlich zusammengetragen.

Denken Sie an einen Moment, in dem es Ihnen richtig gut ging – in dem Sie voller Selbstvertrauen und im Fluss waren, exakt die passenden Worte fanden und ein Gefühl von innerer Weite und Offenheit empfanden; in dem Sie wussten, was zu tun ist, und es auch taten. Wenn Schwierigkeiten auftauchten, waren Sie sich sicher, diesen auch gewachsen zu sein und sie überwinden zu können. Und nun stellen Sie sich vor, Sie würden sich an jedem Tag so fühlen. Wie wäre es, Ihr Leben auf einem höheren Niveau fortzusetzen mit dem Gefühl, alles meistern zu können und in sich zu ruhen – vielleicht nicht zu hundert Prozent zu jeder Zeit, aber doch überwiegend? Dieses Buch will Ihnen beim Erreichen genau dieses Ziels helfen.

Jahrelange Recherchen sind in diese Seiten eingeflossen. Es galt, die Fachliteratur auf dem Gebiet der Neurowissenschaften zu durchforsten, alle relevanten Daten zu diesem Thema zu sammeln und miteinander zu verknüpfen, all die verstreuten, wertvollen Informationen auch aus weniger bekannten Fachzeitschriften herauszufiltern und dies alles in einer logisch nachvollziehbaren, prägnanten Form darzustellen. Was Sie in Händen halten, ist ein Überblick über die wichtigsten neurowissenschaftlichen Erkenntnisse der letzten Zeit. Es zeigt das ganze Potenzial an Möglichkeiten, das ein optimal funktionierendes Gehirn für unser Leben bietet. Sie werden bei der Lektüre eine radikal neue Auffassung vom Altern gewinnen und Ihre Lebensweise im Alltag völlig neu ausrichten. Vorbei sind die Zeiten, in denen wir passiv mit ansehen mussten, wie unsere Hirnleistung ab der Lebensmitte allmählich und im hohen Alter massiv schwindet. Ganz im Gegenteil! Wir werden niemals »den Zenit überschritten« haben, denn es gibt gar keinen Zenit, sondern bloß ein permanentes, laufendes Voranschreiten. Mithilfe dieses Buchs können Sie – ob mit 20 oder 30, ob in mittleren Jahren oder im hohen Alter – Ihre Neurogenese sogar noch *verbessern,* Ihre Hirnleistung steigern und auf diese Weise Ihr Leben insgesamt positiv verändern.

Sie können Ihr Gehirn in jedem Alter auf ein höheres Leistungsniveau bringen, als man es je für möglich hielt.

Die Neurogenese-Revolution in der Hirnforschung

Lassen Sie uns vor diesem Hintergrund zunächst die fünf bahnbrechenden Erkenntnisse oder Paradigmenwechsel in der Neurowissenschaft betrachten, die das Gehirn in einem völlig neuen Licht erscheinen lassen.

ERKENNTNIS NR. 1:

Das Gehirn hört nie auf, Nerven- bzw. Hirnzellen zu bilden. Durch diesen Prozess der Neurogenese steigert es seine Leistungsfähigkeit und verbessert unsere Lebensqualität.

Wie ein Blick in die Hirnforschung des letzten Jahrhunderts zeigt, ging man bis in die späten 1990er-Jahre davon aus, dass das Gehirn mit dem Erreichen des Erwachsenenalters die Neubildung von Neuronen einstellt. Nach diesem Zeitpunkt, so die allgemeine Auffassung, erwartete uns nur noch eins: ein schleichender, unaufhaltsamer Verfallsprozess, bei dem zunächst allmählich, mit fortschreitendem Alter jedoch immer schneller Hirnzellen absterben und nicht mehr durch neue ersetzt werden. Dann aber stellten Wissenschaftler fest, dass dies gar nicht der Fall ist. Was war geschehen?

In den 1950er-Jahren fand man heraus, dass das Gehirn formbarer, anpassungsfähiger und flexibler ist, als man bis dahin gedacht hatte. Die sogenannte neurale Plastizität erlaubt, neue Verbindungen zwischen Nervenzellen herzustellen und Schäden, wie sie etwa durch ein Schädel-Hirn-Trauma oder einen Schlaganfall entstehen, bis zu einem gewissen Grad auszuheilen. In den vergangenen Jahrzehnten zeigte sich, dass die Anpassungsfähigkeit und Plastizität des Gehirns noch weit ausgeprägter sind, als zunächst angenommen wurde.

In dem Maß, wie in den 1980er- und 1990er-Jahren mit dem technologischen Fortschritt in der Neurowissenschaft immer bessere Untersuchungsgeräte entwickelt wurden, mehrten sich die Anzeichen dafür, dass auch bei älteren Säugetieren im Hippocampus neue Neuronen gebildet werden.

Es war damals bereits seit Langem bekannt, dass der Hippocampus an der Bildung neuer Erinnerungen beteiligt ist und eine wesentliche Rolle in rationalen Denkprozessen und der Erinnerung spielt. Schäden am Hippocampus führen zu kognitiven Defiziten und Gedächtnisproblemen. Dies ist in unzähligen Studien und bei der Erforschung entsprechender Verletzungen und

Erkrankungen hinlänglich nachgewiesen worden. Die Alzheimer-Krankheit etwa zieht den Hippocampus massiv in Mitleidenschaft. Gleiches gilt für andere Formen der Demenz.

Wenn wir über die Fähigkeit verfügen, neue Gedächtnisinhalte zu bilden – was wir ja ein Leben lang tun –, bedeutet das, dass etwas Neues in unserem Gehirn geschehen muss; und das wiederum lässt auf das Vorhandensein einer gewissen Plastizität bzw. eines dynamischen Elements schließen. Diese Einsicht in Verbindung mit der sich abzeichnenden Möglichkeit einer Neurogenese im Erwachsenenalter nahm der Pionier der Neurowissenschaften, Dr. Fred Gage vom Salk Institute in San Diego/USA, zum Anlass, noch einmal ganz anders an die Erforschung des Hippocampus heranzugehen.[1] Ende der 1990er-Jahre gelang es ihm, den definitiven Beweis dafür zu liefern, dass das menschliche Gehirn entgegen der nahezu ein Jahrhundert lang unangefochtenen Lehrmeinung auch im Erwachsenenalter in der Lage ist, neue Hirnzellen zu bilden.[2] Diese bahnbrechende Erkenntnis wurde seither in zahlreichen Studien bestätigt.

Die von Gage gewonnenen Erkenntnisse brachten alles ins Wanken, was die Wissenschaft bis dahin über das Gehirn zu wissen glaubte.

Mit einem Schlag wurde mit zwei Mythen über das Gehirn und den Alterungsprozess aufgeräumt, die bis dahin als sakrosankte Tatsachen gegolten hatten.

MYTHOS:
Unser Gehirn hört auf zu wachsen, wenn wir Anfang 20 sind. Danach werden unsere Hirnzellen ständig weniger.

MYTHOS:
Altern ist gleichbedeutend mit einem Abbau der kognitiven Leistungsfähigkeit und des Erinnerungsvermögens. Ab der Lebensmitte geht es mit uns unaufhörlich bergab.

Die Entdeckung, dass unser Gehirn zeitlebens neue Neuronen bildet, räumt mit der Vorstellung auf, dass es mit dem frühen Erwachsenenalter zu wachsen aufhört. Gleichzeitig entzieht sie unserer gesamten Vorstellung vom Altern den Boden, denn wenn laufend neue Nervenzellen gebildet werden, kann sich das Gehirn erneuern. Das Entscheidende dabei ist, wie schnell sich die neuen Zellen bilden.

ERKENNTNIS NR. 2:
Die Neurogenese-Rate ist von Mensch zu Mensch sehr verschieden.

Es gibt enorme individuelle Unterschiede darin, wie rasch sich die Neurogenese vollzieht. Im Gehirn von manchen Menschen werden neue Neuronen auf Hochtouren, in dem anderer mittelschnell und in dem wieder anderer mit nur einem Fünftel der durchschnittlichen Geschwindigkeit produziert.

Die Neurogenese-Rate, also die Geschwindigkeit, mit der neue Nerven- bzw. Hirnzellen gebildet werden, kann folglich enorm variieren – und womöglich ist sie der allerwichtigste Faktor für eine gute Lebensqualität. Eine hohe Neurogenese-Rate lässt uns lebendig, engagiert und offen sein und versetzt uns in die Lage, unser Potenzial voll auszuschöpfen. Sie bringt uns intellektuell auf die Höhe und schenkt uns eine ausgeprägte emotionale Vitalität. Sie schützt uns vor Stress und Depressionen. Wir fühlen uns gut und empfinden unser Leben als erfüllend. Unsere Abwehrkräfte sind stark. Unsere Stimmung ist gut, und wir schauen positiv in die Zukunft.

Bei einer reduzierten Neurogenese-Rate hingegen schrumpft unser Gehirn, und unser Alltag verengt sich. Gedächtnisschwund und kognitive Defizite, Demenz, Stress und Ängste, Depressionen, exekutive Dysfunktion (d. h. eine eingeschränkte Fähigkeit, die Dinge des Alltags zu bewältigen), Abwehrschwäche und viele andere gesundheitliche Beeinträchtigungen können um sich greifen. Ist die Neurogenese verlangsamt, leidet unsere gesamte Lebensqualität. Dafür zu sorgen, dass sie auf hohem Niveau arbeitet, könnte der wichtigste Beitrag sein, um dauerhaft aus dem Vollen schöpfen zu können.

Unsere Lebensqualität hängt von der Leistungsfähigkeit unseres Gehirns ab

Ein leistungsfähiges Gehirn zu haben ist nicht gleichbedeutend mit einem hohen IQ, künstlerischen Begabungen oder anderen besonderen Talenten. Die Frage lautet vielmehr, wie dynamisch, lebendig, beweglich und wachstumsbereit unser Gehirn ist. Bei einer hohen Neurogenese-Rate gewinnt es durch die Neubildung von Neuronen an jugendlicher Vitalität.

ERKENNTNIS NR. 3:
Unsere Neurogenese-Rate hat unmittelbaren Einfluss auf unsere Lebensqualität.

Unsere Lebensqualität verändert sich direkt proportional zu unserer Neurogenese-Rate. Ist diese hoch, bringt uns das massive kognitive, emotionale und körperliche Vorteile ein. Im Gegensatz dazu wurde in Studien immer wieder nachgewiesen, dass eine eingeschränkte Neurogenese mit einer verringerten Kognition einhergeht; mit Gedächtnisproblemen, Stressanfälligkeit, Ängsten und Depression; mit emotionaler Instabilität und einer Gesamtbeeinträchtigung der kognitiven Leistungsfähigkeit.[3]

Mit anderen Worten, folgende Fakten sind wissenschaftlich eindeutig belegt:

> Ist unsere Neurogenese-Rate hoch, fühlen wir uns ausgesprochen gut.

> Liegt unsere Neurogenese-Rate im Normalbereich, fühlen wir

uns einigermaßen gut; es geht uns normal – durchschnittlich eben.

> Bei einer niedrigen Neurogenese-Rate stellen sich Ängste, Stress, Depressionen, gesundheitliche Beeinträchtigungen, Abwehrschwäche, Gedächtnisprobleme und kognitive Defizite ein. Es geht uns alles andere als gut.

Grob gesagt kann alles, was unser Gehirn nährt und die Neurogenese verbessert, als *neurostimulierend* und alles, was ihm schadet und die Neurogenese verlangsamt, als *neurotoxisch* bezeichnet werden. Was wir für Symptome des »normalen Alterns« halten, ist in Wirklichkeit das Ergebnis eines neurotoxischen Lebensstils, der das Gehirn sehr viel deutlicher und schneller verfallen lässt, als es sein müsste.

Normalerweise verlangsamt sich die Neurogenese in der Lebensmitte, stabilisiert sich dann auf diesem Niveau und nimmt in höherem Alter noch einmal ab. Aber das muss nicht zwangsläufig so sein. Neurowissenschaftler haben vor Kurzem entdeckt, dass die Neurogenese bei richtiger Stimulation in jedem Alter verbessert werden kann. In der Tat lässt sie sich so dramatisch steigern, dass unsere kognitiven Leistungen, unsere Stimmung und unser Gesundheitszustand insgesamt einen massiven Schub erleben.

Obwohl die Erforschung des Potenzials, der praktischen Umsetzungsmöglichkeiten und funktionalen Aspekte noch ganz am Anfang steht, könnte die Neurogenese-Rate durchaus zum biologischen Indikator oder Biomarker für die Hirnfunktion und unsere emotionale wie körperliche Verfassung werden.[4] Sie scheint darüber hinaus nicht nur eine Messgröße für unsere kognitive Leistungsfähigkeit und Anfälligkeit gegenüber Stress und Depressionen zu sein, sondern angesichts der engen Verbindung zwischen unserem Gehirn und unserem Herz-Kreislauf-System möglicherweise sogar Rückschlüsse auf unsere Herzgesundheit zuzulassen.

Wissenschaftlicher Durchbruch bei der Verbesserung
der Hirnleistung

Das Wissen, dass laufend neue Neuronen gebildet werden können und auch gebildet werden, hat unser Verständnis vom Gehirn revolutioniert. Es geht nicht nur darum, dessen beste Jahre möglichst in die Länge zu ziehen, sondern tatsächlich *dessen Leistung zu steigern*. Das ist etwas, was man bislang für ein Ding der Unmöglichkeit hielt.

ERKENNTNIS NR. 4:
Wir können unsere Neurogenese-Rate altersunabhängig um das Drei- bis Fünffache steigern – nicht nur als junge Menschen, auch in mittleren oder späten Jahren. Ob mit 20 oder 30, ob in der Mitte unseres Lebens, ob mit 60, 70 oder später, unsere Hirnleistung lässt sich jederzeit auf ein höheres Niveau bringen.

Wir können unsere geistige Flexibilität und Gedächtnisleistung verbessern. Ein hohes Alter muss nicht zwangsläufig in eine Abwärtsspirale münden. Bei der Einbuße an Lebensqualität, Erinnerungsvermögen und seelischer Belastbarkeit, die normalerweise mit dem Altern assoziiert wird, handelt es sich in Wirklichkeit um nichts anderes als die Nebenwirkungen eines neurotoxischen Lebens- und Ernährungsstils. Es muss nicht so weit kommen!

MYTHOS:
Unsere Gene bestimmen, wie wir altern und wie lange unser Gehirn leistungsfähig bleibt.

MYTHOS:
Wir erreichen in unseren 20ern und 30ern den Höhepunkt unserer geistigen Leistungskraft. Jenseits der Lebensmitte können wir nichts mehr tun, um fitter im Kopf zu werden.

Wir wissen heute, dass bestimmte Faktoren in unserer Ernährung und unserem Lebensstil einen weit signifikanteren Einfluss haben als unser genetisches Erbe. Weil diese Erkenntnisse so neu sind, ist noch unerforscht, wo genau die Obergrenze des erfolgreichen Alterns verläuft. Wir wissen noch nicht, was alles möglich ist!

Ein Experiment, das die Welt verändert hat
In den ersten Jahren nach der Entdeckung der Neurogenese gingen Wissenschaftler der Frage nach, ob es möglich ist, dem Prozess »auf die Sprünge zu helfen« und die Neubildungsgeschwindigkeit von Neuronen zu steigern. Dr. Fred Gage schuf eine »anregende Umgebung« für Mäuse. Er stattete die Käfige mit Laufrädern aus, richtete darin spezielle Bereiche zum Erkunden ein, stellte Nestbaumaterialien zur Verfügung, sorgte für Artgenossen, mit denen die Tiere in Interaktion treten und sich paaren konnten, und schuf eine Vielzahl von sensorischen Erfahrungsmöglichkeiten. Als Gage und sein Team die Auswirkungen beobachteten, waren sie selbst überrascht. Mäuse einer »anregenden Umgebung« auszusetzen beschleunigte die Neurogenese um das Vier- bis Fünffache.[5]

In dem Hirnareal, in dem neue Nervenzellen gebildet werden können, wuchs deren Zahl von 300 000 auf 350 000. Es waren also 50 000 neue Neuronen hinzugekommen. Dies entspricht einem Sechstel der Nervenzellen, über die ein normales Mäusehirn verfügt.

Was vielleicht noch verblüffender ist als die schiere Masse an neuen Neuronen, war der bemerkenswerte Effekt, den der festgestellte Zuwachs auf die Fähigkeiten der Tiere hatte. Die Mäuse mit den zusätzlichen neuen Hirnzellen waren den Vergleichstieren mit normaler Neurogenese-Rate im Hinblick auf ihre kognitiven und Gedächtnisleistungen deutlich überlegen. Sie konnten sich besser erinnern und Aufgaben schneller lösen, und sie wiesen insgesamt eine deutlich bessere Kognition auf. Mit anderen Worten: Sie waren cleverer.

Außerdem verfügten diese Mäuse über weitaus mehr emotionale Ressourcen. Sie waren widerstandsfähiger gegenüber emotionalen Belastungen. Natürlich waren sie nicht absolut davor gefeit, aber ihre Anfälligkeit gegenüber Ängsten, Stress und Depressionen war drastisch reduziert. Sie als »Supermäuse« zu bezeichnen mag übertrieben sein, aber fest steht, dass ihre Fähigkeiten deutlich über dem Durchschnitt lagen. Sowohl kognitiv als auch emotional waren sie den normalen Vergleichstieren eindeutig überlegen.

Womit die Wissenschaftler ebenfalls nicht gerechnet hatten, war, dass sich dieses Phänomen zuverlässig bei Mäusen unterschiedlichsten Alters beobachten ließ. Waren die Tiere beim Umzug in die anregende Umgebung in mittlerem Alter, erhöhte sich ihre Neurogenese-Rate um das Fünffache;[6] waren sie alt, verbesserte sie sich um das Drei- bis Fünffache.[7]

Noch überraschender war, wie sehr es darauf ankam, die Umgebung auf möglichst vielfältige Weise anregend zu gestalten. Unter normalen Bedingungen sterben 60 bis 70 Prozent aller neu gebildeten Neuronen wieder ab. In einer anregenden Umgebung hingegen zeigte sich, dass beinahe alle überleben und sich entwickeln konnten. Die Veränderung des Lebensstils insgesamt und nicht nur eines einzelnen Aspekts brachte dieses erstaunliche Phänomen hervor.

Reproduzierbare Ergebnisse

Dieses Experiment ist von zahlreichen anderen Forschern viele Male erfolgreich reproduziert worden. Neurowissenschaftler haben zudem die anregende Umgebung in Einzelaspekte aufgegliedert, um zu untersuchen, wie genau sich unterschiedliche äußere Stimuli auf die Neurogenese auswirken. Manche Dinge – bestimmte Aufgaben etwa – regen die Bildung neuer Nervenzellen an; andere – etwa neue sensorische Erfahrungsmöglichkeiten – verhindern, dass neu gebildete Synapsen wieder gekappt werden oder Neuronen absterben.

Diese aufregenden Erkenntnisse werfen ein völlig neues Licht auf die Entwicklung und den Alterungsprozess des Gehirns. Sie sind so neu, dass es noch großen neurowissenschaftlichen Forschungsbedarf gibt, um sie in ihrer ganzen Tragweite zu erfassen. Wir wissen nicht, wie Kindheit, Jugend und junges Erwachsenenalter optimalerweise aussehen sollten. Noch hat niemand versucht, bei Kindern, Jugendlichen oder jungen Erwachsenen die Neurogenese zu beschleunigen.

Wir wissen nicht, wie die mittlere Lebensphase optimalerweise aussehen sollte. Bis vor Kurzem war nicht einmal bekannt, dass es so etwas wie eine Neurogenese gibt. Auch wusste niemand, dass sie sich in der Lebensmitte zwar verzögert, aber auch wieder beschleunigen lässt.

Und wir wissen nicht, wie das Leben im höheren Alter optimalerweise aussehen sollte. Was wir aber sehr wohl wissen, ist, dass wir uns die Leistungsfähigkeit unseres Gehirns ein Leben lang bis weit in unsere 80er und 90er (und hoffentlich darüber hinaus) bewahren können.

Dieses Wissen ist so brandneu, dass die positiven Auswirkungen auf den Alterungsprozess erst noch umfassend untersucht werden müssen. Da die Ernährung und der Lebensstil einer Frau Einfluss auf die Neurogenese-Rate des von ihr geborenen Kindes hat, wird es zudem über 100 Jahre dauern, bis wir wissen, wo genau die Obergrenze des erfolgreichen Alterns liegt. Wir befinden uns mitten in einer Revolution der Hirnforschung, deren Ausgang nicht einmal unsere Kinder miterleben werden.

Wie könnte ein anregenderes Umfeld für uns Menschen aussehen – in der frühen Kindheit und Jugend, mit 20 oder 30? In mittleren Jahren? Im Alter? Wir werden es bald sehen. Erst jetzt, zu diesem Zeitpunkt der Geschichte, ist es uns möglich zu sagen, wie wir die Neurogenese und damit unsere Hirnleistung steigern können, um klüger, fitter im Kopf und seelisch belastbarer zu werden. Doch diese Erkenntnisse sind noch lange nicht endgültig. Das Wissen um diese Zusammenhänge wächst rasant. Seit der Entdeckung der Neurogenese-steigernden Auswirkungen einer anregenden Umgebung wurden weitere Faktoren und eine ganze Reihe von Nährstoffen entdeckt, die den gleichen Effekt haben. Wie werden sich solche Forschungsergebnisse auf die Gestaltung einer noch anregenderen Umgebung auswirken? Kann das in diesem Buch vorgestellte Programm die Neurogenese im Optimalfall um das Acht- bis Zehnfache steigern? Um das 20-Fache? Wir können es schlicht nicht sagen. Die Wissenschaft ist einfach noch nicht so weit.

Doch in dem Maße, wie die Forschung voranschreitet und ein neurostimulierender Lebensstil eine wachsende Zahl von Anhängern findet, wird unser gesamter Planet einen kognitiven und emotionalen Schub erleben. Wenn immer mehr Menschen die in diesem Buch vorgestellten Strategien für sich entdecken und sich zu eigen machen, könnte es durchaus passieren, dass sich diejenigen ins kognitive Aus begeben, die sie ignorieren und das Potenzial ihres Gehirns nicht zur Gänze ausschöpfen.

Es sieht so aus, als stünde uns allen das Beste noch bevor. Eins steht fest: Wir können jederzeit damit anfangen, unser Gehirn zu verändern und damit unsere Lebensqualität auf nachhaltige Weise zum Positiven zu wenden. Es ist nie zu früh – aber auch nie zu spät.

Weg mit dem Mythos des Serotoninmangels bei Depressionen!

Dass der Hippocampus und die Neurogenese in den Fokus der Wissenschaft rückten, war im Prinzip reines Glück. Am Anfang nämlich standen Untersuchungen zu einer ganz anderen Fragestellung. Ausgangspunkt war die Feststellung, dass Depressionen mit einer verminderten Neurogenese in Verbindung stehen.

Im Jahr 2000 untersuchte die in Yale tätige Wissenschaftlerin Dr. Jessica Malberg die neuralen Effekte von Antidepressiva. Dabei stellte sie zu ihrer Überraschung fest, dass eine bestimmte Klasse von Medikamenten, die sogenannten selektiven Serotonin-Wiederaufnahmehemmer (SSRIs vom Englischen *selective serotonin reuptake inhibitors*), wie etwa Fluctin, die Neurogenese anregen.[8] Diese Entdeckung führte dazu, noch einmal völlig neu über Depressionen nachzudenken. War etwa die Neurogenese und nicht das Serotonin der Schlüssel zu ihrer Behandlung?

Bis zu diesem Zeitpunkt galt gemeinhin als gesichert, dass ein »Serotoninmangel« Depressionen auslöst und dieser mit der Gabe von SSRIs wie Prozac ausgeglichen werden kann. Antidepressiva dieser Arzneistoffklasse hatten die moderne Biopsychiatrie im Sturm erobert. Zum Zeitpunkt von Malbergs Entdeckung belegten sie weltweit Platz zwei auf der Rangliste der Arzneimittelverordnungen. Im Jahr 2013 verbuchten die großen Pharmaunternehmen mit SSRIs einen Umsatz von über 15 Milliarden US-Dollar.

Obwohl die Mittel bei weniger als 50 Prozent aller Patienten den gewünschten Erfolg brachten und oft unerwünschte Nebenwirkungen hatten – viele Patienten klagten etwa über den Verlust der Libido –, wurden Prozac & Co. in der Psychiatrie binnen kürzester Zeit als die großartigste Sache seit der Erfindung von Schnittbrot und der Einstufung von Depressionen als biologisches Geschehen gefeiert. Nun drohte Malbergs Studie, der gesamten Theorie vom »Serotoninmangel« den Boden zu entziehen.

Die Ergebnisse weiterer Untersuchungen auf der Basis von Malbergs Arbeit und von Studien zur Erforschung des menschlichen Serotoninspiegels schienen sich ebenfalls nicht mit der Erklärung von Depressionen als Folge eines »Serotoninmangels« in Einklang bringen zu lassen, und so stand diese Theorie Anfang der 2000er-Jahre von mehreren Seiten unter Beschuss. Nur in wenigen

Untersuchungen war bei Depressiven überhaupt ein verminderter Serotoninspiegel festgestellt worden. Bei den Patienten der meisten anderen Studien war dieser normal, wenn nicht sogar erhöht gewesen. Senkte man ihn bei Probanden zu Forschungszwecken ab, zog dies zudem so gut wie nie Symptome von Depressionen oder andere Auswirkungen auf die Stimmung nach sich.

Außerdem kam um diese Zeit eine neue Generation von Antidepressiva auf den Markt, die nicht auf den Serotoninstoffwechsel abzielten und nicht minder wirksam waren, die sogenannten Noradrenalin-Wiederaufnahmehemmer (NRIs vom Englischen *noreprinephrine reuptake inhibitors*) oder Noradrenalin-Dopamin-Wiederaufnahmehemmer (NDRIs vom Englischen *noreprinephrine dopamine reuptake inhibitors*). Dass sie funktionierten, schien die Theorie vom »Serotoninmangel« endgültig zu widerlegen. Wie wollten deren Verfechter die Wirksamkeit dieser neuen Arzneimittelgeneration erklären, wenn sie gar keinen Einfluss auf den Serotoninspiegel hatte?

2003 folgten Schlag auf Schlag zwei Hinweise, die Serotonin endgültig von der Hauptrolle im Depressionsgeschehen zum Statisten degradierten. Zum einen stellte man fest, dass es bei Patienten innerhalb weniger Stunden nach der Einnahme eines SSRI-Präparats zu einem drastischen Anstieg der Serotoninwerte kommt. Bis sich eine Veränderung der Stimmungslage einstellt, dauert es jedoch normalerweise mindestens drei bis vier Wochen. Wenn der Serotoninmangel wirklich von so zentraler Bedeutung wäre, müsste sich bei dessen Ausgleich dann nicht sofort eine Besserung der Symptome einstellen? Wie sich zeigte, entspricht die Verzögerung von drei bis vier Wochen genau der Zeit, die neue Nervenzellen zum Heranreifen und Entfalten ihrer vollen Funktionsfähigkeit brauchen. Dies deutet darauf hin, dass die Neurogenese der zentrale Wirkmechanismus von SSRIs ist.

Den zweiten Hinweis lieferte eine bahnbrechende Studie aus dem
Labor von Dr. René Hen von der Columbia University. Im Rahmen ihrer Habilitationsarbeit verabreichte die dort tätige Forscherin Dr. Luca Santarelli depressiven Mäusen ein SSRI-Prä-
parat, um den Serotoninspiegel anzuheben, unterband aber
gleichzeitig die Neurogenese. Es konnten keine Veränderungen
am Grad der Depression festgestellt werden. Dieses Experiment,
das mittlerweile mehrfach reproduziert wurde, lieferte den Beweis dafür, dass Antidepressiva dieser Wirkstoffklasse ohne Neurogenese unwirksam sind.[9] Die Depressionserscheinungen klingen nur dann ab, wenn die Neurogenese gesteigert wird. Das
erklärt auch, warum NDRIs und NRIs funktionieren: Sie wirken
neurostimulierend.

Die Theorie vom »Serotoninmangel« löste sich in Luft auf, als
in Dutzenden von Folgestudien nachgewiesen wurde, dass die
Neurogenese die Hauptrolle im Depressionsgeschehen spielt.
Serotonin ist nur einer von über 20 Neurotransmittern, die sich
auf unsere Stimmungen und Emotionen auswirken. »Serotoninmangel« war von Anfang an eine allzu schlichte Erklärung, doch
gerade in dieser Einfachheit lagen wohl der Reiz und die Ver-
marktbarkeit. Mittlerweile wurde sie von einem komplexeren Verständnis des Depressionsgeschehens abgelöst, bei dem die Neurogenese im Vordergrund steht.

Mit der umfassenden Erforschung der Ursachen und Behand-
lungsmöglichkeiten von Depressionen rückten die Neurogenese
und der Hippocampus mehr und mehr in den Fokus der Wissenschaft. In unzähligen Studien kristallisierte sich heraus, dass die

Geschwindigkeit, mit der sich die Neurogenese im Gehirn eines Menschen vollzieht, immense Auswirkungen auf alle Aspekte seines Lebens hat.

Ein »Jungbrunnen« für das Gehirn

Bei den meisten Menschen nimmt die Neurogenese ab einem Alter von 30 bis 35 Jahren ab. Bei vielen sinkt sie bis zum 40., 50. oder 60. Lebensjahr so dramatisch, dass dies spürbare Auswirkungen auf die geistige Fitness hat. Vermindert sich die Neurogenese, geht es mit der Lebensqualität sehr rasch bergab. Mögliche Folgen sind unter anderem:

> Gedächtnisverlust
> kognitive Beeinträchtigungen
> chronischer Stress, Nervosität und Ängste
> Depressionen
> Verminderung der seelischen Belastbarkeit, Traumata
> geschwächte Immunabwehr, chronische Erkrankungen
> exekutive Dysfunktion (d. h. eine verminderte Fähigkeit, den Alltag zu bewältigen)
> Vitalitätsverlust, Trägheit
> Demenz

Im Gehirn ausgewachsener Säugetiere werden neue Hirnzellen in zwei bestimmten Regionen gebildet: im olfaktorischen Bulbus (dem Riechkolben), in dem Gerüche wahrgenommen werden, und im Hippocampus, dem Areal, das für die Bildung neuer Erinnerungen (Kognition), die Verortung des Körpers im Raum (Sensorik) und die Stimmungsregulation (Emotionen) zuständig ist. Letzterer birgt den Schlüssel zur Steigerung der Hirnleistung.

ERKENNTNIS NR. 5:
Wir können auf einem sehr viel höheren Leistungsniveau funktionieren, als man es je für möglich hielt. In jedem Alter können wir an Klugheit, Erinnerungsvermögen, Schwung und Lebendigkeit gewinnen, uns vor Depressionen schützen und unsere Anfälligkeit gegenüber Stress vermindern. Noch wissen wir nicht, bis in welche entlegenen Grenzbereiche unseres Gehirns sich unser Potenzial durch eine Stimulierung der Neurogenese ausdehnen lässt.

Der sogenannte normale Alterungsprozess ist das Nebenprodukt einer Akkumulation von Neurotoxinen, die die Neurogenese behindern. Zwischen neurotoxischem und neurostimulierendem Altern liegt ein Unterschied wie Tag und Nacht. Aktuelle Forschungen zeigen, dass sich das Gehirn in jedem Alter erneuern kann, und die Quelle, aus der sich dieser Erneuerungsprozess speist, ist die Neurogenese. Ihre Neurogenese-Rate entscheidet darüber, ob Sie sich gut oder schlecht, lebendig und jung oder festgefahren und depressiv fühlen.

Wir können nachgewiesenermaßen bestimmte Dinge tun, um unsere Neurogenese anzuregen – und zwar in jedem Alter. Zum ersten Mal in der Geschichte unseres Planeten wissen wir, dass sich die Neubildung von Neuronen durch die bewusste Entscheidung für eine bestimmte Lebensweise beschleunigen lässt.

Eine gesteigerte Neurogenese schützt vor Stress, Ängsten und Depressionen und verbessert gleichzeitig die kognitiven Leistungen und die Lernfähigkeit. Die Neurogenese-Rate ist der Schlüsselindikator für unsere persönliche Lebensqualität.

Wie das Gehirn mit der Welt in Beziehung tritt, ist entscheidend

Wie wir gesehen haben, ging die Neurogenese bei Mäusen, die man in einem reizarmen, durch Stress, Eintönigkeit oder Isolation geprägten Umfeld hielt, schleppend voran. Als Symptome stellten sich Depressionen, Lethargie, Ängste, der Einstieg in negative Stresskreisläufe, ein erlahmender Forschungstrieb, Abwehrschwäche, mangelndes Interesse an normalerweise als angenehm erlebten Aktivitäten, kognitive Beeinträchtigungen, Gedächtnisdefizite und Gesundheitsprobleme ein.[10]

Toxische Beziehungen oder chronischer Stress lösen Ängste und Depressionen aus und lassen sogar Hirnzellen absterben. Setzen wir unser Gehirn einer reizarmen, kargen, langweiligen Umgebung aus, stumpft es unter dem Einfluss dieses neurotoxischen Umfelds ab und wird träge. Ernähren wir uns schlecht, läuft unser Gehirn auf Sparflamme. Ist unsere Neurogenese verlangsamt, fühlen wir uns unwohl. Das Leben erscheint uns grau in grau, bedrohlich, traurig und hohl. Ein neurotoxischer Lebensstil lässt uns hinter unseren Möglichkeiten zurückbleiben; wir sind weniger fit im Denken und weniger kreativ, und unsere Problemlösungsfähigkeiten leiden.

Ist die Neurogenese beeinträchtigt, verlangsamt sich alles in unserem Leben und erstirbt. Unsere Welt wird kleiner und festgefügter und erstarrt in ihren Routinen, während wir uns in den engen, ewig gleichen Bahnen bewegen. Es fehlt uns der frische Schwung, den eine funktionierende Neurogenese mit sich bringt.

In zahlreichen Studien wurden Depressionen, Demenz, eine verminderte Immunabwehr, Gedächtnisschwäche, Ängste und Stress, Herzkrankheiten, Krebs, Autoimmunerkrankungen, der Verlust von Vitalität, Lebensfreude und einem Gefühl von Sinnhaftigkeit mit einer reduzierten Neurogenese in Zusammenhang gebracht. Die Beweise sind eindeutig: Durch eine verminderte Neurogenese verschlechtert sich unsere Lebensqualität.

Neurogenese als Schlüssel zu einer besseren Lebensqualität

In diesem Buch kreist alles um die Frage, wie sich die Neurogenese so anregen und steigern lässt, dass unser Gehirn zu einem sich stets erneuernden Quell an übersprudelnder Vitalität wird. Ein neurostimulierender Lebensstil führt zu einem erfüllten Leben. Er verleiht Energie, Gesundheit und das Gefühl der emotionalen Verbundenheit zu anderen und unserer eigenen inneren Mitte. *Wir sind vital, lebendig und in Kontakt mit dem Leben.*

Ein neurotoxischer Lebensstil hingegen lässt das Gehirn rapide verfallen. Ist es schädlichen Einflüssen ausgesetzt – ob in Form von Umweltgiften, belastenden Beziehungen, einer reizarmen Umgebung, finanziellen Sorgen oder Nährstoffmangel –, macht es die Schotten dicht, um sich zu schützen. Dieser Rückzug und die daraus folgende reduzierte Neurogenese, die in Depressionen und Stillstand mündet, sind also natürliche Gegenreaktionen auf toxische Einflüsse. Alles erscheint eingefahren, im Abbau begriffen und mechanisch, da sich alle Abläufe in denselben neuralen Bahnen wiederholen und in einer Spirale der Entropie auf Depression und Tod zusteuern.

Natürlich trinken wir den Giftbecher nicht bewusst aus. Warum sollten wir unser Gehirn absichtlich vergiften? Wir lassen uns einfach in die neurotoxischen Muster unserer Umwelt verstricken und schaden auf diese Weise, ohne es zu merken, unserem Gehirn und unserer Gesundheit.

Dieses Buch zeigt Wege auf, wie Sie sich von neurotoxischen Mustern verabschieden und zu einer neurostimulierenden Lebensweise finden können. Manche Teile der »Landkarte« erschließen sich jedoch nicht auf die Schnelle. Manchmal braucht es etwas

Zeit, um nachzudenken und zu reflektieren, denn nur so lässt sich durchschauen, wie tückisch und mit eigentlich gesunden Strängen verflochten manche dieser neurotoxischen Muster sein können. In dem Maße aber, wie Sie sich zunehmend mit dem Thema befassen, schält sich der Weg immer klarer heraus, sodass es zunehmend leichter wird, ihm zu folgen.

Eine neurostimulierende Perspektive wirft ein Licht auf den Weg, der vor uns liegt. Sie sorgt für innere Ausgeglichenheit und schafft die Voraussetzungen dafür, neue Situationen einschätzen zu können. Sie erlaubt dem Gehirn, ein Maximum an Klarheit, Offenheit, Kreativität, Liebe, authentischer Nähe und einer tiefen, erfüllenden Verbundenheit mit dem Leben zu empfinden, und bietet ihm so den Rahmen zur Entfaltung seines ganzen Potenzials.

Ein einzigartiger Moment in der Geschichte

Erst jetzt können wir dank des wissenschaftlichen Fortschritts und fachübergreifenden Zusammenwirkens verschiedener Forschungsrichtungen mit einiger Gewissheit und Genauigkeit sagen, was gesund und neurogen (d. h. die Neurogenese stimulierend) und was ungesund und neurotoxisch ist.

Die neuesten Erkenntnisse aus Neurowissenschaft, Ernährungsforschung, Tiefenpsychologie, Säuglingsforschung, kognitiven Wissenschaften, interpersoneller Neurobiologie, Biochemie, spirituellen Disziplinen sowie Neuroimaging-Verfahren, also bildgebenden Untersuchungsmethoden, geben uns in der Kombination eine Vorstellung davon, wie ein optimal funktionierendes Gehirn aussieht. Fachleute sprechen in diesem Zusammenhang von der sogenannten Hirnkartierung, auch Brain Mapping genannt – einer Technologie, deren Entwicklung sowohl für den Einzelnen als auch für die Gesellschaft insgesamt ein revolutionärer Fortschritt ist.

Zweifellos wird mit dem Voranschreiten des wissenschaftlichen Erkenntnisstands das Wissen, über das wir heute verfügen, laufend weiter verfeinert und neu justiert. Eine Vielzahl ständig neuer Entdeckungen macht Gesundheit zu einem beweglichen Ziel. Aber was wir bereits heute wissen, genügt, um zu begreifen, wie wichtig es ist, jetzt zu handeln. Je länger wir warten, desto schlechter sieht die Lage für uns als Individuen und als Spezies insgesamt aus.

Je eher wir uns auf einen neurostimulierenden Lebensstil ausrichten beginnen, desto gesünder sind wir, desto mehr Freude, Vitalität und Liebe erleben wir; und desto schneller verabschiedet sich unsere Welt von ihrem neurotoxischen Weg, um sich auf den Kurs von wachsender Verbundenheit und Gesundheit zu begeben.

Wie genau ein wohl abgerundetes Gehirn und ein ausgeglichener Lebensstil im Einzelnen aussehen, ist von Mensch zu Mensch verschieden. Es gibt kein für alle funktionierendes Patentrezept. Jedes Gehirn ist einzigartig und bringt eine außerordentlich komplexe individuelle Persönlichkeit hervor. Wir sind kein Typus, sondern einzigartig.

Die Neurowissenschaft ist zu wichtig, um sie den Neurowissenschaftlern zu überlassen

Ich selbst lehre seit über 30 Jahren Psychologie, und doch bin ich seit Langem der Überzeugung, dass die Psychologie zu wichtig ist, um sie den Psychologen zu überlassen. Jeder muss Zugang zu ihr haben. Das Gleiche gilt für die Neurowissenschaft.

Auch deren jüngste Erkenntnisse müssen allen Menschen zur Verfügung gestellt werden. Man darf sie nicht in Fachjournalen begraben, wo sie allenfalls von anderen Neurowissenschaftlern derselben Fachrichtung gelesen werden. Die Möglichkeiten zur Steigerung der Leistungsfähigkeit unseres Gehirns sind grandios. Trotzdem finden nur sehr wenige dieser Informationen ihren Weg in die Massenmedien, geschweige denn ins Bewusstsein einer breiten Bevölkerung.

Dass dies so ist, hat mit dem Problem der zunehmenden Spezialisierung zu tun: Experten tauschen sich mit anderen Experten desselben Fachgebiets aus. Das Wissen bleibt in den wissenschaftlichen Zeitschriften und gelangt nicht in die Welt hinaus. Es solchermaßen nach Einzeldisziplinen zu zerstückeln ist einerseits ein Segen, denn es erlaubt ein detaillierteres Verständnis, aber andererseits ein Fluch, denn das große Ganze kann allzu leicht aus dem Blick geraten.

Ich bin Professor für Psychologie und klinischer Psychologe. Ich lehre Neurowissenschaften auf Hochschulniveau, und obwohl ich kein Neurowissenschaftler bin, verfolge ich seit Jahrzehnten fasziniert die rasante Entwicklung, die das Gebiet genommen hat. Es gab unzählige Fortschritte, Entdeckungen und einen nie dagewesenen Wissenstransfer zwischen Forschern rund um den Globus. Dem breiten Publikum ist jedoch ein Großteil der Informationen über die Neurogenese verborgen geblieben, da es in PubMed-Abstracts ruht, die nur innerhalb der wissenschaftlichen Gemeinde gelesen werden.[11] Angesichts der revolutionären Auswirkungen, die die Neurogenese auf uns und unser Leben hat, reifte in mir der Entschluss, diese Erkenntnisse einem breiteren Publikum zugänglich zu machen.

Der Mythos von der Zauberpille zur Gesunderhaltung des Gehirns

Wir alle haben ein Faible für simple Rezepte: Man nehme diese Pille oder schlucke jenes neue Nahrungsergänzungsmittel ... Auch in Ratgebern werden viele relativ einfache Möglichkeiten angeboten, um unser Leben zum Besseren zu wenden. Dies hier ist jedoch kein Ratgeber im üblichen Sinn, denn im Hinblick auf das Gehirn ist so gut wie gar nichts einfach.

So etwas wie einen schlichten Plan, um im Kopf gesund zu bleiben, gibt es nicht. Es kann ihn nicht geben. Das Thema ist viel zu komplex und erfordert eine vielschichtige Herangehensweise. Unser ganzes Hirn ist gefragt, um unser gesamtes Hirn zu stimulieren.

Die Fitness im Kopf ist der Schlüssel zu jeglicher Form von Gesundheit – physisch, emotional, mental und spirituell. Ausgehend von den aktuellen Statistiken müssen 50 Prozent der Erwachsenen ab einem Alter von 85 Jahren damit rechnen, die Diagnose Alzheimer gestellt zu bekommen, die durch einen dramatischen Verlust an Nervenzellen speziell im Hippocampus gekennzeichnet ist. Da die Mehrzahl der heute lebenden Erwachsenen eine Lebenserwartung von über 85 Jahren hat, stehen ihre Chancen, die Krankheit zu bekommen, damit bei etwa 50:50. Welchen Sinn macht es, den Körper länger am Leben zu erhalten, wenn der Kopf nicht mehr funktioniert?

Älter zu werden muss nicht gleichbedeutend mit dem Einstieg in eine Abwärtsspirale sein. Es kann bedeuten, weiser, tiefgründiger, kreativer, interessanter und interessierter, freudvoller, friedlicher und wacher für den gegenwärtigen Augenblick zu werden und sich insgesamt zu einem liebevolleren Menschen zu entwickeln. Damit dies geschehen kann, müssen wir unsere Hirnkapazität erneuern und verbessern, und damit sind wir bei der Neurogenese.

Ohne eine Veränderung unserer Werte und unseres Lebensstils wird die moderne Gesellschaft noch neurotoxischer werden. Infolgedessen wird es noch mehr Stress, Depressionen, Folgeerkrankungen wie Immunschwäche, Fettleibigkeit, Diabetes, Alzheimer und Demenz, ADS/ADHS, Autismus und andere Formen von zerebraler Dysfunktion geben. Wenn wir aber wissen, was zu tun ist, lässt sich dies alles vermeiden. Betrachten Sie dieses Buch als einen Leitfaden zum gesunden Altern.

Unser Gehirn will benutzt sein, sonst geht es uns verloren. Das Gehirn einzusetzen heißt, so zu leben, dass es auf allen Ebenen gefordert wird.

Vision für die Zukunft

In Zukunft werden wir hoffentlich ein so umfassendes Verständnis vom Phänomen der Neurogenese gewinnen, dass neurodegenerative Krankheiten und Rückenmarksverletzungen mit Lähmungsfolgen nicht nur behandel-, sondern heilbar sind. Heute, in der »schlechten alten Zeit« der frühen Jahrzehnte des 21. Jahrhunderts, gibt es noch nicht die Möglichkeit, einmal verlorenes Hirngewebe zu regenerieren. Mit zunehmendem Wissen über die neurogenen Prozesse wird es jedoch irgendwann möglich sein, das schnelle Absterben von Nervenzellen bei Alzheimer-Patienten nicht nur zu stoppen, sondern deren Neubildung so anzuregen, dass die kognitiven Fähigkeiten wiederhergestellt werden.

Bei Parkinson wird man in der Lage sein, den Verlust an dopaminergen Neuronen zu stoppen und anschließend die Neurogenese so zu stimulieren, dass die Art von Nervenzellen ganz gezielt neu gebildet werden, die das Gehirn als Ersatz für die verloren gegangenen braucht, damit es die normale körperliche Motorik wiederherstellen kann.

Weitere neurodegenerative Erkrankungen wie multiple Sklerose (MS), Amyotrophe Lateralsklerose (ALS; Lou-Gehrig-Syndrom), die Chorea Huntington sowie andere Formen von Demenz werden in dem Maße heilbar werden, wie es gelingt, den Prozess der Neurogenese zu entschlüsseln.

Verletzungen des Rückenmarks, die Patienten heute zu einem Leben als Querschnittgelähmte oder Tetraplegiker verurteilen, werden vorübergehende, behandelbare Krankheitsbilder sein. Mit zielgerichteter Neurogenese können die Neuronen in geschädigten Bereichen des Rückenmarkskanals neu gezüchtet werden. Man wird in Zukunft kaum noch Rollstühle sehen, da diese lediglich für eine kurze Übergangszeit gebraucht werden, bis Patienten ihre volle Bewegungsfähigkeit zurückerlangt haben. Kurzum, die Forschungen zur Stimulierung der Neurogenese versprechen beinahe grenzenlose Möglichkeiten, die in ihrer praktischen Umsetzung die Welt verändern können. Die Zeit wird zeigen, wohin die Reise geht.

ZUSAMMENFASSUNG

Im letzten Jahrzehnt hat die Neurowissenschaft entdeckt, dass unser Gehirn auf einem weitaus höheren als dem üblichen Leistungsniveau funktionieren kann, und zwar selbst dann, wenn wir schon »in den besten Jahren« sind. Wo die Grenzen unseres Potenzials verlaufen, weiß man noch nicht. Doch so spektakulär diese Entdeckungen auch sein mögen, sie sind einem breiten Publikum weitgehend unbekannt.

Wir wissen, dass der Schlüssel in der Neurogenese, also der Bildung neuer Nerven- bzw. Hirnzellen, liegt. Die Geschwindigkeit, mit der sie sich vollzieht, ist ein Indikator dafür, wie gut wir kognitiv, emotional und körperlich funktionieren. Die Neurogenese ist ein lebenslanger Prozess, der sich jedoch ab der Lebensmitte und dann noch einmal im hohen Alter verlangsamt. Nun wurde jedoch entdeckt, dass unsere Neurogenese-Rate in allen Phasen des Erwachsenenalters dramatisch gesteigert werden kann, was sich positiv auf unsere gesamte Lebensqualität auswirkt.

Dieses Buch richtet sich an Erwachsene jeden Alters. Es zeigt auf, dass sich auch Ihr Gehirn jederzeit erneuern kann. Je früher Sie damit beginnen, gut für Ihr Gehirn zu sorgen und es richtig zu ernähren, desto überzeugender sind die zu erwartenden Resultate. Mit 20, 30 oder 40 Jahren anzufangen bringt spürbarere Erfolge als ein Einstieg mit 70 oder 80 Jahren, aber wann immer Sie beginnen: Sie können sehr viel tun!

Auch Sie sind in der Lage, die Leistungsfähigkeit Ihres Gehirns zu steigern und auf ein Niveau anzuheben, das Sie nie für erreichbar gehalten hätten. Dieses Buch zeigt Ihnen, wie das funktioniert. „

KAPITEL 2

DAS PROGRAMM: SO FÖRDERN SIE IHR GEHIRN AUF ALLEN EBENEN

Möchten wir all das verwirklichen, was in uns angelegt ist, kommt es entscheidend auf die Gesundheit unseres Gehirns an. Um unser gesamtes Potenzial auszuschöpfen, muss es auf maximaler Leistungsstufe funktionieren. Alles, was es bremst, beeinträchtigt unsere Lebensqualität. Das heißt im Gegenzug: Alles, was es auf Touren bringt, hilft uns, das Beste aus unseren Möglichkeiten zu machen.

Unser Ziel muss ein vitales Gehirn mit hoher Neurogenese-Rate sein.

Jeder wünscht sich ein gesundes, leistungsstarkes Gehirn, aber aus unserer Umwelt wirken unzählige neurotoxische Einflüsse auf uns ein, die keinen ungeschoren lassen. Das Leben stellt uns zahlreiche Hindernisse in den Weg, aus denen wir schlechte Angewohnheiten ableiten, die dann zur schädigenden Belastung werden.

Im Laufe unseres Lebens erleiden wir Verletzungen der verschiedensten Art – physisch, emotional, mental und spirituell. Selbst vom »normalen Alterungsprozess« geht eine Menge überflüssige Toxizität aus, sodass das Gehirn viel schneller als nötig verfällt. Dies ist keinesfalls unvermeidlich.

Wir können unseren Lebensstil bewusst so ausrichten, dass er die Neurogenese fördert und die wesentlichen neurotoxischen Risiken im Alltag bannt. Die Strategie geht in zwei Richtungen: Alles, was neurostimulierend wirkt, gilt es verstärkt zu nutzen und alles, was neurotoxisch wirkt, weitestgehend zu meiden.

Ein ganzheitlicher Plan zur Verbesserung der Neurogenese

Unser Gehirn ist bestrebt, mit der Welt ringsum und mit unseren Mitmenschen in Kontakt zu treten: über Sinneswahrnehmungen und Emotionen, in der mentalen Auseinandersetzung und in spiritueller Freiheit. Es ist ein außergewöhnliches Instrument, das sich in Jahrmillionen der Evolution laufend verfeinert hat. Seine enorme Komplexität lässt sich nicht auf die Kartierung von Synapsen oder das Manipulieren einer Handvoll von Neurotransmittern reduzieren. Es bedarf einer holistischen Betrachtungsweise, um ihm in seiner ganzen vielschichtigen Gesamtheit gerecht zu werden.

Ich gestehe, dass es einen Teil in mir gibt, der nichts gegen die Erfindung einer Pille einzuwenden hätte, mit der man die Neurogenese stimuliert. Dann wäre alles einfach. Nur ist das Gehirn leider alles andere als einfach. Die Erfahrung hat mich gelehrt, im Hinblick auf seine Gesunderhaltung schnellen Lösungen zu misstrauen.

Wenn uns die Forschung eines zeigt, dann dies: Es gibt keine magische Pille, die die Neurogenese verbessert. Wenn Ihnen jemand ein solches Wundermittel anbieten sollte, laufen Sie schreiend davon! Es handelt sich bestenfalls um Betrug und schlimmstenfalls um einen Pakt mit dem Teufel (und wir alle wissen, worauf der hinausläuft). Doch obwohl der Weg zum gesunden Gehirn weder schnell noch einfach ist, kann er doch von beinahe jedem beschritten werden. Alles, was wir brauchen, um die Neurogenese zu steigern, ist hier und jetzt verfügbar, und das meist kostenfrei.

Der neue Holismus

Die Lehre des Holismus vertritt die Auffassung, dass wir komplexe Wesen sind und nicht auf das Zusammenwirken unserer Einzelteile reduziert werden können. Der menschliche Organismus funktioniert als einheitliches Ganzes und lässt sich nur im Kontext dieser Einheit begreifen. Wenn ein Mensch ein Bein verliert, wirkt sich das auf seine körperliche Balance und Bewegungsabläufe insgesamt aus. Geht das Gehör verloren, werden die anderen Sinne wacher, um dies auszugleichen. Ärgern wir uns über etwas, kommt dies auf der physischen, emotionalen, mentalen und spirituellen Ebene zum Ausdruck. Was auch immer wir tun, denken, sehen oder fühlen, wir erleben es als ein wechselseitig in Beziehung stehendes Ganzes.

Der neue Holismus, der sich auf die ganzheitliche Philosophie des indischen Weisen Sri Aurobindo bezieht, korrigiert und erweitert die engere Auslegung des Begriffs, der in den 1920er-Jahren in Europa geprägt und in den 1960er-Jahren zum viel gebrauchten Schlagwort wurde. Die ursprüngliche Definition speiste sich aus dem Geist der europäischen Aufklärung und stellte dementsprechend lediglich die empirische Einheit von Körper-Herz-Geist in den Vordergrund. Als dieser holistische Ansatz in den 1960er-Jahren erstmals in der US-amerikanischen Szene eingeführt wurde, war er ein willkommener Fortschritt gegenüber dem reduktionistischen Denken der damaligen Zeit. Er war jedoch insofern unvollständig, als er unser wesentlichstes Element außer Acht ließ: das Bewusstsein.

Sri Aurobindo, der vielen als der größte vedantische Philosoph aller Zeiten gilt, korrigierte diesen Mangel, indem er das Spirituelle als Quell menschlichen Bewusstseins mit einbezog. Ohne die spirituelle Ebene ist unser Bild unvollständig. Uns fehlt das herausragende Merkmal, das unser Menschsein ausmacht. Körper, Herz und Geist sind die äußeren Instrumente eines sich entfaltenden Bewusstseins. Doch erst wenn alle vier Entfaltungsebenen einbezogen werden, ist die Formel komplett: Körper, Herz, Geist und Bewusstsein.

Holismus 2.0: Körper, Herz, Geist und Bewusstsein

Die einzige Möglichkeit, zu einem umfassenden Verständnis des Gehirns zu gelangen, liegt in einer erweiterten Perspektive, die alle Facetten der Wahrnehmung im Blick hat. Jede Ebene – Körper, Herz, Geist, Bewusstsein – hat ihre eigene Schwingung oder energetische Frequenz, wobei der physische Körper am dichtesten ist und darum in der niedrigsten Frequenz schwingt.

Jede Ebene – Körper, Herz, Geist, Bewusstsein – verfügt über ihre eigene »Wahrnehmung«, die uns jeweils über das Gehirn erreicht und zu jener Gesamtheit beiträgt, die uns als Individuum ausmacht. Erst in der Betrachtung aller vier Ebenen lässt sich dieses vollumfänglich begreifen, und nur wenn das gelingt, sind die Voraussetzungen für seine maximale Entfaltung gegeben.

Rein physische oder materialistische Herangehensweisen, die versuchen, das Gehirn von unten nach oben zu erschließen, sind auf kümmerliche Weise unzulänglich und lassen das Wesentliche außer Acht. Die Mehrzahl der Werke der konventionellen neurowissenschaftlichen Literatur reduziert das Wunder des Menschseins auf eine Handvoll Neurotransmitter oder biologische Prozesse und betrachtet diese losgelöst von jeglichem Einfluss von Beziehungen, Schönheit und Seele.

Während meiner Recherchen für dieses Buch fiel mir immer wieder auf, welch kleine, triste Weltsicht viele (wenn auch beileibe nicht alle!) Neurowissenschaftler haben. Ihre rein materialistische Vorstellung vom Gehirn ist nichts als eine geschrumpfte, blasse Spiegelung von dessen ganzer Herrlichkeit. Dieser traurige Reduktionismus ist in etwa so, als würde man versuchen, die Großartigkeit und Unermesslichkeit des menschlichen Geistes in all seinen Dimensionen in ein Reagenzglas zu pressen. Manchmal mag ein derart eingeschränkter, eindimensionaler Fokus durchaus hilfreich sein, jedoch nur vorübergehend und zu Untersuchungszwecken. Anschließend müssen wir stets zur integralen Betrachtung des Gehirns zurückkehren.

Wir existieren und leben gleichzeitig auf mehreren Ebenen. Jede der Ebenen, die uns in unserem Menschsein ausmachen – Körper, Herz, Geist, Bewusstsein –, erfahren wir über das Gehirn. Würdigen wir es als holistisches Ganzes, entfalten wir damit die einzigartigen Möglichkeiten, in denen der Vierklang von Körper-Herz-Geist-Bewusstsein in der Welt zum Ausdruck kommt.

Alles ist im Kopf

Führen wir uns noch einmal vor Augen, dass sämtliche Erfahrungen über das Gehirn an uns herangetragen werden. Nur in seiner ganzheitlichen Betrachtung erschließt es sich uns auf allen vier Ebenen.

> Körper: Der Körper ist unser Fundament. Indem wir uns in ihm bewegen, wird die Welt für uns erfahrbar – von den am Himmel vorüberziehenden Wolken bis zum Lächeln eines Kindes; von dem simplen sensorischen Vergnügen, in der Dusche das Wasser über die Haut perlen zu spüren, bis zur Freude am Spazierengehen oder der sportlichen Aktivität; vom Klang der Musik bis zum Genuss einer köstlichen Mahlzeit. Werden die Sinne und der Körper stimuliert, wird damit gleichzeitig das Gehirn auf dieser Ebene angeregt.

> Herz: Das Herz steht für unsere emotionale Ebene. Wir sind in dem Maß lebendig, wie wir fühlen können. Halten wir uns in unserem Gefühlsausdruck zurück, beschränken wir uns in unserer Lebendigkeit. Unsere Fähigkeit zur fortwährenden Vertiefung von Gefühlen wie Nähe, Liebe und Verbundenheit ist eines der kostbarsten Geschenke, die uns das Leben macht. Sie

stimuliert die Neurogenese, denn die Verdrahtung unseres Gehirns ist darauf ausgerichtet, emotional in Beziehung zu treten. Unter dem Einfluss von negativen Beziehungen und chronischen Gefühlen von Stress und Depression vermindert sich diese Fähigkeit, und es kommt zu einer Abschwächung der Neurogenese. Leben wir in einem überwiegend von positiven emotionalen Zuständen geprägten Umfeld, in dem wir uns sicher und geliebt fühlen, stimuliert dies die Neurogenese, und unser emotionales Gehirn wächst.

> Geist: Unsere Fähigkeit zum lebenslangen Lernen macht das Dasein zu einem immerwährenden faszinierenden Abenteuer. Lernen beschränkt sich längst nicht darauf, in der Schule Fakten zu pauken. Es geht vielmehr um die Erfassung unserer gesamten Welt – mit der linken und rechten Gehirnhälfte gleichermaßen. Die Freude an der mentalen Herausforderung – ob wir Geschichten erzählen, uns unterhalten, lesen, nachdenken, Musik hören oder unseren Fantasien nachhängen – erweitert unseren geistigen Horizont und stimuliert die Neurogenese.

> Bewusstsein: Im Leben der meisten Menschen ist Spiritualität das höchste Gut, und in beinahe allen Gesellschaften dieser Welt ist sie die leitende Kraft. Spirituelle Praktiken wirken reinigend auf die dichten äußeren Schichten unseres Wesens und bringen die tieferen Ebenen unserer Seele bzw. unseres Bewusstseins zum Vorschein. Den uns innewohnenden spirituellen Wesenskern mit Achtsamkeitsübungen, Praktiken zur Öffnung des Herzens, dem Streben nach Verwirklichung, Gebeten und Mitgefühl zu erwecken, hat tief greifende Auswirkungen auf die Erneuerung und das Wachstum des Gehirns.

Eine reduktionistische, rein physische Betrachtung des menschlichen Gehirns führt in die Einseitigkeit und lässt den wesentlichsten Aspekt außer Acht. Der holistische Ansatz zur Gesunderhaltung des Gehirns muss auf allen vier Ebenen unserer Persönlichkeit ansetzen. Es ist zwar zweifellos besser als nichts, die Neurogenese nur auf einer Ebene zu stimulieren; wesentlich optimaler aber ist, die Hirnleistung in allen vier Dimensionen zu steigern. Um den außerordentlichen Fähigkeiten des Gehirns in jeder Hinsicht freien Entfaltungsspielraum zu bieten, gilt es, die Neurogenese durch einen entsprechenden Lebensstil anzuregen.

Dies ist ein holistischer Plan zur Stimulation des Gehirns insgesamt, denn nur wenn Körper, Herz, Geist und Bewusstsein beteiligt sind, können wir seinen großartigen Möglichkeiten wirklich gerecht werden und die Neurogenese auf allen Ebenen verbessern.

Bitte bedienen Sie sich!

In diesem Buch wird anhand eines konkreten Programms aufgezeigt, wie sich die Neurogenese durch Ansprechen aller Ebenen – Körper, Herz, Geist, Bewusstsein – sicher stimulieren und gleichzeitig die Belastung durch schädliche Neurotoxine reduzieren lässt. Für jede der Ebenen ist dabei ein eigenes Kapitel vorgesehen.

Ich empfehle Ihnen, zunächst das ganze Buch durchzulesen und sich dann noch einmal gezielt den Abschnitten zuzuwenden, auf die Sie sich speziell konzentrieren möchten. Insgesamt betrachtet, mag die Fülle an Informationen überwältigend erscheinen. Richten Sie darum Ihren Fokus lieber erst auf die Abschnitte, die Sie besonders interessieren, und nehmen Sie sich erst dann nach und nach den Rest vor.

Da die Ernährung für die Gesundheit des Gehirns von solch entscheidender Bedeutung ist, ist ihr ein eigenes Kapitel gewidmet. Es gibt eine ganze Reihe von Lebensmitteln, die die Neurogenese verbessern und uns geistig fitter machen und die es darum in die Alltagskost einzubeziehen gilt. Andere Nahrungsmittel sind eher zu meiden oder zu reduzieren, da sie die Neurogenese hemmen. Aber die Ernährung ist nicht alles. Auf der körperlichen Ebene können wir noch eine ganze Reihe von anderen Dingen tun. Sie stehen im Mittelpunkt des Kapitels, das sich an die Ernährung anschließt.

Daneben gibt es Möglichkeiten, im emotionalen Bereich auf eine für die Neurogenese und neurale Gesundheit förderliche Art und Weise mit der Welt in Beziehung zu treten. Gleiches gilt für Formen der mentalen Stimulation und bestimmte spirituelle Praktiken. Sie alle tragen zu einer gut abgerundeten neuralen Entwicklung bei und sind darum zu empfehlen.

Ebenso wichtig ist, die Neurogenese nicht durch Aktivitäten zu verlangsamen, die die Neubildung von Hirnzellen behindern. Auch ihnen ist ein eigenes Kapitel gewidmet. Sie erfahren darin, welche Dinge zu vermeiden oder zu reduzieren sind, um die Neurogenese nicht zu beeinträchtigen und die auf dem Weg zu einem gesünderen Gehirn erzielten Fortschritte nicht wieder zunichtezumachen. Im letzten Kapitel schließlich werden alle diese einzelnen Aspekte noch einmal miteinander verknüpft und in Zusammenhang gebracht.

Bleibt auch nur eine einzige Ebene unbearbeitet, reduziert sich das Maß des Erreichbaren. Widmen Sie sich also Körper, Herz, Geist und Bewusstsein. Wählen Sie innerhalb der einzelnen Bereiche jedoch stets die Übungen, die Ihnen am meisten liegen.

Konzentrieren Sie sich zunächst auf die Anregungen, zu denen Sie sich hingezogen fühlen. Entwerfen Sie sich Ihren eigenen, individuellen Plan zur Steigerung Ihrer Hirnleistung. Tun Sie, was im Augenblick für Sie richtig ist, und vertrauen Sie darauf, dass es Sie genau dorthin bringen wird, wo Sie jetzt gerade sein sollten. Der Rest wird sich ergeben, wann immer Sie dazu bereit sind.

Stellen Sie sich die verschiedenen Möglichkeiten zur Anregung der Neurogenese wie das Speiseangebot eines Selbstbedienungsrestaurants vor. Auf manches haben Sie sofort Appetit, manch anderes kommt Ihnen vielleicht erst einmal gewöhnungsbedürftig oder weniger verlockend vor. Experimentieren Sie. Probieren Sie unterschiedliche Ansätze aus. Setzen Sie sich nicht unter Druck. Es geht nicht darum, alles von Anfang an »richtig« zu machen, sondern eher darum, Ihren eigenen Weg zu finden. Machen Sie, was sich für Sie passend anfühlt, und lassen Sie alles andere erst einmal weg. Versuchen Sie aber, auf allen vier Ebenen anzusetzen: Körper, Herz, Geist und Bewusstsein.

Jeder trägt die Verantwortung für die Gesundheit seines Gehirns selbst. Wie viel oder wie wenig Sie dafür tun, bleibt allein Ihnen überlassen. Es ist gar nicht möglich, wirklich alles zu tun, jede Substanz einzunehmen und alle neurostimulierenden Übungen zu machen. In manchen Bereichen gilt das Prinzip von Versuch und Irrtum. Akzeptieren Sie, dass Sie ein Mensch wie jeder andere sind und darum früher oder später an Ihre Grenzen stoßen werden; führen Sie sich aber andererseits immer wieder vor Augen, dass es möglich ist, die Neurogenese-Rate zu erhöhen und im Alltag auf einem höheren Leistungsniveau zu funktionieren.

Aktuelle Forschungen zeigen, dass manche Methoden zur Stimulation der Neurogenese nur ausgewählte Bereiche des Hippocampus ansprechen. Darum bedarf es einer ganzheitlichen Strategie, die diesen insgesamt anregt und auf allen vier Ebenen und nicht nur beim Körper ansetzt. Andernfalls würden nur bestimmte Areale des Gehirns an Vitalität gewinnen, während andere verkümmern.

Das zentrale Geheimnis

Sobald Sie das Gefühl haben, dass die neurale Stimulation in Arbeit ausartet, stimmt irgendetwas nicht. Unser Gehirn ist so verdrahtet, dass es nach allem strebt, was Spaß macht. Es sucht nach Freude, Liebe, Interesse und Begeisterung, Bedeutung und Tiefgang, Leidenschaft und Kreativität, Lernen und Staunen. Das Einzige, was in diesem Zusammenhang schwerfallen könnte, ist der Abschied von der einen oder anderen toxischen Gewohnheit.

Aber der Lohn für solche Momente der vorübergehenden Unbequemlichkeit lässt nicht lange auf sich warten. In dem Maß nämlich, wie sich unser Gehirn auf sein höheres Leistungsniveau einpendelt, spüren wir einen Zuwachs an Gesundheit, Heilung, Ganzheit, Freude, Liebe und Schaffenslust.

Der holistische Ansatz zur neuralen Stimulation zielt darauf ab, mit dem Leben in all seinen Dimensionen in Austausch zu treten – physisch, emotional, mental und spirituell. Unser persönliches Wachstum und das Wachstum unseres Gehirns sind eins.

Wenn wir uns weiterentwickeln, fühlen wir uns gut. Es ist, als würden wir zunehmend bei uns selbst ankommen. Wir haben nur eine Aufgabe in diesem Leben zu erfüllen: das Beste aus uns zu machen. Es geht nicht darum, irgendein Muster zu kopieren oder einem Vorbild nachzueifern. Wir sollten einfach versuchen, zu uns selbst zu finden und uns auf allen Ebenen in unserer persönlichen Einzigartigkeit zu entfalten.

In diesem Kapitel finden Sie die Landkarte für diese Reise.

Alles in unserem Leben hängt vom Gehirn ab

Nehmen Sie sich einen Augenblick Zeit, um sich diese Tatsache bewusst zu machen: Alles, was wir erleben, erleben wir über das Gehirn. Nichts von alldem, was wir sehen, hören, fühlen oder denken, dringt auf anderem Weg an uns heran. Jeder Moment unseres Lebens, jede Hoffnung, jede Erinnerung, alle Liebe, aller Hass, jeder Triumph und jede Niederlage, alles, was wir sehen, riechen und schmecken – ausnahmslos alles erreicht uns über das Gehirn.

Wenn wir wirklich begreifen, von welch entscheidender Bedeutung unser Gehirn für *alles* ist, was wir tun, ist es nur natürlich, es uns so gesund wie möglich zu erhalten und sein maximales Leistungspotenzial auszuschöpfen.

Die meisten Menschen wissen, dass das menschliche Gehirn

das komplexeste bekannte Gebilde in unserem Universum ist, haben aber keine Vorstellung vom Ausmaß dieser Komplexität. Die folgenden Fakten können einen kleinen Eindruck vermitteln:

1. Das Neuron (Gehirn- bzw. Nervenzelle) ist die komplizierteste Zelle im menschlichen Organismus. Neuronen verfügen über primäre Dendriten, die sich wie die Wurzeln eines Baums in sekundäre und tertiäre Dendriten verästeln und über Synapsen mit anderen Neuronen in Verbindung stehen. An jeder der Verästelungen sitzen Tausende solcher synaptischen Verbindungen. Manche Neuronen weisen über tausend Dendriten auf, über die sie mit Zehntausenden von weiteren Neuronen in Kontakt stehen. Je nach Art der Neuronen werden die Signale mit 10 bis 100 Impulsen pro Sekunde übermittelt.
2. Das Gehirn eines Erwachsenen setzt sich aus schätzungsweise 100 Milliarden Gehirnzellen zusammen.
3. Jedes Neuron steht mit durchschnittlich 7000 bis 10 000 anderen Neuronen in Verbindung. Bei manchen liegt diese Zahl noch weit höher. Die meisten Erwachsenen verfügen über ca. 100 Trillionen Synapsen.

Das Netz dieser Verbindungen ist ungeheuer komplex. Es ist wie mit den Sternen am Himmel: Ihre Zahl ist zu groß, um sie erfassen zu können. Hinzu kommt, dass das Gehirn zur Aufrechterhaltung seines homöostatischen Gleichgewichts mit zahlreichen Redundanzen, komplizierten Schutzmechanismen, Back-up-Systemen und alternativen Kommunikationspfaden ausgestattet ist, deren Funktionen erst ansatzweise erforscht sind. In 600 Millionen Jahren Evolutionsgeschichte hat das Gehirn viele Möglichkeiten entwickelt, Unausgewogenheiten zu korrigieren und sich vor schädigenden äußeren Einflüssen zu schützen.

Es gibt ungefähr 50 bekannte und darüber hinaus womöglich etliche unbekannte Neurotransmitter. Sie werden von bis zu 14 verschiedenen Typen von Rezeptoren erkannt. Aus der Art und Weise, wie diese miteinander über vielschichtige Feedback-Systeme »sprechen«, ergibt sich eine verblüffende Vielfalt von Möglichkeiten zur komplexen Interaktion. So sind zum Beispiel über 20 Neurotransmitter sowie zahlreiche der über 80 bekannten Hormone an der Steuerung von Emotionen und Stimmungen beteiligt. Die Kommunikation *in und zwischen* verschiedenen Neurotransmittern, Hormonen und Neuromodulatoren fügt der ohnehin kaum nachvollziehbaren Komplexität eine weitere Dimension hinzu. Unser Verständnis dieser Zusammenhänge kratzt lediglich an der Oberfläche.

Einen umfassenderen Überblick über die Funktionsweise des Gehirns finden Sie im Anhang: »Ein kurzer Rundgang durchs Gehirn« am Ende dieses Buchs.

Demut

Das menschliche Gehirn ist ein derartig atemberaubendes Wunderwerk, dass es mir ratsam scheint, uns ihm mit großer Demut und der Bereitschaft zu nähern, manch lang gehegte Theorie, die sich angesichts neuerer wissenschaftlicher Erkenntnisse nicht mehr halten lässt, ad acta zu legen. In der Neurowissenschaft legen viele, aber leider bei Weitem nicht alle eine solche innere Einstellung an den Tag.

Wie jede junge Wissenschaft kann auch die Neurowissenschaft bisweilen ziemlich forsch und arrogant daherkommen und sich zu Behauptungen hinreißen lassen, die weit über das tatsächlich Erwiesene hinausreichen. Manchmal wirkt es so, als würde sich jeden Tag eine neue Theorie durch neurowissenschaftliche Forschungen begründen lassen.

Auf ähnliche Weise wirkt die anmaßende und simplifizierende Herangehensweise, die Gehirnchemie mal durch ein bisschen mehr, mal durch ein bisschen weniger von diesem oder jenem Neurotransmitter beeinflussen zu wollen, in etwa so, als würde man einem Fünfjährigen ein Skalpell in die Hand drücken und ihn Gehirnoperationen durchführen lassen. Das Kind könnte zumindest insofern mildernde Umstände geltend machen, als es keine Ahnung von dem Schaden hat, den es anrichten kann. Obwohl eine medikamentöse Behandlung manchmal durchaus hilfreich sein kann, sind die dabei eingesetzten Medikamente oft derart stark, dass sie von schweren Nebenwirkungen begleitet sind. Die Versuchung ist groß, an einfache Lösungen für Probleme zu glauben, die sich im Zusammenhang mit einem so komplexen Gebilde wie dem Gehirn ergeben. Doch angesichts der vielen Schutzmechanismen, über die es verfügt, kann man es unmöglich so manipulieren, als würde man im Reagenzglas Chemikalien mischen. Auf Eingriffe von außen reagiert es mit der vermehrten oder verminderten Ausschüttung von chemischen Substanzen und Neurotransmittern, die in einem unendlich komplexen elektrochemischen Kommunikationsprozess in Austausch miteinander treten – in einen Dialog, der weit über das mit unseren heutigen Möglichkeiten erfassbare Maß hinausreicht und den wir schon gar nicht im Einzelnen nachvollziehen können. Und dabei sind die bisher noch unbekannten Peptide, Hormone und Neurotransmitter noch nicht einmal berücksichtigt.

Die Frage der Beweisführung

Das wissenschaftliche Verständnis der Abläufe im menschlichen Gehirn basiert zum überwiegenden Teil auf Untersuchungen an Säugetieren, deren Gehirn dem unseren ähnlich ist. Ungeachtet des verstärkten Einsatzes von täglich ausgefeilteren bildgebenden Verfahren beziehen wir daraus einen Großteil unseres diesbezüglichen Wissens, da man bei humanmedizinischen Experimenten zwangsläufig sehr viel früher an die Grenze des ethisch Vertretbaren stößt. Anders als bei Mäusen kann man Menschen eben nicht nach einem Experiment töten, um ihnen in den Kopf zu schauen.

Zwischen unserem Gehirn und dem von anderen Säugetieren gibt es jedoch bestimmte Gemeinsamkeiten. Sie sind der Grund, warum man an ihnen forscht.

Die Gehirne aller Säugetiere weisen die gleichen Grundstrukturen auf. So gut wie alle Experimente haben gezeigt, dass sich Wirkungen vom Tier auf den Menschen übertragen lassen. Im Hinblick auf die Bauweise sind die Gehirne aller Säugetiere gleich. Das Gehirn von Mäusen, Affen und Menschen unterscheidet sich in der Anzahl und Komplexität ihrer Systeme, der Aufbau selbst ist jedoch identisch. Der Neocortex zum Beispiel macht zwar beim Menschen etwa 30, beim Affen hingegen 12 und bei der Katze nur 3 Prozent der Gehirnmasse aus. Rein strukturell betrachtet, ist das Gehirn jedoch bei allen Spezies gleich.

Doch nicht nur das: Im Gehirn von Menschen, Mäusen, Affen und anderen Säugetieren sind auch die gleichen Neurotransmitter aktiv. Antidepressiva wie SSRIs, SNRIs und NDRIs zeigen bei allen Säugetieren eine identische Wirkung. Stress und Depressionen wirken sich bei Menschen, Mäusen und Affen auf die gleiche Weise aus.

Wie auf allen Gebieten der wissenschaftlichen Forschung besteht eine gewisse Uneinigkeit darüber, wie mit bestimmten Daten im Einzelnen umzugehen ist. So verfügen zum Beispiel Mäuse, Affen und Menschen über ein limbisches System oder emotionales Gehirn. Physiologisch und im Hinblick auf das Verhalten äußern sich Gemütszustände wie Stress oder Depressionen bei allen drei Spezies auf ein und dieselbe Weise. Dennoch greifen manche Forscher im Zusammenhang mit Mäusen und Affen lieber zu Umschreibungen wie »stresshaft« oder »depressionsartig«, da Säugetiere nicht in der Lage sind, ihre Emotionen verbal zu artikulieren. Interessanterweise sind manche Wissenschaftler, die tatsächlich mit Mäusen oder Affen arbeiten, jedoch überzeugt, dass diese tatsächlich Stress und Depressionen empfinden, und verwenden darum in ihren Artikeln auch diese Begriffe.

Nach der Entdeckung des Phänomens der Neurogenese bei anderen Säugetieren vergingen beinahe zwei Jahrzehnte, bis es gelang, deren Vorhandensein auch beim erwachsenen Menschen nachzuweisen. Viele Forscher wehrten sich gegen den Gedanken, widersprach er doch der lange gültigen Vorstellung, dass nach dem Erreichen des Erwachsenenalters keine neuen Gehirnzellen mehr gebildet würden. Nachdem dieser geliebte Mythos entzaubert war und sich das Paradigma der Neurogenese beim Erwachsenen durchgesetzt hatte, fragten sich viele Forscher jedoch, warum es so lange gedauert hatte, die bei anderen Säugetieren gewonnenen Erkenntnisse auf den Menschen zu übertragen.

Abgesehen von der Sezierung des Gehirns nach dem Tod, gibt es derzeit keine Möglichkeit, die Neurogenese-Rate beim Menschen unmittelbar zu messen. Untersuchungen mit bildgebenden Verfahren, die eine erhöhte Durchblutung oder ein vergrößertes Gehirnvolumen in spezifischen Arealen nachweisen, sprechen zwar mit einiger Deutlichkeit für das Auftreten der Neurogenese, können diese jedoch nicht mit der gleichen Eindeutigkeit belegen wie eine Obduktion.

Da Menschen sehr viel länger leben als andere Säugetiere, können bis zu ihrem Tod und einer möglichen eingehenden Untersuchung ihres Gehirns Jahrzehnte vergehen.

Wollen Sie wirklich Jahrzehnte verstreichen lassen und den sich inzwischen einstellenden geistigen Verfall in Kauf nehmen, bis wir mit Gewissheit sagen können, dass zum Beispiel ein bestimmter Nährstoff, der bei anderen Säugetieren die Neurogenese fördert, dies auch beim Menschen tut? Oder schauen Sie eher auf den aktuellen Stand der Forschung, um zu entscheiden, welche der Erkenntnisse Sie für sich umsetzen möchten? Wenn Letzteres der Fall ist, lesen Sie weiter.

Wie generell in der Forschung lassen sich auch die Erkenntnisse der Neurowissenschaft oft auf verschiedene Weise auslegen. In manchen Kreisen neigt man eher zu konservativen Interpretationen, während in anderen die wildesten Dinge in die gleichen Fakten hineininterpretiert werden. Man denke nur an die Behauptungen, die im Zusammenhang mit den vielen Gehirnjogging-Spielen aufgestellt werden, die Wissenschaftler für weitgehend wertlos halten, die aber dennoch unter dem Deckmantel der Wissenschaftlichkeit verkauft werden. In diesem Buch versuche ich, mich eng am wissenschaftlichen Erkenntnisstand zu orientieren und im Hinblick auf die Interpretation einen Mittelweg zu gehen – was mir sicherlich von beiden Lagern Kritik einbringen wird. Manchmal sprechen die Daten für einen bestimmten Sachverhalt, ohne ihn definitiv beweisen zu können; in diesem Fall habe ich sie mit einem klaren Hinweis versehen, sodass sich der Leser in Kenntnis der Sachlage sein eigenes Bild machen kann.

In manchen Forschungsgebieten schreitet die Entwicklung in halsbrecherischem Tempo voran. In anderen zieht sich der Fortschritt auf geradezu schmerzlich langsame Weise hin. Spektakuläre Durchbrüche bringen das Feld zwar in Sprüngen voran, doch bis die dabei gewonnenen Erkenntnisse in Studien bestätigt werden, können Jahre oder gar Jahrzehnte vergehen.

Die besten, aktuell verfügbaren Daten deuten darauf hin, dass sich der neurogene Effekt der in diesem Buch beschriebenen Übungen bei allen Spezies gleichermaßen einstellt, doch um dies mit absoluter Sicherheit behaupten zu können, bedarf es weiterer Forschungen. Wie bei jedem Buch, das sich auf wissenschaftliche Erkenntnisse beruft, wird sich auch hier das eine oder andere mit fortschreitendem Forschungsstand überholen. Wissenschaft ist nun einmal ein bewegliches Ziel. Ich gehe jedoch davon aus, dass die in diesem Buch enthaltenen Informationen in ihrer überwiegenden Mehrheit von künftigen Studien bestätigt werden.

Es ist beachtenswert, dass die meisten Neurowissenschaftler, die sich mit Neurogenese befassen, viele der hier vorgestellten Techniken und Methoden selbst praktizieren. Nach einem Vortrag, in dem Dr. Fred Gage vom starken Anstieg der Neurogenese-Rate bei

Mäusen berichtet hatte, die sich in Laufrädern bewegten, wurde er gefragt, wie er es in seinem eigenen Leben halte. Er antwortete, dass die Entdeckung ihn in der Tat dazu gebracht habe zu joggen und dass die meisten der anderen Neurowissenschaftler, die er kenne, das Gleiche täten.[1] Das gibt Ihnen einen Eindruck von der Art der Informationen, die Sie in diesem Buch finden werden.

Heraklits Gehirn

Die Physik beschreibt ein Universum, das sich permanent im Umbruch und Wandel befindet. Der griechische Philosoph Heraklit fasste diese fließende Natur alles Seienden in seinem Leitsatz zusammen: »Man kann nicht zweimal in denselben Fluss steigen.« Das Gleiche lässt sich auch vom Gehirn sagen: Man kann es nicht zweimal auf dieselbe Weise erfahren.

Es ist falsch, sich das Gehirn als ein festes »Ding« nach Art eines Computers vorzustellen. Es ist eher wie ein Soufflé, das sich noch nicht richtig gesetzt hat, oder wie ein weicher Wackelpudding. In vielerlei Hinsicht ist es eher eine langsam fließende und nicht so sehr eine feste Substanz. Eingebettet im Knochenpanzer des Schädels und umhüllt von Schichten von Weichgewebe, schwebt es in schützender Cerebrospinalflüssigkeit.

Das Gehirn ist extrem empfindlich. Vergessen wir nicht, dass das, was wir bisweilen »Verdrahtung« nennen, keinesfalls über metallene Leitungen läuft. Neuronen berühren einander nicht; vielmehr liegt zwischen ihnen ein Spalt, eine Synapse, über die hinweg sie mittels elektrochemischer Signale kommunizieren. Sobald eine Information abgesandt ist, wird ihr chemischer Botenstoff absorbiert, sodass die Synapse wieder frei und zur Übertragung weiterer Daten bereit ist.

Die atemberaubende Komplexität des Gehirns existiert in einem hochgradig empfindlichen, fragilen Umfeld, sodass eine Kopfverletzung oder ein harter Schlag diese »Verdrahtung« beschädigen und die sensiblen synaptischen Verbindungen unterbrechen kann.

Das Gehirn ist in einem Zustand des permanenten Fließens und Sichwandelns. Es passt sich ständig an neu empfangene Daten an, verändert sich mit jedem Geräusch und Anblick, jeder Empfindung, jedem Gedanken, Gefühl, Bild und Wunsch. Wechselt sich die Umgebung, verändert es sich und passt sich innerhalb von Minuten an die neuen Gegebenheiten an. Allein, dass Sie diesen Satz hier lesen, bewirkt eine Veränderung in Ihrem Gehirn.

Alles, was wir erleben, verändert das Gehirn. Dies muss so sein. Alles, was wir sehen, jeder Klang, der an uns herandringt, zieht irgendeine Art von Modifizierung darin nach sich. Ohne eine Veränderung des Gehirns durch eingehende Informationen findet keine Erfahrung statt. Stellen Sie sich das Gehirn wie eine gigantische Amöbe vor, die fortwährend in Bewegung ist, sich ständig anpasst, unablässig in ihr Umfeld hineinspürt und auf dieses reagiert.

Während sich das Gehirn wandelt und adaptiert, bilden sich laufend neue Verbindungen zwischen Hirnzellen heraus. Durch Wiederholung prägen sich diese Veränderungen dem Gehirn ein, sodass es quasi zu einer Neuverdrahtung kommt. Donald Hebb, ein Pionier der Neuropsychologie, prägte den berühmten Satz: »Neuronen, die gemeinsam feuern, finden einen Draht zueinander.« Im Laufe der Zeit entstehen in diesem Prozess Nervenbahnen und neurale Netzwerke, über die Routineaufgaben einfach und gewohnheitsmäßig abgewickelt werden können.

Ohne Wiederholung werden die meisten neuralen Verbindungen jedoch wieder gekappt und lösen sich auf. Das Gehirn ist in der Tat hocheffizient darin, nicht gebrauchte Verbindungen zu eliminieren. Angesichts des begrenzten Raums, der im Schädel zur Verfügung steht, macht das durchaus Sinn. Nur das Wesentliche hat darin Platz.

Das Gehirn formt und reformiert sich laufend. Bis vor Kurzem ging man davon aus, dass die Plastizität des Gehirns ausgesprochen begrenzt sei und sich mit dem Alter noch einmal reduziere. Gehirnzellen würden nur noch absterben und könnten nicht mehr ersetzt werden, sodass uns allenfalls die Hoffnung bliebe, durch das Aneignen von unbekannten Lerninhalten neue Verbindungen zwischen bestehenden Hirnzellen aufzubauen.

Neuere Forschungen haben dieses trostlose Bild vom Altern jedoch widerlegt. Nicht genug damit, dass neue Hirnzellen aus neuronalen Stammzellen gebildet werden. Die Plastizität des Gehirns ist eine dynamische Quelle der Erneuerung. In der Tat kann sich das Gehirn sehr viel vollständiger von Verletzungen und Traumata erholen, als dies früher angenommen wurde, insbesondere, wenn die Betroffenen nach Prinzipien leben, die der Gesundheit des Gehirns zuträglich sind. Das lebende Gehirn ist permanent in Bewegung.

Bewegung heißt Leben, Stillstand heißt Tod

Ein optimal stimuliertes, im Fluss befindliches Gehirn zeichnet sich durch ein hohes Maß an Neurogenese und neuraler Plastizität aus. Es ist dynamisch. Ein depressives Gehirn hingegen ist träge und bewegt sich langsam. Die Neurogenese ist stark eingeschränkt. Auch die Plastizität ist reduziert, beeinträchtigt, verzögert. Man könnte beinahe sagen, dass Depressionen auf der physischen Ebene mit dem Gehirn machen, was sie auf der emotionalen Ebene mit dem Menschen machen: Sie verlangsamen alles. Sie bringen sogar das Gehirn zum Schrumpfen. Depressive haben einen kleineren Hippocampus als Nicht-Depressive. Je größer die Anzahl der zu verzeichnenden depressiven Episoden, desto stärker fällt die Schrumpfung des Gehirns aus, was wahrscheinlich auf die damit einhergehenden häufigeren Phasen eingeschränkter Neurogenese zurückzuführen ist. Der Tod tritt ein, wenn die Bewegung vollständig zum Erliegen kommt.

Nach eingehenderen Untersuchungen von erwachsenen Gehirnen ist die Anzahl der adulten Neuronen relativ stabil und beständig. Bei Zellzählungen wiesen die Gehirne älterer Menschen diesbezüglich nur geringe oder gar keine Unterschiede auf. Im Krankheitsfall aber ändert sich dieses Bild. Bei Alzheimer, Parkinson und einer Unzahl anderer Erkrankungen kommt es zu einem dramatischen Verlust von Neuronen. Depressionen, Alkoholkonsum, chronischer oder akuter, intensiver Stress, Entzündungen und andere toxische Einwirkungen können die Größe des Gehirns ebenfalls reduzieren und die Neurogenese verlangsamen.

Tausche alt gegen neu

Wenn man in einer kleinen Wohnung lebt, muss man genau darauf achten, mit welchen Dingen man sich umgibt. Man braucht das Wichtigste, aber sobald sich zu viel anhäuft, erstickt man im eigenen Krempel. Was an Neuem hinzukommt, muss sich mit dem die Waage halten, was man an Altem entsorgt. Vor eine ähnliche Herausforderung hat der Evolutionsprozess das Gehirn gestellt.

Nehmen wir uns einen Augenblick Zeit, um uns vor Augen zu führen, welches Dilemma die Natur zu bewältigen hatte, um einerseits das zarte, empfindliche Gewebe des Gehirns zu schützen, ihm aber andererseits Raum für neues Wachstum zu geben. Nur durch eine schützende Ummantelung lässt es sich vor Verletzungen bewahren, doch ebendiese äußere Hülle legt seine maximale Größe fest. Würde das Gehirn zu stark wachsen, würden bei diesem Prozess die bereits vorhandenen Hirnzellen im begrenzten Raum des Schädels zerquetscht, und der Organismus könnte im evolutionären Kampf nicht bestehen. Es muss also stets die Balance gehalten werden: Die Zahl der eliminierten alten und neugebildeten Hirnzellen muss exakt ausgeglichen sein.

Der Hippocampus löst dieses Problem mit faszinierender Präzision. Um eine Vermüllung zu vermeiden, lässt das Gehirn permanent ungenutzte neue Neuronen und neuronale Verbindungen wieder absterben. Das Gehirn setzt sich im Wesentlichen aus Neuronen und Gliazellen zusammen, die den Neuronen als Stützgerüst dienen und gleichzeitig eine schützende, reinigende und bereinigende Funktion übernehmen. Gliazellen halten laufend Ausschau nach ungenutzten Synapsen und Neuronen, um diese zu eliminieren.

Gleichzeitig muss in einem sich in permanenter Entwicklung befindlichen Umfeld laufend neue Gehirnmasse gebildet werden, um eine Auseinandersetzung mit den wesentlichen neuen Elementen der inneren und äußeren Welt zu ermöglichen. Der Hippocampus erfüllt diese Aufgabe mit Bravour.

Warum der Hippocampus so wichtig für die Neurogenese ist

Obwohl von einer Neurogenese auch in anderen Hirnrealen berichtet wurde, konnte sie bislang nur im Riechkolben, der Reize des Geruchssinns verarbeitet, und im Hippocampus nachgewiesen werden. Der Hippocampus wurde mittlerweile umfassend untersucht. Das Bemerkenswerte an ihm ist, dass er für alle vier Ebenen des Menschseins von zentraler Bedeutung ist, also für *Körper, Herz, Geist und Bewusstsein.*

Vom Hippocampus neu gebildete Neuronen brauchen etwa drei bis vier Wochen, um zur Reife zu gelangen. Anschließend wandern sie zu dem Bereich im Hippocampus, wo sie gebraucht werden, und reihen sich dort in die bestehenden Netzwerke ein. Bald unterscheiden sie sich in nichts mehr von ihren älteren Geschwistern, die womöglich bereits seit Jahrzehnten im Einsatz sind. Statt also unüberlegt drauflos zu produzieren, entstehen im Hippocampus genau die neuen Neuronen, zu deren Bildung er von den anstehenden Aufgaben angeregt wird – ob auf der physischen, emotionalen, mentalen oder spirituellen Ebene. Der Hippocampus ist an folgenden Abläufen beteiligt:

> körperliche Aktivität, Sport und räumliches Lernen (Körper)
> Stimmungen und Emotionen, insbesondere im Hinblick auf Stress, Unruhe, Ängste und Depressionen (Herz)
> Kognition, Lernen und Bildung neuer Erinnerungen (Geist)
> spirituelle Praktiken wie Übungen in Achtsamkeit, Demut und Mitgefühl (Bewusstsein)

Der Hippocampus ist ein Hauptschlüssel, der in allen Dimensionen der menschlichen Wahrnehmung eine zentrale Rolle spielt. Er ist der ideale Ort zur Neubildung von Neuronen, mit denen sich das Gehirn laufend erneuert.

Der Hippocampus ist ein gekrümmtes Gebilde, das aussieht wie eine Mondsichel oder ein eingerollter Seidenwurm. Er hat zwei Seiten, eine temporale (oder ventrale) und eine septale (oder dorsale).

Die septale Seite ist an der Erinnerung, dem Lernen von neuen Inhalten und der Kognition beteiligt. Sie steht mit anderen zerebralen Systemen in Verbindung, die eine Mittlerfunktion im Körperbewusstsein und der Verarbeitung räumlicher Eindrücke sowie im Denken und Lernen übernehmen (Körper und Geist). Im Hippocampus werden neue Erinnerungen nicht gespeichert, sondern *verarbeitet,* nach unterschiedlichen Merkmalen (sensorisch-emotional-kognitiven Bedeutungen) sortiert und zu einem schlüssigen Bild zusammengefügt, das uns ein Gefühl von Kontinuität in Zeit und Raum vermittelt.

Die temporale Seite hingegen ist stärker an der Regulation von Emotionen, insbesondere von Stress und Depressionen beteiligt (mit anderen Worten, sie ist für die vielfach übersehene Ebene des Herzens von Bedeutung). Sie steht mit anderen zerebralen Systemen im limbischen System in Verbindung, die für die Verarbeitung von Emotionen zuständig sind, unter anderem der Amygdala. Ist die Neurogenese in diesem Bereich des Hippocampus hoch, verfügt der Mensch (bzw. die Maus oder der Affe) über starke emotionale Ressourcen, um mit Stress, Angst, Unruhe, Einsamkeit und depressionsauslösenden Ereignissen umzugehen.

Andererseits können, wie wir bei der Betrachtung der neurotoxischen Wirkungen von starkem und chronischem (über Monate oder Jahre hinweg anhaltendem) Stress noch sehen werden, unter deren Einfluss tatsächlich Neuronen absterben. Dies macht den betreffenden Menschen (bzw. die Maus oder den Affen) noch sehr viel anfälliger für künftige Stressbelastungen und Ängste und führt zu einer Art posttraumatischer Belastungsstörung (PTSD, vom Englischen *posttraumatic stress disorder*).

Die Größe des Hippocampus als Ganzes wird von spirituellen Praktiken wie Meditation (Bewusstseinsebene) beeinflusst. Diese sorgen dafür, dass er insgesamt länger wird.

Wenn wir einen Teil des Gehirns wählen sollten, der uns jung und vital erhält, würden wir den nehmen, der für unser Funktionieren im Leben insgesamt eine Schlüsselrolle spielt. Mit anderen Worten: den Hippocampus.

Da unterschiedliche Formen von Stimulation zur Neubildung ebender Neuronen führen, die für die damit einhergehenden Herausforderungen gebraucht werden, führt eine große Bandbreite an neurogenen Strategien zu einer breitestmöglichen, umfassenden Erneuerung des gesamten Gehirns. Mit einseitigen Strategien lassen sich nur Teilerfolge erzielen. Der holistische Ansatz zur Steigerung der Hirngesundheit setzt auf allen Ebenen an und ist am effizientesten.

Funktioniert dieses Programm überhaupt?

Ich bin nicht nur überzeugt, dass das hier vorgestellte Programm die effektivste Möglichkeit zur Verbesserung der Hirnleistung und Lebensqualität bietet, sondern wende es auch selbst an. Es basiert auf der breitestmöglichen Auslegung dessen, was unter einer anregenden Umgebung zu verstehen ist, und es gibt eine Reihe von Untersuchungen, die für diesen holistischen Ansatz sprechen. Deren Ergebnisse deuten nicht nur darauf hin, dass eine anregende Umgebung das Gehirn auf vielfache Weise stimuliert, sondern auch, dass dabei Synergieeffekte entstehen. Das heißt, verschiedene Arten von neurogener Stimulation – wie sportliche Aktivität, Ernährung, emotionale und kognitive Anregung – wirken in der Kombination stärker als jeweils für sich allein genommen.

Unterschiedliche Arten von Stimulation verstärken sich gegenseitig in ihrer Wirkung. So steigert Jogging zwar die Neurogenese, bleibt es aber beim Laufen allein, sterben 40 bis 60 Prozent der neu gebildeten Hirnzellen wieder ab. Kommen jedoch andere Aspekte einer anregenden Umgebung hinzu, können solche neuronalen Verluste vermieden werden, selbst wenn dabei die Neubildung von Neuronen nicht unmittelbar angeregt wird. In der Kombination ergibt sich ein massiver Neuzuwachs an Hirnzellen, die zu annähernd 100 Prozent überleben. Möglich ist dies nur durch eine holistische, an vielen Stellen gleichzeitig ansetzende Vorgehensweise, und nur diese bewirkt einen nennenswerten neuronalen Wachstumsschub.

Interessant ist in diesem Zusammenhang auch die Untersuchungsreihe eines Forschungszentrums, das sich einer höheren Vision verschrieben hat. Zurzeit sind Forschungsprojekte in Amerika und Europa fast ausschließlich von pekuniären Interessen gelenkt – Pharmaunternehmen finanzieren einen Großteil aller Studien. Wissenschaftler, die nach dem nächsten neuen (verkaufs-)starken Medikament fahnden, besorgen den Rest. So ist es beispielsweise möglich, die Molekularstruktur einer natürlichen Substanz mit einer wie auch immer gearteten biologischen Wirkung ein klein wenig zu manipulieren, und schon hat man eine neue Verbindung, die sich patentieren lässt. Der Nutzen ist dabei

Nebensache. Die Verlockungen des Geldes haben die Ziele der Forschung auf grauenhafte Weise verzerrt.

Es gibt jedoch einige wenige Forschungszentren, die das große Ganze in den Blick zu nehmen beginnen. Eines davon ist das Buck Institute for Research on Aging in Novato, Kalifornien/USA. Kurz bevor diese Seiten in Druck gingen, berichteten Wissenschaftler dieses Instituts und der UCLA in der Oktoberausgabe 2014 der Fachzeitschrift *Aging* zum allerersten Mal von einer erfolgreichen Umkehrung des Krankheitsverlaufs bei Alzheimer. Zum Einsatz kam eine vereinfachte Version der in diesem Buch vorgestellten Strategie, und die damit erzielten Erfolge übertrafen alles bis dahin Erreichte.

Es galt bisher als unumstößliche Tatsache, dass das Gehirn zum Zeitpunkt der Feststellung bzw. Diagnostizierbarkeit der Alzheimerkrankheit bereits so weit geschädigt ist, dass die Schäden irreversibel sind und der Verfallsprozess nicht mehr aufzuhalten ist. Es ist, als würde jemand von einer Klippe stürzen: Die Natur nimmt ihren Lauf. Der Absturz in die neurale Zerstörung ist unausweichlich programmiert.

In der Tat wurden Unsummen investiert, um eine chemische Substanz zu finden, die die mentale Degeneration bei Alzheimer bremsen oder wieder ausgleichen kann – ohne Erfolg. Hunderte von klinischen Studien für Abermilliarden von Dollar wurden durchgeführt, doch in keinem Fall gelang es, das Voranschreiten der Krankheit auch nur zu verlangsamen. Mit Medikamenten ließen sich die Symptome allenfalls in bescheidenem Maße vorübergehend beeinflussen. Nichts schien zu wirken.

In einer Pilotstudie, bei der eine vereinfachte Version des in diesem Buch vorgestellten Programms zum Einsatz kam, wurde der Gedächtnisverlust jedoch umgekehrt und eine dauerhafte Verbesserung erzielt. Bei der im Rahmen der Untersuchung verordneten Ernährungsumstellung kamen einige der hier vorgestellten Prinzipien zur Anwendung (Vermeidung von Zucker, Reduktion von Kohlenhydraten und industriell verarbeiteten Nahrungsmitteln, vermehrter Verzehr von Gemüse und Lachs aus Wildfang). Hinzu kamen einige der Nahrungsergänzungsmittel, die im Kapitel »Ernährung« aufgelistet sind, und daneben körperliche Aktivität, besserer Schlaf und Meditation.

Neun von zehn Patienten sprachen außerordentlich positiv auf das Programm an. Diejenigen, die aufgrund von Gedächtnisproblemen arbeitsunfähig waren oder Schwierigkeiten im Job hatten, konnten dank verbesserter Leistungen wieder an ihren Arbeitsplatz zurückkehren. Die Verbesserungen blieben selbst zweieinhalb Jahre nach der ursprünglichen Therapie und darüber hinaus von Bestand.

Obwohl diese Studie mit dem Ziel durchgeführt wurde, Alzheimer-Patienten zu helfen, wurde darin mit Dingen gearbeitet, die auf die Anregung der Neurogenese insgesamt abzielen. Es bleibt zu hoffen, dass dies nur der erste Schritt ist, um zu beweisen, dass sich die Hirngesundheit mit der hier beschriebenen ganzheitlichen Strategie verbessern lässt. Anders als in der Studie konzentrieren wir uns in diesem Buch ganz auf die Verbesserung der Neurogenese und betrachten das neurogene Altern und die Vorbeugung von Alzheimer als wünschenswerte Nebeneffekte.

Dass das Programm funktioniert, zeigt auch die klinische Erfahrung. In meiner Praxis hat sich der Ansatz sehr bewährt. Meine Klienten sprechen innerhalb weniger Monate extrem gut auf alle therapeutischen Strategien an, die auf die Anregung der Neurogenese abzielen. Ich habe jedoch festgestellt, dass es gut ein bis zwei Jahre dauert, um die Gehirnfunktion auf eine robuste, solide Basis zu stellen und den inneren Schub wirklich zu spüren. Klienten berichten, dass sie sich besser fühlen als je zuvor und über mehr Energie und Enthusiasmus, mentale Klarheit und Selbstvertrauen verfügen, als sie es je für möglich hielten.

»Ich habe mich noch nie so gut gefühlt!«, ist ein Satz, den ich oft zu hören bekomme. Solche Erfahrungsberichte mögen subjektiv sein, aber sie zeigen eindeutig, in welche Richtung weitergeforscht werden sollte. Den besten Beweis aber liefert die Selbstbeobachtung: Schauen Sie sich an, wie Sie sich momentan fühlen, und vergleichen Sie das mit dem Zustand, den Sie in ein oder zwei Jahren erreicht haben.

Die folgenden Kapitel basieren auf einer umfassenden Recherche. Vorgestellt werden ausschließlich Methoden, die die Neurogenese erwiesenermaßen steigern und die Gesundheit des Gehirns verbessern.

Wie das Gehirn wächst

Neurogen, also die Neubildung von Neuronen stimulierend, sind verschiedene chemische Botenstoffe, die als »Neurotrophine« bezeichnet werden. Hierzu gehören der Nervenwachstumsfaktor (NGF vom Englischen *nerve growth factor*) und das Neurotrophin-3 (NT-3), die beide im Bereich von sensorischen Neuronen wirksam sind, sowie weitere Neurotrophine, deren Funktion noch nicht zur Gänze entschlüsselt ist. Mit am umfassendsten untersucht ist der sogenannte Wachstumsfaktor BDNF (vom Englischen *brain-derived neurotrophic factor*). Von ihm scheint das Hauptsignal zur Aktivierung der Neurogenese auszugehen. Mit einer Steigerung der Neurogenese geht eine Erhöhung des BDNF-Spiegels einher.

In einer anregenden Umgebung erhöht sich der BDNF-Spiegel im Gehirn, was die Neurogenese und Neubildung von Neuronen anregt.

Mit der Erhöhung des BDNF-Spiegels reduzieren wir gleichzeitig die vier toxischen Einflüsse, die in Kapitel 8, »Bitte nicht bremsen: So beschleunigen Sie die Neurogenese«, beschrieben sind. Dies sind im Einzelnen:

> chronische Entzündungen
> chronischer Stress (einschließlich Unruhe und Angst)
> Schädigung durch äußere Einwirkungen
> Deprivation

Die Gesundheit des Gehirns hängt nicht nur von der Neubildung von Nervenzellen ab, sondern auch von deren Überleben. In der normalen Neurogenese sterben etwa 60 bis 70 Prozent wieder ab. Mit bestimmten Formen der Neurogenese-Stimulation lässt sich dieser Verfall auf 40 bis 60 Prozent senken. In einer in hohem Maße anregenden Umgebung jedoch überleben so gut wie alle neuen Neuronen. Ist unser Ziel also die optimale Vitalität unseres Gehirns, müssen wir sowohl die Neurogenese selbst als auch die Überlebensrate der neu gebildeten Gehirnzellen steigern. Der Wachstumsfaktor BDNF ist sowohl für die Geburt als auch das Überleben von neuen Neuronen von Bedeutung.

Dies führt uns zu der Frage: Wie lässt sich der BDNF-Spiegel auf eine der Gesundheit förderliche Weise erhöhen?

Die Betonung liegt dabei auf den Worten »auf eine der Gesundheit förderliche Weise«. Wissenschaftler stellten nämlich sehr bald fest, dass eine zu starke Erhöhung des BDNF-Spiegels zu einer Beeinträchtigung des Gehirns und der Gedächtnisleistung führt. Hebt man den Spiegel mit Injektionen künstlich an, erzielt man genau das Gegenteil dessen, was eigentlich zu erwarten wäre. Zu viel BDNF behindert die Kognition, die Bildung neuer Erinnerungen und die Neurogenese. Vergessen wir nicht, dass es sich bei unserem Gehirn um ein extrem komplexes, sich selbst kontrollierendes und ausgleichendes System handelt, in dem viele Schutzmechanismen wirken. Einfach manuell zusätzliches BDNF »in die Suppe« zu gießen, kann seine Funktion ernsthaft stören.

Schützen Sie Ihr kostbarstes Gut – Ihr Gehirn

Wir müssen *mit* dem Gehirn arbeiten, um den BDNF-Spiegel zu erhöhen, und die zerebralen Schutzmechanismen mit einbeziehen, statt zu versuchen, sie zu umgehen. In diesem Buch geht es darum, *mit* dem Gehirn zu arbeiten, um die Neurogenese zu steigern. Es gibt gesunde, effiziente Möglichkeiten, dies zu tun.

In diesem Buch werden sichere, natürliche Methoden zur Steigerung der Neurogenese vorgestellt, die die Abwehrschranken des Gehirns respektieren, statt sie aushebeln zu wollen.

Was will das Gehirn? Es will mit der Welt in Beziehung treten und seine Fähigkeiten nutzen, um sein Potenzial auszuschöpfen. Es will, dass es uns gut geht, dass wir lieben und unser Leben auf allen Ebenen genießen: mit Körper, Herz, Geist und Bewusstsein. Warum sollten wir uns dem widersetzen?

Vision für die Zukunft

In dem Maße, wie in der Zukunft bildgebende Verfahren zur Untersuchung des Gehirns immer ausgefeilter werden, wird es möglich sein, die Neurogenese-Rate in allen Teilen des Hippocampus präzise zu messen. Wenn eine Patientin zum Arzt geht und sich beklagt, dass es ihr nicht gut gehe und sie Schwierigkeiten mit dem Gedächtnis habe, kann er ihr Gehirn testen und sagen: »Ja, im septalen Teil Ihres Hippocampus erreicht die Neurogenese nur 50 und im temporalen Teil nur 35 Prozent dessen, was möglich ist. Kein Wunder, dass Sie ängstlich, depressiv und vergesslich sind.«

Auch in der Verordnung, die der Arzt seiner Patientin mit nach Hause gibt, wird sich der medizinische Fortschritt niederschlagen. Vorbei sind die Zeiten, als man Symptome mit einem oder zwei heftigen Medikamenten niederknüppelte und dann auf das Beste hoffte. Stattdessen wird ein ganzheitliches Therapiekonzept entwickelt, das die speziellen Bereiche im Hippocampus, die der Stimulation bedürfen, auf allen Ebenen – Körper, Herz, Geist, Bewusstsein – anspricht.

Wenn die Patientin zwei Monate später erneut in die Praxis kommt, schaut sich der Arzt ihr Gehirn noch einmal im Scan an und sagt: »Ausgezeichnet! Wie es aussieht, liegt die Neurogenese-Rate in beiden Teilen Ihres Hippocampus nun wieder bei 90 Prozent. Wie fühlen Sie sich?« Die Patientin wird sagen, dass es ihr besser gehe – so viel besser, dass sie daran denke, sich beruflich noch einmal neu zu orientieren und eine Ausbildung anzufangen. »Ich war mir nicht bewusst, wie sehr mir der Stress im Job zugesetzt hat. Das war genau der Weckruf, den ich gebraucht habe.«

 ZUSAMMENFASSUNG

Eine interessengeleitete, einseitig materiell orientierte Forschung reduziert die menschliche Erfahrungswelt auf einen Bruchteil ihres Spektrums und verschließt die Augen vor dem eigentlich Wichtigen im Leben. Wie großartig das menschliche Gehirn angesichts der faszinierenden Bandbreite seiner Wahrnehmungsfähigkeit ist, wird in den Laboren meist übersehen. Jeder Bereich von uns möchte wachsen, nicht nur einzelne Teilaspekte von uns. Nähern wir uns dem Gehirn als holistischem Ganzen, lernen wir, es auf allen Ebenen zu begreifen und uns zu erschließen: im Hinblick auf Körper, Herz, Geist und Bewusstsein.

Man könnte das Gehirn als ultimativen Rorschachtest betrachten. Was auch immer wir darin untersuchen möchten, wir werden es finden, denn es ist groß genug, um alles zu enthalten. Dieses Buch vertritt den Standpunkt, dass nur die größte, breiteste und umfassendste Betrachtung den Entdeckungen der Neurowissenschaften und den Regenerationsmöglichkeiten gerecht wird, die sich durch die Neurogenese ergeben.

Nehmen wir uns mit allem an, was uns ausmacht, können wir unser Potenzial maximal zur Entfaltung bringen. Um die Neurogenese zu steigern, fangen wir mit der Ernährung an und wenden uns dann den Ebenen von Körper, Herz, Geist und Bewusstsein zu, bevor wir schließlich zu den Dingen gelangen, die sie bremsen können und die wir folglich meiden sollten.

KAPITEL 3

ERNÄHRUNG

Dieses Kapitel ist den Lebensmitteln gewidmet, die die Neurogenese und die Gesundheit des Gehirns fördern. Immer mehr Studien zeigen, dass eine neurostimulierende Ernährung zudem vor Stress, Depressionen und Alzheimer schützt. Das Kapitel gliedert sich in drei Abschnitte:

> Im ersten geht es um die vielen Lebensmittel, Nährstoffe, Gewürze und Pflanzenextrakte, die die Neurogenese anregen.
> Im zweiten stehen Dutzende weiterer im Mittelpunkt, die den BDNF-Spiegel anheben und die Neurogenese stimulieren *können*, wobei der letztliche Nachweis hierfür noch erbracht werden muss.
> Im dritten werden die Prinzipien einer neurostimulierenden Ernährung beschrieben, die die Neurogenese fördern und die Hirnfunktion optimieren. Sie schützt das Gehirn vor Entzündungen, Oxidation und Glykation. Außerdem werden hier Lebensmittel aufgelistet, die die Neurogenese verlangsamen und die Gesundheit des Gehirns beeinträchtigen. Sie sollten nach Möglichkeit reduziert oder ganz gemieden werden.

Am Ende des Kapitels finden Sie eine Übersicht, in der das Ganze noch einmal zusammengefasst ist.

Mary

Bei ihrem ersten Besuch bei mir in der Praxis klagte Mary über ein hohes Maß an Stress am Arbeitsplatz sowie schubweise auftretende Depressionen und Ängste bezüglich ihrer nachlassenden Gedächtnisleistung. Mit Ende 30 hatte sie es zur Chefanwältin in einer führenden Kanzlei gebracht, die vom Fortune-Magazin unter den 500 umsatzstärksten Unternehmen gelistet ist. Sie zeigte Anzeichen eines metabolischen Syndroms: erhöhter Blutzuckerspiegel, Gewichtszunahme mit vermehrtem Bauchfett, Bluthochdruck und Libidoverlust. Dank ihres ausgeprägten Sinns für Humor war sie bei ihren Kollegen sehr beliebt, doch ungeachtet ihrer unbestreitbaren Kompetenz quälten sie echte Unsicherheiten im Hinblick auf sich selbst und ihre Leistung im Job. Obwohl sie in einer juristischen Großkanzlei Karriere gemacht hatte, hatte sie das Gefühl, nicht genug Leistung zu erbringen.

Die holistische Analyse ergab, dass ihre Beschwerden in allen vier Ebenen – Körper, Herz, Geist und Bewusstsein – wurzelten. Wir arbeiteten ein wenig an ihren Glaubenssätzen und gingen auf das Thema Spiritualität ein, aber es wurde bald klar, dass im Zentrum ihres fragilen Selbstvertrauens eine kalte, emotional distanzierte Mutter stand. Diese frühe Erfahrung ließ alle weiteren Beziehungen gefährlich erscheinen, sodass Mary andere Menschen auf Abstand hielt. Auf der Suche nach Liebe und Sicherheit war sie dazu übergegangen, Trost im Essen zu suchen. Ihre Ernährung war das, was man gemeinhin unter typisch Amerikanisch versteht: Die Betonung lag auf Zucker, Kohlenhydraten, Fast Food und fetten Speisen.

Im Rahmen unserer therapeutischen Beziehung arbeitete Mary ihre frühkindlichen Verletzungen auf und nahm Kontakt zu ihrem traumatisierten jungen Selbst auf, was sehr wichtig war. Die eigentliche Veränderung ihrer Stimmungslage aber kam mit der Ernährungsumstellung. Genau die Nahrungsmittel, die sie zu sich genommen hatte, um sich zu trösten und besser zu fühlen, hatten sie anfällig für Stress und Depressionen gemacht. Sie beeinträchtigten sogar die Gedächtnisleistung und behinderten die Neurogenese.

»Weniger Zucker, Schokolade und Pasta zu essen war das, was mir in den ersten zwei Wochen am schwersten fiel«, gestand sie später. »Aber dass ich reichlich gesunde Lebensmittel mit hohem Fettanteil essen durfte, die ich früher wie die Pest gemieden hatte, machte das Ganze erträglicher. Ich fühlte mich ruhiger und war mehr in meiner Mitte.«

Innerhalb von sechs Monaten hatte Mary einen Großteil des Bauchfetts verloren, doch was sie am meisten überraschte, war ihre veränderte Stimmung. Die Ergänzung ihrer neuen zuckerarmen Ernährung durch Fischöl, grünen Tee, Kurkuma und Heidelbeeren verfehlte ihre Wirkung auf ihre Neurogenese-Rate nicht. »Heute scheint mir der Stress im Job kaum noch der Rede wert, und ich habe so gut wie nie mehr depressive Gedanken«, sagte sie eines Tages. »Ich hätte nie gedacht, dass das Essen einen solchen Einfluss auf mein Wohlbefinden haben könnte.«

Lebensmittel und Nährstoffe, die die Neurogenese stimulieren

Sämtliche unten aufgeführten Lebensmittel und Nährstoffe sind auch in Form von Extrakten erhältlich. Das macht es preiswerter und praktischer, sie in die Ernährung mit einzubeziehen. Täglich frische Heidelbeeren zu essen kann zum Beispiel eine ziemlich teure Angelegenheit sein. Zwei Kapseln Blaubeerextrakt zu schlucken ist im Vergleich dazu deutlich erschwinglicher, und man kann sie gut auf Vorrat legen. Folgende Nährstoffe steigern nachweislich die Neurogenese:

- > Heidelbeeren
- > Omega-3-Fettsäuren, (vor allem DHA- und EPA-)Extrakte aus Fischöl (oder Leinöl oder Algen)
- > grüner Tee und Grüntee-Extrakte, die Epigallocatechingallat (EGCG) enthalten
- > Curcumin aus Gelbwurz oder Kurkuma (einem Bestandteil von Currymischungen)
- > vollwertige Soja-Lebensmittel wie Tofu, Edamame, Sojamilch, Sojanüsse und aus Soja gewonnene Isoflavon-Extrakte, die Daidzein und Genistein enthalten
- > Ginseng-Extrakt
- > Ginkgo-biloba-Extrakt
- > Quercetin (kommt in vielen Lebensmitteln vor und ist zudem als Extrakt auf dem Markt)
- > Vitamin E
- > Piperin (im Pfeffer enthaltener Wirkstoff)
- > DHEA und Pregnenolon
- > Tryptophan und 5-Hydroxytryptophan (5-HTP)
- > Rhodiola, auch: Rosenwurz
- > Melatonin
- > Maulbeere
- > Rotwurzelsalbei (auch: Danshen oder Salvia miltiorrhiza)
- > Gojibeere (auch: Bocksdorn oder chinesische Wolfsbeere)
- > Traubenkern-Extrakt
- > Lotuswurzel-Extrakt
- > Johanniskraut
- > Apigenin
- > Lithium
- > Hesperidin
- > Luteolin

Viele dieser Lebensmittel und Nährstoffe können täglich oder mehrmals in der Woche eingenommen werden. Bei manchen kommt es auf eine exakte Dosierung an; liegt sie zu hoch, kann dies den gegenteiligen Effekt auf die Hirnfunktion haben. Manche können bei besonders empfindlichen Menschen ein Gefühl der Hektik oder inneren Unruhe auslösen, andere können die Reaktion verzögern und müde machen. Dass diese Substanzen in der Natur vorkommen, heißt noch lange nicht, dass sie frei von Nebenwirkungen wären. Wie generell bei Ernährungsratschlägen sollten Sie Rücksprache mit Ihrem Arzt oder Gesundheitsberater halten. Bitte lesen Sie immer erst die Beschreibung, bevor Sie eine Substanz ausprobieren.

Auch hier gilt: Experimentieren Sie, um herauszufinden, was bei Ihnen funktioniert. Es gibt im Hinblick auf die Ernährung keine Universalempfehlungen, die für alle passen. Jeder Mensch hat seinen eigenen Stoffwechsel und reagiert auf ganz spezifische Weise. Ich selbst zum Beispiel nehme manche der genannten Nährstoffe täglich, während ich andere völlig meide, da sie mich hektisch machen oder mir den Kopf vernebeln. Ich glaube nicht, dass sie mir schaden, ich mag nur nicht, wie ich mich fühle, wenn ich sie nehme. Jeder muss selbst ausprobieren und für sich entscheiden, was ihm guttut und was nicht.

Die Superstars: Heidelbeeren, Omega-3-Fettsäuren,
grüner Tee und Curcumin
Die vier Lebensmittel, die am hervorragendsten zur Stimulation der Neurogenese geeignet sind, sind Heidelbeeren, Omega-3-Fettsäuren, grüner Tee und Curcumin. Es lohnt sich, in Betracht zu ziehen, sie zum festen Bestandteil der täglichen Ernährung zu machen.

Eine Ode an die Heidelbeeren. Der Nutzen von Heidelbeeren kann gar nicht überbewertet werden. Sie wirken in so vielerlei Hinsicht positiv auf die Neurogenese und schützen das Gehirn so effizient vor kognitivem Verfall, dass sie uns, wären sie ein Arzneimittel, von Pharmaunternehmen in vollmundiger Werbung als

»Wunderdroge« zur Steigerung der Gehirnleistung angepriesen würden.

Zahlreiche Studien an Mäusen belegen, dass die tägliche Gabe von Heidelbeeren die Neurogenese signifikant steigert.[1] Außerdem scheinen sie gegen kognitive Leistungseinbußen, Entzündungen, Oxidation (Schädigungen durch freie Radikale), Strahlung und Glykation wirksam zu sein. Im Normalfall würde man jeweils eine eigene Substanz brauchen, um einen schützenden Effekt gegen jede einzelne dieser Beeinträchtigungen zu erzielen. Dass Heidelbeeren so viele verschiedene Wirkungen zeigen, ist erstaunlich. Etwa 100 Gramm täglich entsprechen in der menschlichen Ernährung der Menge, die sich im Tierversuch als vorteilhaft erwiesen hat.

Heidelbeeren stecken voller Polyphenole, darunter die zu den Flavonoiden zählenden sogenannten Anthocyane, die die Neurogenese stimulieren. Genauer gesagt ist es der Anthocyan-Pflanzenfarbstoff, dem die Beeren ihre dunkelblaue Farbe verdanken, der die Blut-Hirn-Schranke passiert und dort die Bildung von Neuronen anregt. Dieser ist auch in schwarzen Johannisbeeren, Brombeeren und wild wachsenden Heidelbeeren enthalten, obwohl hierfür keine so umfangreichen Forschungen durchgeführt wurden.

Heidelbeeren können erwiesenermaßen kognitive Leistungseinbußen bei Mensch und Tier wieder ausgleichen. Bei Mäusen, die speziell darauf gezüchtet wurden, eine Alzheimer-Symptomatik zu entwickeln, verbesserte sich die Gedächtnisleistung, wenn sie Heidelbeeren zu fressen bekamen. Außerdem war bei ihnen der Spiegel an zwei verschiedenen neuroprotektiven Substanzen erhöht.[2] Bei Menschen mit kognitiven Beeinträchtigungen stellten sich nach dem täglichen Verzehr von Heidelbeeren Verbesserungen ein.[3] Neben ihrer neurogenen Effekte wirken Heidelbeeren positiv auf die sogenannte Signaltransduktion, also die Kommunikation zwischen Neuronen, und schützen vor Hirnverletzungen,

Schlaganfall, manchen Neurotoxinen und Exzitotoxizität (Tod von Nervenzellen durch andauernde Reizüberflutung), sodass sie auch gegen Parkinson, MS und neurogenerative Krankheiten helfen können.[4]

Man könnte dem Loblied der Heidelbeeren ein ganzes Kapitel widmen, denn darüber hinaus haben sie noch weitere positive gesundheitliche Wirkungen, etwa für das Herz und Herz-Kreislauf-System, den Darm und die Verdauung, beim Schutz vor Krebs und der Gesunderhaltung der DNA.[5] 100 Gramm Heidelbeeren am Tag können den kognitiven Verfall verhindern.[6]

In Studien hat sich gezeigt, dass Heidelbeer-Extrakte genauso wirksam sind wie frische Heidelbeeren. In den meisten Tierversuchen wird mit dem Extrakt gearbeitet. Er erlaubt es auch Menschen, die keinen Zugang zu frischen Heidelbeeren haben, ihre tägliche Dosis zu sich zu nehmen.

Omega-3-Fettsäuren. Ein weiterer Superstar der Neurogenese ist der Komplex der Omega-3-Fettsäuren, die reichlich in Kaltwasserfischen enthalten sind, zum Beispiel in Alaska-Wildlachs, Silberlachs (Coho-Lachs), Rot- oder Blaurückenlachs (Sockeye-Lachs), wildem Kohlenfisch (Black Cod oder Sablefish), Sardinen und Hering. In Studien kam es durch den Verzehr von Omega-3-Fettsäuren zu einem dramatischen Anstieg der Neurogenese und des BDNF-Spiegels.

Die Neurowissenschaftlerin Dr. Sandrine Thuret vom Londoner King's College berichtete 2007 in der Fachzeitschrift *Science Daily* von einem 40-prozentigen Anstieg der Neurogenese durch die Gabe von Omega-3-Fettsäuren. Andere Studien weisen einen ebenso beeindruckenden Neurogenese-Schub aus und bestätigen eine Erhöhung des BDNF-Spiegels, Hirnwachstum und neuroprotektive Wirkungen.[7]

Unser Gehirn wird zu etwa 60 Prozent aus Fett gebildet. Der Cortex besteht zu ca. 30 Prozent aus DHA, einer der wichtigsten Omega-3-Fettsäuren.[8] Für den ständigen Prozess des Abbauens,

Ersetzens und Neuaufbauens der Zellstruktur unseres Gehirns empfiehlt sich der Verzehr von qualitativ hochwertigen Fetten, um unserem Körper die besten verfügbaren Baumaterialen zur Verfügung zu stellen. Omega-3-Fettsäuren sind die wertvollsten Fette für die Entwicklung des Gehirns. Eine Ernährung mit einem hohen Anteil an ungesunden oder »schlechten« Fetten verzögert die Neurogenese. Gesunde oder »gute« Fette hingegen bringen sie auf Touren.[9] Mehr über ungesunde Fette finden Sie später in diesem Kapitel.

Neben der Stimulierung der Neurogenese haben Omega-3-Fettsäuren noch verschiedene andere Wirkungen. Sie ermöglichen den Aufbau eines größeren, funktionsfähigeren Gehirns, indem sie das Wachstum der Neuriten (der verästelten Fortsätze der Nervenzellen) fördern; sie verbessern die Signalübertragung zwischen Neuronen, unterstützen die Ausschüttung von Neurotransmittern und schützen vor Entzündungen und Oxidation.[10] In einer neueren, spektakulären Studie stellte sich heraus, dass Affen, denen man mit Omega-3-Fettsäuren angereichertes Futter gab, über gut strukturierte neuronale Netze verfügten, die denen von Menschen sehr ähnlich waren; bei Affen, die mit weniger Omega-3-Fettsäuren ernährt wurden, waren diese deutlich begrenzter.[11] Diese Erkenntnis ist von enormer Tragweite für uns Menschen.

Omega-3-Fettsäuren tragen nachgewiesenermaßen zur Heilung und Reparatur von Schädel-Hirn-Traumata bei. In der wissenschaftlichen Literatur gibt es sieben dokumentierte Fälle, in denen solche Verletzungen erfolgreich mit hoch dosiertem Omega-3 geheilt wurden. »Wenn Sie eine Ziegelmauer haben und sie beschädigt wird, würden Sie nicht Ziegel verwenden, um sie zu reparieren?«, fragt Dr. Michael Lewis, Gründer des Brain Health Education and Research Institute. »Durch die Gabe [von Omega-3-Fettsäuren] in hohen Dosierungen liefern Sie dem Gehirn das Material, das es braucht, um sich selbst zu reparieren.«[12]

Es hat sich außerdem gezeigt, dass Omega-3-Fettsäuren effektiver gegen Depressionen wirken als eine Medikation mit selektiven Serotonin-Wiederaufnahmehemmern (SSRIs vom Englischen *serotonine reuptake inhibitors*). Dr. med. Joseph R. Hibbeln vom National Institute on Alcohol Abuse and Alcoholism (NIAAA) sagte in einem Interview: »Der deutlichste Effekt war in der Behandlung von schweren Depressionssymptomen festzustellen, wo Omega-3-Fettsäuren zumindest gleich stark, wenn nicht stärker wirkten als eine medikamentöse Behandlung mit Antidepressiva.«[13] Das macht Sinn, denn wie bereits in einem der früheren Kapitel erwähnt, stehen Depressionen in Zusammenhang mit einer verminderten Neurogenese. Wird diese angeregt, sollte sich das folglich auch positiv auf das Depressionsgeschehen auswirken.

Ein niedriger Omega-3-Spiegel wird mit einem verminderten IQ bei Kindern und einem höheren Risiko für Alzheimer, einem Abbau der kognitiven Leistungen und anderen kognitiven Beeinträchtigungen wie ADHS und Legasthenie in Verbindung gebracht.[14]

In einem Artikel in der Ausgabe 22/2014 der Fachzeitschrift *Neurology* ist nachzulesen, dass ein geringeres Hirnvolumen und ein verkleinerter Hippocampus bei älteren Erwachsenen mit einem niedrigeren Omega-3-Spiegel in Zusammenhang stehen. Der Hauptautor, Dr. James Pottala, kommt zu dem Schluss: »Diese Studie reiht sich in die wachsende Zahl von Publikationen ein, denen zufolge eine Erhöhung des Gehalts an Omega-3-Fettsäuren im Gewebe, wie sie durch eine Ernährungsumstellung erreicht werden kann, ein vielversprechender Ansatz zur Hinauszögerung von kognitiver Alterung und/oder Demenz sein könnte.«

Bekannte Omega-3-Fettsäuren sind im Wesentlichen α-Linolensäure (ALA), Docosahexaensäure (DHA) und Eicosapentaensäure (EPA). Alle drei spielen eine wichtige Rolle für das Wachstum, die Zusammensetzung und die Kommunikation zwischen Neuronen. Eine dieser essenziellen Fettsäuren (ALA) kann aus vegetarischen Quellen – vor allem Leinöl – bezogen werden, die der Körper dann in die beiden anderen (EPA und DHA) umwandelt. Dieser Prozess ist jedoch extrem ineffizient. Nach Aussagen des Pauling Institute der Oregon State University liegt die Umwandlungsrate bei gesunden jungen Männern bei 8 Prozent für EPA und bei 0 bis 4 Prozent für DHA.

Manche Menschen kommen nicht einmal auf diesen Wert, und mit dem Alter verlangsamt sich der Prozess zusätzlich. Darum wird Fischöl als beste Quelle empfohlen, obwohl sich für Vegetarier neuerdings eine Alternative in Form von Algen anbietet. Veganer und Vegetarier haben stark verminderte DHA-Werte, was Anlass zur Besorgnis gibt. Allein mit Leinöl lässt sich zwar Studien zufolge der EPA-Wert erhöhen, nicht jedoch der wichtigere DHA-Wert. Mit den neuen Nahrungsergänzungsmitteln auf Algenbasis kann dieser jedoch erwiesenermaßen angehoben werden.

Wenn Sie sich Omega-3-Fettsäuren in Kapselform besorgen, geben sie molekular destillierten Produkten den Vorzug, um sicherzustellen, dass keine Belastung mit Quecksilber oder anderen Schwermetallen vorliegt und polychlorierte Biphenyle (PCBs) nur in Spuren enthalten sind. Achten Sie auf einen hohen Gehalt sowohl an DHA als auch an EPA. Dies ist zwar eine teure Nahrungsergänzung, aber bedenken Sie, dass es keine bessere finanzielle Investition gibt als in Ihr Gehirn. Viele Kapseln enthalten 1000 mg (1 g) Omega-3. Die empfohlene Dosierung liegt bei 2 bis 4 g täglich für die Dauereinnahme und 4 bis 6 g täglich bei Depressionen.

Grüner Tee. Grüner Tee enthält Polyphenole, unter denen das hochwirksame Epigallocatechingallat (EGCG vom Englischen *epigalocatechin gallate*) besonders hervorzuheben ist. Studien zufolge regen diese die Neurogenese an und erhöhen den BDNF-Spiegel. Darüber hinaus besitzen sie eine Reihe anderer gesundheitlicher Vorteile: Sie schützen vor Krebs, fördern den Fettabbau, stärken das Herz-Kreislauf- und Immunsystem und senken den Blutzuckerspiegel.[15] EGCG und die anderen Polyphenole im grünen Tee steigern nicht nur die Neurogenese, sondern entfalten wie Heidelbeeren und Omega-3-Fettsäuren gleichzeitig eine stark antioxidative und entzündungshemmende Wirkung. Grüner Tee wirkt sich eindeutig positiv auf die kognitive Leistungsfähigkeit aus und verbessert sogar das Arbeitsgedächtnis, das zu den am schwierigsten anzuregenden Systemen gehört.[16]

Wichtig ist auch festzuhalten, dass grüner Tee zwar weniger Koffein als normaler schwarzer Tee enthält – meist ein Drittel oder halb so viel –, diese Menge aber trotzdem anregend wirkt, wenn auch auf weniger spürbare Weise, weil L-Theanin, eines der Polyphenole im grünen Tee, entspannend wirkt und gleichzeitig den BDNF-Spiegel erhöht. Manche Menschen wünschen sich eine anregende Wirkung, andere nicht. Wer empfindlich auf Koffein reagiert oder es meiden will, kann koffeinfreie Grünteekapseln einnehmen. Greifen Sie vorzugsweise zu standardisierten Extrakten mit einem Polyphenolgehalt von mindestens 40 Prozent; noch besser sind 98 Prozent Polyphenole mit einem Anteil von 75 Prozent Catechinen und 40 Prozent EGCG.

Die empfohlene Tagesdosis liegt bei 300 bis 1000 mg bei den koffeinfreien Präparaten. Eine Zufuhr von größeren Koffeinmengen könnte zur Übererregung führen, darum wird zu Vorsicht geraten. Zu bedenken ist auch, dass der gewohnheitsmäßige Koffeingenuss selbst in geringen Mengen die Neurogenese vermindert. Auf Koffein zu verzichten oder die Zufuhr zu reduzieren ist daher ratsam.[17] Empfehlenswert ist eine Dosis, die 3 bis 10 Tassen grünem Tee täglich entspricht, jedoch ohne das darin enthaltene Koffein.

Curcumin. Curcumin ist der gelbe Farbstoff in dem in Currymischungen enthaltenen Gelbwurz. Neben einer ausgeprägten neurogenen Wirkung zeichnet sich dieser zudem durch stark entzündungshemmende und antioxidative Eigenschaften aus. In alternden Gesellschaften, in denen Curcumin verzehrt wird, liegen die kognitiven Leistungen über dem Durchschnitt.[18] Es wirkt im Alter der Bildung von Beta-Amyloiden und Plaques entgegen und könnte eine wichtige Rolle in Behandlungskonzepten gegen Alzheimer spielen. Auch eine stark antidepressive Wirkung ist dokumentiert, was eine natürliche Folge der antiinflammatorischen (also entzündungshemmenden) und neurogenen Wirkung ist.[19]

Wie so oft hilft bei Curcumin mehr nicht unbedingt besser. Sind die Einnahmemengen zu gering, bleibt die Wirkung aus; extrem hohe Dosierungen aber scheinen toxisch für die Zellen zu sein.[20] Manche Menschen berichten dann von einem Taubheitsgefühl, ähnlich wie es von Analgetika ausgeht. Nur bei richtiger, moderater Dosierung stellen sich die hochgradig vorteilhaften Wirkungen auf das Gehirn, den BDNF-Spiegel und die Neurogenese ein. Üblich sind tägliche Verzehrmengen von 200 bis 1200 mg täglich. Probieren Sie aus, was Ihnen persönlich am besten bekommt.

Curcumin wird vom Körper schlecht absorbiert, doch es gibt mehrere Möglichkeiten, dieses Problem zu umgehen. Eine besteht darin, die Partikelgröße mithilfe der sogenannten Microemulsionstechnologie zu reduzieren. Eine weitere ist, Curcumin mit Piperin (einem Pfefferextrakt) oder Phospholipiden wie Lecithin zu kombinieren und dadurch die Bioverfügbarkeit zu erhöhen. In Untersuchungen hat sich gezeigt, dass sich dadurch nicht nur die Absorption verbessert, sondern zusätzlich eine antidepressive Wirkung eintritt. Die Einnahme von Piperin oder Lecithin in Kombination mit einer Nahrungsergänzung mit Curcumin oder Gelbwurzpräparaten verursacht geringe zusätzliche Kosten.

Andere neurogene Lebensmittel und Nährstoffe

Die vier oben genannten Nahrungsmittel stehen zwar aufgrund ihrer besonderen Vorteile für die Neurogenese und Hirngesundheit ganz speziell im Fokus, doch es gibt zahlreiche weitere Nährstoffe, die ebenfalls neurogen wirken und den BDNF-Spiegel erhöhen. Da diese oft über jeweils eigene Stoffwechselwege aufgenommen werden, ist es wohl am klügsten, eine möglichst große Vielfalt in die Ernährung mit einzubeziehen, um das Gehirn aus verschiedenen Richtungen zu stimulieren, statt sich auf nur eine Quelle zu verlassen.

Wie bei den oben beschriebenen Superstars könnte man auch hier jedem einzelnen Wirkstoff ein eigenes Kapitel widmen. Im Folgenden finden Sie nur eine kurze Übersicht über die wichtigsten Studien und die empfohlenen Dosierungen. Interessierte Leser finden weiterführende Literatur im Internetportal PubMed.

Vollwertige Soja-Lebensmittel wie Tofu, Edamame, Sojamilch, Sojanüsse und aus Soja gewonnene Isoflavon-Extrakte, die Daidzein und Genistein enthalten. Soja hat sich in Studien als neuroprotektiv erwiesen. Wichtige Inhaltsstoffe, insbesondere das Daidzein und Genistein verstärken erwiesenermaßen die Neurogenese[21] Man geht davon aus, dass Soja-Isoflavone Östrogen imitieren, und auch Letzteres verbessert die Neurogenese. Dies gilt jedoch nur für natürliche Östrogene und nicht für bioidentische Hormone wie Presomen, die die Neurogenese vermindern.[22]

Da es durch den Verzehr von Soja und Soja-Extrakten zu einem Anstieg der Östrogenverbindungen kommt, wird Männern zu Vorsicht geraten. Wie Östrogen hat auch Testosteron sich als förderlich für die Neurogenese erwiesen. Männliche wie weibliche Sexualhormone scheinen gleichermaßen neurogen zu wirken.[23]

Ginseng-Extrakt. Ginseng steigert die Neurogenese, schützt das Gehirn vor Verletzungen und Schlaganfällen, verbessert das Gedächtnis und wirkt antidepressiv.[24] Doch so gesund die Pflanze sein mag, sie tut nicht jedem gut: Bei manchen Menschen wirkt sie zu stark anregend. Wie für alle Empfehlungen in diesem Buch gilt auch hier, dass jeder seine Wahl selbst treffen muss.

Ginkgo biloba. Der Extrakt des Ginkgobaums wird seit Jahren als gedächtnisstärkendes Mittel gepriesen. Während in manchen Studien bei Demenz-Patienten keine positiven Wirkungen nachgewiesen werden konnten, wurden in anderen Verbesserungen im Hinblick auf die kognitiven Leistungen und das Gedächtnis festgestellt. Dass Ginkgo biloba die Neurogenese stimuliert, den

BDNF-Spiegel anhebt, die kognitiven Funktionen verbessert und bei Alzheimer-Patienten die Menge an Beta-Amyloid-Plaques reduziert, ist wissenschaftlich bestätigt.[25] Die empfohlene Tagesdosis für den standardisierten Extrakt liegt bei ca. 120 mg täglich.

Quercetin. Dieses Flavonoid kommt in vielen Obst- und Gemüsesorten vor. Es verbessert die Neurogenese und den BDNF-Spiegel, wirkt entzündungshemmend und antioxidativ und hat darüber hinaus noch andere gesundheitliche Vorzüge. Die Standarddosis liegt bei 500 mg ein- oder zweimal täglich.[26]

Vitamin E. Hoch dosiert fördert Vitamin E die Neurogenese. Paradoxerweise wird diese jedoch auch durch einen Mangel an Vitamin E stimuliert.[27] Dies macht insofern Sinn, als leichter oder akuter Stress die Neurogenese verstärkt, während starker oder chronischer Stress sie beeinträchtigt. Vitamin E hat zudem viele andere gesundheitliche Vorzüge. Es stärkt das Herz, schützt vor Krebs, ist gut für die Augen und wirkt generell antioxidativ, sodass es sinnvoll ist, es in die Ernährung mit einzubeziehen. Umfassende Untersuchungen haben der Gamma-Form eine stärkere Wirkung bescheinigt, sodass dieser der Vorzug zu geben ist. Ich empfehle jedoch eine Mischung verschiedener Formen, wobei die Dosierung bei 200 bis 800 IE täglich liegen sollte.

Piperin. Der Pfeffer-Extrakt ist in zahlreichen Nahrungsergänzungsmitteln enthalten, weil er die Fähigkeit des Körpers, bestimmte Substanzen wie Curcumin zu absorbieren, verbessert. In höheren Dosierungen steigert er die Neurogenese und hebt den BDNF-Spiegel an.[28] Die Dosierung für den standardisierten 95-prozentigen Extrakt liegt bei 10 mg einmal oder zweimal täglich.

DHEA und Pregnenolon. Pregnenolon ist eine Vorstufe von DHEA, das wiederum eine Vorstufe von Testosteron, Östrogen und anderen Sexualhormonen ist. Beide Substanzen werden als »Hormone der Jugend« bezeichnet, weil ihr Spiegel mit zunehmendem Alter sinkt. In hohen Dosierungen genommen, verbessern sie die Neurogenese und entfalten bei Alzheimer-Patienten eine neuroprotektive Wirkung.[29] Die übliche Dosierung ist gering. Sie liegt bei nur 10 bis 100 mg täglich.

Tryptophan und 5-Hydroxytryptophan (5-HTP). Bei diesen beiden Substanzen handelt es sich um chemische Vorstufen von Serotonin, und ein höherer Serotoninspiegel scheint die Neurogenese anzuregen.[30] Wie bereits erwähnt, scheint weniger von Serotonin als vielmehr von einer verbesserten Neurogenese eine antidepressive Wirkung auszugehen. Tryptophan kann auch als Einschlafhilfe eingesetzt werden. Die übliche Dosierung für Tryptophan liegt bei 500 bis 1000 mg; und für 5-HTP bei 50 bis 300 mg ein- bis dreimal täglich.

Rhodiola. Dieses in Sibirien gewonnene pflanzliche Adaptogen enthält Alkaloide, die die Neurogenese stimulieren. Aufgrund seiner anregenden Wirkung sollte es vorzugsweise morgens und nicht abends eingenommen werden. Empfindlichere Menschen sollten es vielleicht ganz meiden.[31]

Melatonin. Der gesundheitliche Wert dieses von der Zirbeldrüse ausgeschütteten Hormons ist seit Langem bekannt. Der Körper schüttet es nachts aus, wenn es dunkel ist und wir schlafen. Mit dem Alter sinken Melatoninspiegel und Neurogenese, sodass es häufiger zu Schlafstörungen kommt. Das Hormon fördert die Neurogenese und trägt zu ihrer Regulierung bei.[32] Gleichzeitig stärkt es das Immunsystem und hat eine antikarzinogene Wirkung. Melatonin kann abends zur Förderung der Schlafbereitschaft eingenommen werden. Die optimale Dosierung ist auch hier von Mensch zu Mensch sehr verschieden: Manche nehmen 1 mg pro Nacht, andere brauchen 20 bis 30 mg. An diesem Beispiel wird deutlich, wie wichtig eine individuelle Anpassung des Neurogenese-Programms auf die eigenen Bedürfnisse ist.

Maulbeere. Dieses in der östlichen Medizin traditionell verwendete Mittel regt nachweislich die Neurogenese an.[33] Die Dosierungsempfehlung für den standardisierten Extrakt liegt bei 500 mg täglich.

Rotwurzelsalbei (auch: Danshen oder Salvia miltiorrhiza). Auch diese Pflanze hat eine lange Geschichte in der traditionellen östlichen Medizin. Sie kommt vor allem in der Rekonvaleszenz nach Schlaganfällen zum Einsatz. Ihre starke neurogene Wirkung ist nachgewiesen.[34] Angeboten wird ein Extrakt mit 60 Prozent Wirkstoffanteil, und die übliche empfohlene Tagesdosis liegt bei zweimal täglich 1000 mg (1 g).

Gojibeere (auch: Bocksdorn oder chinesische Wolfsbeere). Diese wohlschmeckenden Beeren aus dem Himalaja sind für ihre ausgeprägten antioxidativen Eigenschaften bekannt, doch es ist mittlerweile ebenfalls erwiesen, dass sie die Neurogenese stark anregen und die sexuelle Potenz steigern. Letzterer Effekt wird auf die neurogene Wirkung zurückgeführt.[35] Gojibeeren sind getrocknet oder als standardisierter Extrakt mit 60 Prozent Wirkstoffanteil erhältlich. Die Dosierungsempfehlung lautet ein- bis zweimal täglich 500 mg.

Traubenkern-Extrakt. Dieses Nahrungsergänzungsmittel wirkt positiv auf das Herz und den Kreislauf und stimuliert nachweislich die Neurogenese.[36] Es ist als standardisierter Extrakt mit 90 Prozent Polyphenolen erhältlich, und die Dosierung liegt bei ein- bis zweimal täglich 100 mg. Manche Menschen spüren eine anregende Wirkung.

Lotuswurzel-Extrakt. In der östlichen Kultur gilt der Lotus als eine der heiligsten Pflanzen überhaupt. Der aus der Wurzel gewonnene Extrakt fördert die Neurogenese.[37] Während ich diese Zeilen schreibe, ist er bei uns nicht im Handel, aber dies wird sich hoffentlich bald ändern.

Johanniskraut. Diese Pflanze hat sich als wirksam gegen Depressionen erwiesen. Manche Studien zeigen, dass sie gegen mäßige Depressionen effizienter wirkt als eine Medikation mit SSRIs und zudem geringere Nebenwirkungen hat. Sie wird in Europa häufiger eingesetzt als in den USA, wo sie verschreibungspflichtig ist. Johanniskraut steigert die Neurogenese und hebt den

BDNF-Spiegel an.[38] Der Standardextrakt wird je nach Dosierung ein- bis zweimal täglich eingenommen.

Apigenin. Diese wenig bekannte Substanz kommt in vielen Obst- und Gemüsesorten wie Grapefruit und Sellerie und in Kräutern wie Petersilie vor. Sie wirkt stimulierend auf die Neurogenese.[39] Die Standarddosierung liegt bei ein- bis zweimal täglich 50 mg.

Lithium. Dieses in Deutschland verschreibungspflichtige Mineral wird in hohen Dosierungen in der Behandlung von bipolaren Störungen eingesetzt; es wirkt neuroprotektiv und der durch das Krankheitsbild ausgelösten Hirnschrumpfung entgegen. Gleichzeitig erhöht sich durch die Einnahme der BDNF-Spiegel. Lithium kann auch in kleinen Mengen eingenommen werden (z. B. 5 mg), aber manche Menschen empfinden selbst bei einer solch niedrigen Dosierung eine entspannende oder müde machende Wirkung, also seien Sie vorsichtig, wenn Sie mit dieser Substanz experimentieren.[40]

Hesperidin. Dieses Flavonoid, das in vielen Obst- und Gemüsesorten vorkommt, steigert die Neurogenese-Rate um 25 bis 41 Prozent. Bei den meisten anderen Nährstoffen wissen wir nicht, ob der Anstieg der Neurogenese auf eine vermehrte Bildung neuer Neuronen oder auf deren höhere Überlebensrate zurückzuführen ist. Bei Hesperidin aber ist es bekannt: Die neurogene Wirkung ist auf eine höhere Überlebensrate der neuralen Progenitorzellen zurückzuführen. Die Substanz wirkt also insofern wie eine anregende Umgebung, als sie die neu entstehenden Neuronen am Leben erhält und deren frühes Absterben verhindert.[41]

Es bleibt zu hoffen, dass wir in der näheren Zukunft dank weiterer Forschungen genauer wissen werden, welche Nährstoffe die Neubildung von Neuronen fördern, welche sich positiv auf deren Überlebensrate auswirken, welche in beiden Richtungen wirken und zu welchem Prozentsatz. Die Dosierung für eine Nahrungsergänzung mit Hesperidin liegt zwischen 100 und 500 mg.

Luteolin. Dieser Wirkstoff aus Erdnüssen hat eine stark entzündungshemmende und antidepressive Wirkung auf das Gehirn, regt die Neurogenese an und erhöht den BDNF-Spiegel.[42] Die in üblichen Mitteln enthaltenen Mengen sind zu klein, um eine spürbare Wirkung zu entfalten. Effizient ist eine Dosis von 50 bis 200 mg täglich.

Die Forschung schreitet voran

Die oben beschriebenen Nährstoffe und Pflanzenextrakte steigern nachweislich die Neurogenese. Darüber hinaus gibt es Medikamente, die diesen Effekt erzielen. Hierzu gehören: Antidepressiva wie SSRIs, SNRIs NRIs und MAOIs; das Anti-Diabetes-Mittel Metformin[43] sowie die Alzheimer-Mittel Tacrin, Galantamin oder Memantin.[44] Die Liste der verschreibungspflichtigen Medikamente ließe sich weiter fortsetzen, aber in diesem Buch stehen nicht sie, sondern natürlich vorkommende Nahrungsmittel und Nährstoffe im Vordergrund. In ein paar Jahren werden beide Aufzählungen sicher doppelt so lang sein, aber die hier erwähnten Substanzen entsprechen dem aktuellen Wissensstand. Im nächsten Abschnitt geht es um Nährstoffe, die den Spiegel an BDNF und anderen Neurotrophinen anheben, deren neurogene Wirkung jedoch erst noch nachgewiesen werden muss.

Lebensmittel und Nährstoffe, die den BDNF-Spiegel anheben und möglicherweise die Neurogenese stimulieren

Magnesium-L-Threonat. Der Magnesiumspiegel im Gehirn steht im Zusammenhang mit der kognitiven Leistung. Die meisten Menschen haben einen Magnesiummangel. Dies kann selbst bei Einnahme eines Magnesiumpräparats passieren, da das Mineral die Blut-Hirn-Schranke nur schlecht passiert. Eine neue, vom

Massachusetts Institute of Technology (MIT) entwickelte Form, das sogenannte Magnesium-L-Threonat, erhöht Studien zufolge den Magnesiumspiegel im Gehirn deutlich, gibt der kognitiven Leistung einen Schub, erhöht den BDNF-Spiegel und verhindert bei Mäusen den kognitiven Verfall bei Alzheimer.[45] Die übliche Dosierung liegt bei 2000 mg täglich (drei Kapseln).

Beta-Alanin und L-Carnosin. Beta-Alanin ist eine Aminosäuren-Vorstufe von L-Carnosin, das sowohl der Glykation als auch der Oxidation effizient entgegenwirkt. Mit Beta-Alanin lässt sich der Carnosinspiegel im Blut und Gehirn auf sehr viel preiswertere Weise erhöhen. Gleichzeitig steigt dabei der BDNF-Spiegel, und möglicherweise stellt sich daneben ein angstlösender Effekt ein.[46] Die übliche Dosierung liegt bei ein- bis zweimal täglich 1000 mg (1 g) Beta-Alanin oder 500 mg L-Carnosin.

Vitamin D. Obwohl Vitamin D auch das »Sonnen«- oder »Glücksvitamin« genannt wird, ist der Mangel immer noch weit verbreitet. Wir haben es hier mit einer antioxidativen, entzündungshemmenden und neuroprotektiven Substanz zu tun, die den BDNF-Spiegel erhöht und sich in Studien als hilfreich bei Depressionen erwiesen hat, selbst bei Formen, die nicht mit einer Winterdepression (SAD vom Englischen *seasonal affective disorder*) in Verbindung stehen.[47] Zwischen einem niedrigen Vitamin-D-Spiegel und Depressionen, Diabetes und Demenz ist ein Zusammenhang festgestellt worden.[48] *Science Daily* berichtet in der Ausgabe vom 6. August 2014 von einer umfangreichen, über sechs Jahre laufenden Studie, die zu dem Schluss kam, »dass ein Vitamin-D-Mangel mit einem signifikant erhöhten Risiko von allen Formen von Demenzerkrankungen und Alzheimer in Zusammenhang steht«. Es ist sehr schwierig, sich allein über die Ernährung ausreichend mit dem Vitamin zu versorgen, wenn man nicht sehr viel Zeit in der Sonne verbringt. Mit einem Bluttest können Sie Ihren Spiegel bestimmen lassen. Er sollte sich im Idealfall zwischen 50 bis 70 ng/ml oder 125 bis 175 nmol/l bewegen. Die übliche Dosierung liegt bei 3000 bis 5000 IE täglich.

Magnolol. Magnolol ist ein aus der Rinde des Magnolienbaums gewonnener Extrakt, der in der chinesischen Medizin zur Behandlung von Depressionen eingesetzt wird. Er erhöht den BDNF-Spiegel und könnte gegen Beta-Amyloid-Plaques bei Alzheimer wirken.[49] Gleichzeitig scheint er die Ausschüttung des Stresshormons Cortisol zu reduzieren, und da dessen Anteil im Blut mit dem Alter steigt, können Substanzen wie Magnolol oder andere Maßnahmen zur Senkung des Cortisolspiegels den Alterungsprozess positiv beeinflussen.[50] Allein durch die Reduzierung von Cortisol wird die Neurogenese-Rate angehoben. Erhältlich ist Magnolol als Extrakt mit einem Wirkstoffanteil von 90 Prozent, von dem ein- oder mehrmals täglich 200 mg einzunehmen sind. Außerdem wird die Substanz unter der geschützten Handelsbezeichnung Relora angeboten.

Alfa-Liponsäure (ALA vom Englischen *alpha lipoic acid*). Diese Substanz wirkt antioxidativ und erhöht gleichzeitig den BDNF-Spiegel.[51] Die übliche Dosierung liegt bei ein- bis zweimal täglich 50 bis 300 mg. Bei manchen Menschen entfaltet sie eine anregende Wirkung, also ist bei der Einnahme eine gewisse Vorsicht geboten.

Ashwagandha. Dieses indische Kraut wird seit Langem wegen seiner regenerativen Kräfte geschätzt. Es unterstützt das Dendritenwachstum und hat sich als antidepressiv, neuroprotektiv und kognitionsfördernd erwiesen.[52] Studien lassen vermuten, dass es die Neurogenese anregt, und obwohl der endgültige Nachweis hierfür noch aussteht, wissen wir, dass es den BDNF-Spiegel ansteigen lässt. Die Dosierung hängt vom Wirkstoffgehalt des Extrakts ab, aber von der 5- bis 8-prozentigen Variante werden meist ein- bis zweimal täglich 125 mg eingenommen.

Resveratrol. Was diese Substanz anbelangt, gehen die Meinungen auseinander. Da sie in mancherlei Hinsicht die gleichen Wirkungen zeigt, wie sie sich bei einer Kalorienrestriktion einstellen, gingen manche Wissenschaftler davon aus, dass sie die Neurogenese anregen müsse. Studien kamen jedoch zu widersprüchlichen Resultaten. Manche berichteten von einer Hemmung, andere von einer Förderung der Neurogenese. Anstelle der ursprünglichen Begeisterung bezüglich der gesundheitlichen Vorzüge von Resveratrol stehen jetzt spezifischere Einsatzmöglichkeiten im Vordergrund, vor allem bei übergewichtigen oder kranken Menschen und weniger als Nahrungsergänzung für den Normalfall. Manche Menschen fühlen einen leicht berauschenden Effekt, also sollten Sie die Wirkung sorgfältig testen. Viele warten im Hinblick auf Resveratrol erst einmal ab und wollen sehen, was weitere Forschungen ergeben.[53] Die Dosierung variiert zwischen 20 und 400 mg täglich.

Kakao-Flavonoide und Schokolade. Dass Schokolade und die im Kakao enthaltenen Flavonoide die Neurogenese anregen, wurde zwar oft behauptet, doch als dieses Buch in Druck ging, war nichts von alldem bewiesen, obwohl der BDNF-Spiegel in der Tat positiv beeinflusst wird.[54] Während in manchen Untersuchungen keinerlei Einfluss auf die kognitiven Fähigkeiten festgestellt wurde, erbrachten zwei Studien tatsächlich den Nachweis einer diesbezüglichen Verbesserung sowie einer stimmungsaufhellenden Wirkung.[55] Die im Kakao enthaltenen Flavonoide sind förderlich für die Gesundheit von Herz und Gefäßsystem, und dies könnte auch für die Hirnfunktion von Nutzen sein. Ein Argument, das gegen Kakao spricht, ist der darin enthaltene stimulierende Wirkstoff Theobromin, ein naher Verwandter des Koffeins, der die Neurogenese über ähnliche Kanäle beeinträchtigen könnte.

Milchdistel-Extrakt. Dieser Pflanzenextrakt enthält den Wirkstoff Silymarin, der gern wegen seiner positiven Wirkung auf die Leber eingesetzt wird. Er hat neuroprotektive Eigenschaften und scheint zwar nicht den BDNF–, sehr wohl aber den NGF-Spiegel zu erhöhen und die Bildung von Neuriten anzuregen.[56] Die übliche Dosierung liegt bei ein- bis zweimal täglich 300 mg.

Panthenin. Obwohl es sich hier um eine Vorstufe des Vitamins B$_5$ handelt, scheint Panthenin über andere Bahnen zu wirken als dieses. Es erhöht den BDNF-Spiegel, wirkt antidepressiv und trägt dazu bei, den Cholesterinspiegel in einem gesunden Rahmen zu halten.[57] Die übliche Dosierung liegt zwischen 50 und 500 mg täglich.

Huperzin A. Auch hier handelt es sich um einen aus einem chinesischen Kraut gewonnenen Extrakt mit neuroprotektiven Eigenschaften, der den BDNF-Spiegel erhöht.[58] Die übliche Dosierung variiert zwischen 200 und 800 mg ein- bis zweimal täglich. Auch für die Behandlung von Alzheimer-Patienten scheint die Substanz vielversprechend zu sein, da sie die Bildung von Acetylcholin anregt, einem Neurotransmitter, der am Prozess der Erinnerungsbildung beteiligt ist.

Phosphatatidylserin. Dies ist eine Substanz, die im Gehirn ausgeschüttet wird, um die Bildung von Neuronen anzuregen. Im Alter sinkt der Spiegel ab. In den USA ist Phosphatatidylserin als Nahrungsergänzungsmittel erhältlich, in Europa ist der Wirkstoff verschreibungspflichtig. In Studien hat er sich als förderlich für die Gedächtnisleistung älterer Erwachsener erwiesen; außerdem hebt er den BDNF-Spiegel an, und es wurden ihm antidepressive Eigenschaften bescheinigt.[59] Die Dosierung reicht von 100 mg täglich zur Steigerung der Gedächtnisleistung bis 300 mg zur Erzielung der antidepressiven Wirkung. Bei höheren Dosierungen kann ein stimulierender Effekt zum Tragen kommen, was die antidepressive Wirkung mit erklären könnte.

Zimt. Das außerordentlich aromatische Gewürz reguliert den Spiegel von BDNF und einem weiteren Neurotrophin (NT-3) nach oben, aber pur genommen kann es sogar toxisch sein.[60] Es ist besser, einen Zimt-Extrakt zu nehmen, der von den enthaltenen Giftstoffen befreit ist. Die Dosierung hängt vom jeweils verwendeten Produkt ab.

Eine neurostimulierende Ernährung zur Förderung der Neurogenese

Nun können wir uns kaum von Lachscurry, Heidelbeeren und grünem Tee allein ernähren. Gefragt ist eine abwechslungs- und nährstoffreiche Kost. Was also sollen wir essen, um die Neurogenese und Hirngesundheit zu fördern?

Viele Menschen erleiden angesichts der Vielzahl widersprüchlicher Botschaften über Nahrungsmittel, die aus den Medien auf uns einprasseln, eine Art »intellektuelles Schleudertrauma«. Soll ich wenig oder viel Fett essen? Bei Kohlenhydraten ordentlich reinhauen oder doch lieber reduzieren? Was ist mit dem Eiweiß? Und wie sieht es mit den Vitaminen aus? Lieber Rohkost oder doch besser Gegartes? Dürfen Nahrungsmittel gentechnisch verändert sein oder besser nicht? Bio oder nicht? Fleisch von gras- oder getreidegefütterten Rindern? Ist Gluten schädlich, oder werden die Gefahren übertrieben? Soll ich lieber viele kleine Mahlzeiten zu mir nehmen oder mich auf wenige größere beschränken? Wenn so viele Experten so viele widersprüchliche Dinge sagen, ist es schwer, den Überblick zu behalten.

Diesem Thema könnte man mindestens ein ganzes Buch widmen. Aber statt Sie mit Informationen zu überfluten, die Sie nicht wirklich brauchen, habe ich für Sie die Kernpunkte dieser Diskussion in ein paar wenigen, leicht verdaulichen Seiten aufbereitet.

Im Folgenden finden Sie zusammengefasst, was Sie über eine neurostimulierende Ernährung wissen müssen, sodass Sie immer genau wissen, welche Lebensmittel Ihnen guttun und welche Sie lieber meiden sollten. Leser, die mehr in die Tiefe gehen möchten, werden auf hervorragende andere Bücher verwiesen, zum Beispiel *Why we get fat* von Gary Taubes, *Cholesterol Is Not the Culprit* von Dr. med. Fred Kummerow, *The Big Fat Surprise* von Nina Teicholz und das YouTube-Video *Sugar: The Bitter Truth* von Dr. med. Robert Lustig.

Wie die Wissenschaft ist auch die Ernährung ein bewegliches Ziel. Was Forscher an einem Tag für gesund erklären, kann sich schon am nächsten ändern oder ins Gegenteil verkehren. Oft denkt man dann, das Ganze sei ein Irrtum gewesen, und jetzt wisse man es besser. Manchmal ist das auch der Fall. Häufiger aber spiegeln sich in der veränderten Position neu gewonnene Erkenntnisse wider, die der Sachlage gerechter werden.

Der Wandel in den Ernährungsrichtlinien, die seit den 1960er-Jahren herausgegeben werden, macht dies deutlich: Wurde zunächst ein hoher Anteil von Kohlenhydraten und ein geringer Fettanteil angeraten, lautet die Empfehlung jetzt: wenig Kohlenhydrate und mehr gesunde Fette. Ausgehend von den mit Mängeln behafteten Untersuchungen von Dr. med. Ancel Keys in den 1950er-Jahren, gingen Schulmediziner lange davon aus, dass Fette, und zwar insbesondere die gesättigten, für Herzerkrankungen und Fettleibigkeit verantwortlich seien und dass man dementsprechend den Verzehr auf 10 Prozent der zugeführten Kalorien beschränken sollte. Kohlenhydraten schrieb man eine positivere Wirkung auf den Körper zu. Sie sollten 60 Prozent der Gesamtkalorien ausmachen.

Aktuelle Forschungen zeigen jedoch, dass dies so nicht richtig ist. Selbst das *Time Magazine,* das für seine schulmedizinische Ausrichtung bekannt ist, wies auf den Wissenschaftsirrtum hin und brachte in der Ausgabe vom 12. Juni 2014 einen Leitartikel mit dem Titel »Essen Sie Butter: Wissenschaftler erklärten Fett zum Feind. Sie haben sich geirrt.« Ein übermäßiger Konsum von Kohlenhydraten und nicht von Fetten ist der eigentliche Schuldige an Herzkrankheiten und Fettleibigkeit.

Übergewicht und Herzkrankheiten breiteten sich erst ab dem Zeitpunkt epidemieartig aus, als man sich an Ernährungsrichtlinien zu orientieren begann, die die These »wenig Fett und viele Kohlenhydrate« propagierten. Falsche medizinische und ernährungstechnische Empfehlungen verschlimmerten auf gravierende Weise just die Probleme, zu deren Bekämpfung sie ausgegeben wurden, und trieben einen Großteil der Welt in eine massive, flächendeckende gesundheitliche Fehlentwicklung hinein.

Beim Lesen dieser Zeilen drängt sich der Gedanke auf: Damals hat sich die Wissenschaft eben geirrt, aber inzwischen weiß man es doch wohl besser. Differenzierter aber wäre zu sagen: Die Wissenschaft hat eine Halbwahrheit über Fette aufgegriffen und sie sich zu eigen gemacht. Heute zeigt sich uns ein umfassenderes Bild, und wir wissen, dass manche Fette in der Tat ungesund (oder »schlecht«), andere hingegen gesund (oder »gut«) sind. Wir wissen jetzt, dass es verkehrt war, alle Fette in einen Topf zu werfen, obwohl dies angesichts des begrenzteren Wissensstands der damaligen Zeit durchaus verständlich war.

Angesichts des besseren, umfassenderen Verständnisses, das wir mittlerweile gewonnen haben, wurde die Mär von der generellen Schädlichkeit von Fetten revidiert. Die Wissenschaft irrte sich insofern, als man davon ausging, in Besitz der ganzen Wahrheit zu sein, obwohl man die Zusammenhänge nur zum Teil verstand. Unser Wissen wird immer nur einen Teil der Wirklichkeit abbilden und sich darum stets weiterentwickeln.

Essen fürs Gehirn

Bevor wir uns den konkreten Empfehlungen zuwenden, lohnt es sich, uns mit einer Ernährungsform zu befassen, die Fachleute als Kalorienrestriktion bezeichnen. Dabei werden zwar sämtliche Nährstoffe zugeführt, jedoch nur 30 bis 40 Prozent der Kalorien. Dies führt zu einer Steigerung der Neurogenese. Doch weil man dabei die meiste Zeit hungrig ist, ist dies für die meisten Menschen langfristig keine wirklich praktikable Lösung. In diesem Kapitel konzentrieren wir uns auf Strategien, die leicht umzusetzen und erträglich sind. Es ist jedoch wichtig festzuhalten, dass das Gegenteil – eine übermäßige Kalorienzufuhr, ungesunde Fette und Zucker – die Neurogenese reduziert. Vermeiden Sie nach Möglichkeit, zu viel zu essen, insbesondere »schlechte« Fette und Zucker in jeglicher Form.

Wachsenden Zuspruch findet seit Kurzem eine abgemilderte Form der Kalorienrestriktion, das sogenannte intermittierende oder Intervall-Fasten. Es gibt dabei verschiedene Möglichkeiten. Häufig praktiziert wird ein Ansatz, bei dem man sich an zwei Tagen der Woche auf 25 Prozent der normalen Kalorienzufuhr beschränkt, was für Männer 600 und für Frauen 500 Kalorien entspricht. An den anderen fünf Tagen wird normal gegessen. Dies ist die sogenannte 5:2-Diät. Manche legen auch ein- oder zweimal pro Woche einen kompletten Fastentag ein. Wieder andere beschränken die Aufnahme von Nahrung auf ein Zeitfenster von acht bis zehn Stunden (sie essen z. B. nur zwischen 10 und 18 Uhr). Auch dies genügt, um die Fastenreaktion auszulösen, die den Organismus zur Energiegewinnung auf Fettreserven zurückgreifen lässt, statt einfach Glukose zu verbrennen. Neuere Forschungen haben ergeben, dass man bei einer täglichen Fastenperiode von 12 bis 14 Stunden abnimmt, während man ohne eine solche zeitliche Beschränkung der Essenszufuhr zunimmt, selbst wenn die Kalorienzahl insgesamt in beiden Fällen gleich ist.

Intervall-Fasten kommt näher an die Lebensweise unserer Vorfahren aus der Zeit der Höhlenmenschen heran, die mit Phasen zurechtkommen mussten, in denen es mal reichlich und mal wenig bzw. gar nichts zu essen gab. In Zeiten, in denen keine Nahrung aufgenommen wird, repariert sich der Organismus, und es kommt wie bei kurzfristigem Stress zu einer Steigerung der Neurogenese. Es ist, als würde der Körper dem Gehirn signalisieren, dass es aufwachen und sich schnell etwas einfallen lassen muss, um die Stresssituation zu überwinden.

Die breite Masse der Bevölkerung wird Intervall-Fasten sicher nicht zu ihrer üblichen Lebensform erklären, wobei sich der eine oder andere doch überlegen dürfte, sich mit dem Acht-, Zehn-

oder Zwölf-Stunden-Zeitfenster anzufreunden, sobald sich herumgesprochen hat, wie gesund und hilfreich diese Form der Selbstbeschränkung ist. Worauf es jedoch in erster Linie ankommt, ist, zu einer permanenten neurostimulierenden Ernährung zu finden.

Die neurostimulierende Ernährung auf einen Blick

Die wesentlichen Prinzipien einer neurostimulierenden Ernährung lassen sich wie folgt zusammenfassen:

> Eine Ernährung, die reich an gesunden Fetten ist, entzündungshemmend wirkt, einen niedrigen glykämischen Index hat und viele Ballaststoffe sowie Antioxidanzien enthält, fördert die Neurogenese. Sie basiert auf einem hohen Anteil an nicht-stärkehaltigen Gemüsesorten und niederglykämischem Obst, Fleisch von grasgefütterten Tieren, Fisch aus Wildfang, Eiern und Milchprodukten von Weidetieren und dem weitgehenden Verzicht auf industriell verarbeitete, frittierte oder entzündungsfördernde Nahrungsmittel, ungesunde Fette oder Nahrungsmittel mit hohem glykämischen Index (Zucker, einfache Kohlenhydrate, stärkehaltige Gemüsesorten).

Steigen wir ein wenig tiefer ein.
Es gibt vier Kernthemen, mit denen wir uns im Folgenden befassen werden:

> Fette (gesunde und ungesunde)
> Zucker, Kohlenhydrate und die von der Glykation verursachten Schäden
> Oxidation
> chronische Entzündungen

Alle vier sind miteinander verwoben. Betrachten wir sie zunächst einzeln, bevor wir schauen, wie sie miteinander in Wechselbeziehung stehen. Wer diese Zusammenhänge begreift, hat gleichzeitig die Grundprinzipien der neurostimulierenden Ernährung verstanden.

Lassen Sie mich zwei Warnungen vorwegschicken. Erstens: Manches von dem, was Sie hier lesen, steht womöglich im Widerspruch zu Ihren Vorstellungen von einer gesunden Ernährung oder anderen Studien, die von positiven Wirkungen mancher Lebensmittel und Nährstoffe berichten. So kann Koffein zwar bestimmte Parameter der Gedächtnisleistung kurzfristig verbessern, trotzdem vermindert es die Neurogenese. Jeder von uns muss selbst entscheiden, was er seinem Gehirn zumuten möchte. Zweitens: Da in Ernährung und Wissenschaft laufend neue Erkenntnisse gewonnen werden und wir es darum mit beweglichen Zielen zu tun haben, bedürfen auch die hier gegebenen Empfehlungen zu gegebener Zeit der Anpassung und Überarbeitung.

Der evolutionäre Kontext

Wenn wir uns mit unserer Ernährung befassen, müssen wir immer den evolutionären Kontext mit einbeziehen, der den modernen Menschen hervorgebracht hat. Seit Jahrmillionen hat sich die Entwicklung vom ersten tierischen Leben über Säugetiere und Primaten bis hin zum Frühmenschen auf der Basis dessen vollzogen, was an Nahrungsangebot vorhanden war – Wildpflanzen, Fleisch und Fisch.

Vor 50 000 Jahren traten unsere jagenden und sammelnden Vorväter und -mütter erstmals in Gestalt des modernen Menschen auf den Plan. In den ersten 250 000 Jahren lebten sie von der Jagd und dem Sammeln von Pflanzen, Wurzeln, Gemüse, Nüssen und Früchten. Zucker stand, wenn überhaupt, in Früchten zur Verfügung, deren Reife überwiegend in den Spätsommer fiel, in eine

Zeit also, in der es von Vorteil war, etwas Fett für den bevorstehenden Winter anzusetzen.

Die Landwirtschaft entwickelte sich erst vor etwa 10 000 Jahren, was aus genetischer Sicht kaum mehr als ein Lidschlag ist. Durch sie veränderte sich die menschliche Ernährung auf dramatische Weise. Getreide (und damit Kohlenhydrate) war mit einem Mal ein leicht verfügbares Gut, obwohl Zucker und verarbeitete Lebensmittel in den heute angebotenen riesigen Mengen erst in den letzten 30 bis 50 Jahren auf den Plan getreten sind.

Wie die Jäger und Sammler der Frühzeit gegessen haben, ist Gegenstand zahlreicher Vermutungen, die allesamt grob in dieselbe Richtung gehen.

Beachten Sie den Unterschied zu den aktuellen Ernährungsrichtlinien:

> Jäger und Sammler: 60 bis 75 Prozent Fett, ca. 20 Prozent Eiweiß, ca. 5 bis 20 Prozent Kohlenhydrate.
> Offizielle Ernährungsrichtlinien der USA: 60 Prozent Kohlenhydrate, 20 Prozent Eiweiß, 20 Prozent Fett und in Deutschland: 50 Prozent Kohlenhydrate, 30 Prozent Fett und 20 Prozent Eiweiß.

Wie Sie sehen, ist der Anteil von Fetten und Kohlenhydraten in der modernen Ernährung vertauscht. Über Jahrmillionen hinweg waren gesunde, qualitativ hochwertige Fette unsere Hauptenergiequelle. Unser Körper ist nicht dazu geschaffen, mit den enormen Mengen an Zucker und Kohlenhydraten umzugehen, wie sie in unserer heutigen Ernährung vorkommen. Natürlich bleibt das nicht ohne Folgen. Die epidemieartige Ausbreitung von Diabetes, Fettleibigkeit, dem metabolischen Syndrom, Herzkrankheiten, Entzündungen, kognitiven Verfallserscheinungen und Alzheimer sind nur ein Teil davon.

Wir sollten im Hinblick auf unsere Ernährung wieder zu den Nahrungsmitteln zurückfinden, mit denen unser Körper im Laufe der Entwicklung auszukommen gelernt hat. Ändern wir unsere Ernährung auf allzu drastische Weise, basteln wir an Mutter Natur herum. Dabei vergessen wir, dass sie und nicht das menschliche Ego in solchen Angelegenheiten das letzte Wort hat.

Fette

Man hat uns eingeredet, an folgende Mythen zu glauben:
> Fett macht fett.
> Fett ist schlecht, es blockiert unsere Arterien und verursacht Herzkrankheiten.
> Gesättigte Fette (insbesondere tierischen Ursprungs) sind die schlimmsten, aber Fett ist generell schlecht.
> Kohlenhydrate sind gut, halten uns schlank und sind gesund.

Es braucht Zeit, bis diese Mythen aussterben.

Wenn wir fast ein Leben lang mit Fehlinformationen wie diesen geimpft wurden, können wir sie nicht von heute auf morgen abschütteln. Um zu einer echten Veränderung bereit zu sein, müssen wir unsere Konditionierungen erst Schicht für Schicht abtragen. Nehmen Sie sich Zeit, um ein umfassenderes Verständnis der Ernährung zu gewinnen, das über die jahrzehntelang geltenden konventionellen Empfehlungen hinausreicht.

»Feed your head«

An anderer Stelle war im Zusammenhang mit Heraklits Gehirn bereits die Rede davon, dass das Gehirn ständig in Bewegung ist. Ob tags, ob nachts, in unserem Kopf werden unablässig nicht verwendete Synapsen und neurale Netzwerke aufgelöst und gekappt, neurale Strukturen gebildet und umgebildet und neue Neuronen und synaptische Verbindungen hergestellt. Das Gehirn befindet sich ständig »im Bau«. Für dieses laufende Projekt werden qualitativ hochwertige Materialien benötigt, und das sind in erster Linie gute, gesunde Fette.

Wie Sportler ausreichende Mengen von gutem, hochwertigem Eiweiß benötigen, um Muskelmasse aufzubauen, brauchen wir alle reichlich gute, hochwertige Fette, um das Gehirn aufzubauen – und zwar ständig, tagein, tagaus, denn es handelt sich um einen laufenden Prozess. Jefferson Airplane brachten es in dem Song »White Rabit« auf den Punkt: »Feed your head«.

Fette (fachlich korrekt »Fettsäuren«) machen 60 Prozent der festen Substanz des Gehirns aus. DHA und Cholesterin nehmen dabei eine Schlüsselstellung ein. Der Fettanteil des Gehirns besteht zu etwa einem Drittel aus der Omega-3-Fettsäure DHA. Obwohl auf das Gehirn nur 2 Prozent des Körpergewichts entfallen, sind darin 25 Prozent des Gesamtcholesterins enthalten.

Gesunde Fette

Was macht ein Fett gesund oder »gut«? Gesundes Fett liefert Baumaterial für das Gehirn, die Nerven und den Körper und dient gleichzeitig als Energiequelle. Gute, qualitativ hochwertige Fette tragen zur Bildung von gut funktionierenden Neuronen und Gliazellen bei, die über mehr Energie verfügen und eine bessere Signalübertragungsrate ermöglichen. In Studien wurde der Verzehr von qualitativ hochwertigen Fetten mit einer Verbesserung der kognitiven Leistungen, des Gedächtnisses und der Lernfähigkeit sowie einer größeren Widerstandskraft gegenüber Stress und Depressionen in Verbindung gebracht.

Omega-3 ist wahrscheinlich der eine Nährstoff, den wir für ein gesundes Gehirn am dringendsten brauchen. Es fördert nicht nur die Neurogenese, sondern liefert zugleich das Rohmaterial zur Bildung neuer Neuronen, wie wir bereits in dem Abschnitt über Omega-3-Fettsäuren gesehen haben.

Weniger bekannt ist die Rolle des Cholesterins. Es ist unerlässlich für die Bildung von Synapsen und der Myelinscheiden, die die Neuronen schützend ummanteln. Es wird für die Kommunikation zwischen Neuronen und als Energielieferant gebraucht; es ist notwendig, um die Glucocorticoide zu produzieren, die den Blutzuckerspiegel sowie die Ausschüttung von DHEA, der Sexualhormone Testosteron und Östrogen regulieren; und es ist eine Vorstufe des Vitamins D. All diese Substanzen sind für ein optimales Funktionieren des Gehirns von Bedeutung.

Bei einem niedrigen Cholesterinspiegel leidet die Hirnfunktion, die Neuriten stellen das Wachstum ein und die Fähigkeit, neue Lern- und Gedächtnisinhalte zu bilden, ist beeinträchtigt. Cholesterin ist ein unverzichtbarer Nährstoff für das Gehirn.[61]

Es überrascht Sie wahrscheinlich zu lesen, dass gesunde Fette, darunter das Cholesterin, unsere Verbündeten sind. Gerade Cholesterin wurde derart verteufelt, dass man kaum glauben mag, wie wichtig es für unsere Gesundheit und ein gut funktionierendes Gehirn ist.

In immer mehr Studien wird Cholesterin rehabilitiert und klargestellt, welch wichtige Rolle es für das Funktionieren unseres Gehirns spielt. So wurden zum Beispiel im Rahmen der berühmten Framingham-Herz-Studie annähernd 2000 Männer und Frauen einem rigorosen kognitiven Test unterzogen. Dabei wurde festgestellt, dass ein höherer Cholesterinspiegel mit verbesserten kognitiven Leistungen einherging, während bei niedrigerem Cholesterinspiegel eine schwächere Leistung im Hinblick auf Gedächtnis, abstraktes Denken, Aufmerksamkeit und Konzentration, flüssiges Sprechen und exekutive Funktionen festgestellt wurde.[62]

2008 führten Wissenschaftler eine Studie an gesunden älteren Erwachsenen durch. Die Gedächtnisleistung fiel bei denjenigen Probanden am besten aus, die einen höheren Cholesterinspiegel hatten. Diejenigen mit niedrigeren Werten schnitten in kognitiven

Gedächtnistests schlechter ab. Die Autoren fassten ihre Ergebnisse in dem einen prägnanten Satz zusammen: »Ein hoher Cholesterinspiegel steht mit besseren Gedächtnisleistungen in Zusammenhang.«[63]

In einer großen Meta-Analyse, bei der die Daten von über 500 000 Personen aus fast 80 verschiedenen Studien ausgewertet wurden, zeigte sich, dass das Risiko für Herz-Kreislauf-Erkrankungen bei Menschen, die größere Mengen an gesättigten Fetten verzehren, nicht höher liegt als bei jenen, die weniger davon zu sich nehmen.[64]

Dass man in den Studien der 1950er- und 1960er-Jahre nicht zwischen Cholesterin und oxidiertem Cholesterin unterschied, hat zu einem beinahe explosionsartigen Zuwachs bei der Verordnung sogenannter Statine geführt, einer Arzneimittelgruppe zur Senkung des Cholesterinspiegels. Zu deren häufigen Nebenwirkungen gehören jedoch Gedächtnisschwäche, Benommenheit und eine Beeinträchtigung der kognitiven Leistungen. Inzwischen weiß man, dass diese Nebenwirkungen auftreten müssen, wenn Körper und Gehirn nicht ausreichend mit essenziellen Fetten versorgt werden und dadurch in ihrer optimalen Funktion beeinträchtigt sind. Ein Ernährungswissenschaftler formuliert es so: »Statine könnten Ihr Gedächtnis lahmlegen – Eier könnten es heilen.«[65]

Viele Ärzte unterscheiden bis heute nicht zwischen den verschiedenen Arten von LDL (dem »schlechten« Cholesterin). Hohe Werte von HDL (dem »guten« Cholesterin) sind eindeutig förderlich für die Gesundheit, aber neuere Forschungen zeigen, dass auch der LDL-Spiegel für sich genommen wenig aussagt. Für die Bewertung des Herz-Kreislauf-Risikos ist es von entscheidender Bedeutung, zwischen den großen, »fluffigen«, gutartigen LDL-Molekülen und den gesundheitlich hoch bedenklichen LDL-Molekülen mit niedriger Dichte zu unterscheiden. Lassen Sie bei Ihrem nächsten Arztbesuch Ihren Spiegel an diesem Cholesterin feststellen, statt sich auf alte irreführende Standardtests zu verlassen.

Zu den gesunden Fetten gehören:
> einfach gesättigte Fettsäuren (wie Olivenöl, Avocados)
> gesättigte Fette (im Fleisch von grasgefütterten Tieren, Butter von grasgefütterten Tieren, Eiern, Joghurt und Kokosöl)
> ungesättigte Omega-3-Fettsäuren (in Fischöl, Leinöl und rohen Nüssen)

Ungesunde Fette

Was macht ein Fett ungesund oder »schlecht«? Ungesunde Fette blockieren unsere Blutgefäße, sind schlecht für das Gehirn und fördern Oxidation und Entzündungen. Qualitativ minderwertige, ungesunde Fette verlangsamen die Gehirnfunktion, vermindern die Qualität und Anzahl der neu gebildeten Neuronen, verschlechtern die Signalqualität, beeinträchtigen das Gedächtnis, machen uns anfälliger für Stress, verstopfen unsere Arterien und schaden unserer Gesundheit und unserem Gehirn. Manchmal heißt »ungesund« einfach auch, dass zu viel von einem eigentlich essenziellen Fett verzehrt wird, das in kleineren Mengen gesund ist (z. B. Omega-6-Fettsäuren).

Der eigentliche Schuldige in den irreführenden Studien aus den 1950er- und 1960er-Jahren war oxidiertes Cholesterin und nicht Cholesterin an sich. Cholesterin ist für eine gute Gehirnfunktion unerlässlich. Beim Kochen mit pflanzlichen Ölen aus Sojabohnen, Maiskeimen, Färberdistel- oder Baumwollsamen entsteht oxidiertes Cholesterin, das zu Herzerkrankungen führt. Der Körper behandelt es, wie andere oxidierte Fette auch, auf die gleiche Weise wie eindringende Bakterien: Er entsendet Fresszellen – sogenannte Makrophagen – in den Blutstrom. Dies ist eine der Hauptursachen für die Entstehung von arteriosklerotischen Plaques, die die Blutgefäße verengen und Herz-Kreislauf-Erkrankungen verursachen. Lösen sich diese Plaques von den Gefäßwänden ab, kann es zum Schlaganfall oder Herzinfarkt kommen. Wirklich schädlich ist nur das oxidierte Cholesterin und nicht das nicht oxidierte Cholesterin in unserer Nahrung.[66]

Zu den ungesunden Fetten gehören auch solche, die Entzündungen fördern. Omega-6-Fettsäuren sind eigentlich essenzielle Fette, die dem Körper helfen, eine Entzündungsreaktion aufzubauen. In der überwiegenden Zeit der menschlichen Entwicklungsgeschichte lag das Verhältnis zwischen entzündungshemmenden Omega-3-Fettsäuren und entzündungsfördernden Omega-6-Fettsäuren bei etwa 1:1 bis 1:2. In unserer heutigen Ernährung dagegen liegt es bei 1:20 bis 1:30. Wir nehmen die entzündungsfördernden Omega-6-Fettsäuren in Form von mehrfach ungesättigten Fettsäuren pflanzlichen Ursprungs wie Maiskeim-, Soja-, Färberdistel-, Baumwollsamen- oder Sonnenblumenöl (nicht jedoch Oliven-, Kokos- oder Canola-Öl), in industriell verarbeiteten Nahrungsmitteln und in Fleisch und Eiern aus konventioneller Tierhaltung zu uns.

Fleisch, Eier und Milchprodukte aus konventioneller Tierhaltung enthalten einen höheren Anteil an Omega-6- und einen geringeren Anteil an Omega-3-Fettsäuren. Fleisch von Rindern, die Gras zu fressen bekamen, Eier von frei laufenden Hühnern und Milchprodukte von Weidetieren enthalten sehr viel mehr von den schützenden Omega-3-Fettsäuren, um den Omega-6-Anteil auszubalancieren. Eine Studie des US-Landwirtschaftsministeriums USDA und der Clemson University aus dem Jahr 2009 ermittelte nicht nur einen höheren Gehalt an Omega-3-Fettsäuren; sie bezifferte auch das Verhältnis zwischen Omega-3 und Omega-6 mit 1:1,65 für grasgefütterte Tiere gegenüber ungesünderen 1:4,84 für getreidegefütterte Tiere.[67]

Zur Schädlichkeit von Transfetten wurden inzwischen zahlreiche Studien publiziert, und es sind Bestrebungen im Gang, diese ganz aus Lebensmitteln zu verbannen. Transfettsäuren heben den

Spiegel an LDL-Cholesterin an, senken den des »guten« HDL-Cholesterins ab, führen zu einem höheren Anteil von Triglyceriden im Blut, fördern systemische Entzündungen und erhöhen das Risiko für Herzerkrankungen, Schlaganfall und Diabetes Typ 2. Erst vor Kurzem wurde entdeckt, dass eine Ernährung, die reich an Transfetten ist, das Risiko für Alzheimer erhöht.[68] Sie kommen in zahlreichen industriell verarbeiteten Nahrungsmitteln von Donuts, Kuchen und Keksen über Margarine bis hin zu Pommes frites vor und werden oft als »teilweise hydrierte Pflanzenöle« deklariert.

Zu den ungesunden Fetten gehören:

> oxidierte Fettsäuren und oxidiertes Cholesterin (aus frittierten oder gebratenen Lebensmitteln, angebranntem Fleisch und zu lange gekochten Eiern; durch die Verwendung von Pflanzenölen als Garfett und aus den damit zubereiteten Speisen; auch mit einem hohen Blutzuckerspiegel geht ein erhöhter Gehalt an oxidierten Fetten einher)
> entzündungsfördernde Fette wie Omega-6-Fettsäuren (aus pflanzlichen Ölen)
> Transfette (aus Margarine und anderen industriell verarbeiteten Nahrungsmitteln)

Nach aktuellem Erkenntnisstand müssen Körper und Gehirn mit reichlich gesunden Fetten versorgt werden, um optimal funktionieren zu können. Die Probleme mit Herzerkrankungen, Diabetes, dem metabolischen Syndrom, kognitivem Leistungsabbau und der Alzheimerkrankheit scheinen mit dem Verzehr von ungesunden, nicht jedoch mit gesunden Fetten in Zusammenhang zu stehen. Eine weitere Ursache ist der Konsum von zu großen Mengen an Zucker und Kohlenhydraten. Dies führt uns zum zweiten Thema: Zucker und Glykation.

Führen wir uns noch einmal vor Augen, dass 20 bis 30 Prozent der Energie, des Sauerstoffs und Blutes in unserem Körper vom Gehirn beansprucht werden. Es ist die große Menge an Blut, die das Gehirn zur Aufrechterhaltung der Sauerstoff- und Glykoseversorgung braucht, die im Hinblick auf die Gesundheit in dreifacher Hinsicht problematisch ist: Sie nämlich fördert die Glykation, die Oxidation und chronische Entzündungen, die alle drei neurotoxisch wirken und darum unbedingt minimiert werden sollten.

Zucker, Kohlenhydrate und Glykation. Bei der üblichen Ernährung westlichen Zuschnitts beziehen Körper und Gehirn ihre meiste Energie als Zucker in Form von Glukose. Da Kohlenhydrate im Körper in Zucker aufgespalten werden, steigt der Blutzuckerspiegel an, und in der Bauchspeicheldrüse wird Insulin ausgeschüttet, das die Glukose für die Zellen nutzbar macht.

Kohlenhydrate haben in der Ernährung der meisten Menschen enorm an Stellenwert gewonnen, und nach jeder Mahlzeit, die reichlich davon enthält, kommt es zu einem drastischen Anstieg der Glukose im Blut und damit zu Insulinspitzen. Passiert dies über Jahre hinweg immer und immer wieder, wird der Organismus regelrecht mit Insulin bombardiert, sodass sich seine Fähigkeit, Zucker zu verarbeiten, irgendwann erschöpft. Dies führt dazu, dass die Zellen eine geringere Zahl an Insulinrezeptoren ausbilden und sich eine sogenannte Insulinresistenz einstellt. Schätzungen zufolge haben 50 bis 80 Prozent aller Erwachsenen in den USA eine Insulinresistenz.

Kommt es dazu, sind im Blutkreislauf höhere Mengen sowohl an Glukose als auch an Insulin nachzuweisen. Ein hoher Insulinspiegel ist für sich genommen schon schädlich. Hohe Glukosewerte aber sind noch schädlicher. Kommen Eiweiße oder Fette mit großen Mengen an Glukose in Berührung, kommt es zur Glykation. Bei dieser Reaktion entstehen Substanzen, die Fachleute mit dem englischen Terminus *Advanced Glycation Endproducts*

(AGEs) bezeichnen. Diese lösen eine Entzündungskaskade aus, in deren Rahmen Entzündungsgene aktiviert werden, die ihrerseits viele Systeme im Körper schädigen, darunter das Herz, die Augen, das Gehirn und das Gefäßsystem. Im natürlichen Alterungsprozess entstehen AGEs – eine der Hauptursachen für jene Art von funktionellen Beeinträchtigungen, die sich mit dem Älterwerden einstellen.

Steigt der Blutzuckerspiegel aufgrund einer Insulinresistenz an, wächst die Konzentration der AGEs sehr viel schneller, was Proteine verkleben lässt (wie beim Bräunen eines Hühnchens) und zur Entstehung von proteasebeständigen Verbindungen im Gehirn führt, die die Kommunikation zwischen Neuronen stören.

Durch die Glykation verändert sich die Art und Weise, wie der Körper Fettsäuren verstoffwechselt. Es entstehen 50-mal mehr freie Radikale, LDL-Moleküle transportieren kein Cholesterin mehr zu den Neuronen, und die Gehirnfunktion leidet. Erhöhte Glukosewerte werden mit kognitivem Leistungsabfall im Alter und einem Schrumpfen des Gehirnvolumens in Verbindung gebracht.[69]

Glykation führt zu einer verstärkten Entzündungs- und Oxidationsneigung, und Oxidation wiederum führt zu vermehrter Glykation. Da sich beide Prozesse gegenseitig verstärken, richten sie im Gehirn und Körper massiven Schaden an. Die gesundheitlichen Beeinträchtigungen reichen von Diabetes und Blindheit bis zu Nerven- und Organschäden.[70]

Die Alzheimerkrankheit wird von vielen Experten auch »Diabetes Typ 3« genannt. Die 2005 erstmals aufgestellte Theorie, dass es sich bei der Alzheimerkrankheit um eine Form von Diabetes handelt, findet inzwischen immer breitere Zustimmung. Insulinresistenz und ein fehlerhafter Glukosestoffwechsel, der auf den Verzehr von zu viel Zucker und Kohlenhydraten zurückzuführen ist, könnte die Grundursache sowohl für Alzheimer als auch für Diabetes sein.[71]

Schätzungen zufolge werden im Jahr 2020 bis zu einem Drittel aller Amerikaner Diabetiker sein. Wenn diese Theorie stimmt, werden wir in den kommenden Jahrzehnten einen Tsunami an Alzheimer- und Demenzerkrankungen erleben, der unser Gesundheitssystem völlig überfordern wird. Mit der hier vorgestellten Ernährungsform lässt sich diese Entwicklung vermeiden.

Außerdem signalisiert ein hoher Glukosewert dem Insulin, überschüssige Glukose im Körper in Fettreserven umzuwandeln. Eine kohlenhydratreiche Ernährung führt zu Fettleibigkeit. Deren epidemieartiges Auftreten haben wir unmittelbar den Ernährungsrichtlinien zu verdanken, die einen vermehrten Verzehr von Kohlenhydraten empfehlen. Die derzeit weltweit zu beobachtende, epidemieartige Häufung von Fällen der Fettleibigkeit lässt sich auf den Verzehr von immer größeren Mengen an Zucker und Kohlenhydraten zurückführen. Man gibt Rindern Getreide zu fressen, damit sie schneller Fett ansetzen. Der Effekt beim Menschen ist der gleiche.

Liegt ein Überschuss an Kohlenhydraten vor, speziell in Form von Zucker und Mehl, signalisiert das Insulin dem Körper, diesen in Fett umzuwandeln. Das wiederum vermindert die Neurogenese und wird mit einer geringeren Hirnmasse in Verbindung gebracht.[72] In einem Experiment kam es zu einer Halbierung der Neurogenese durch eine zuckerreiche Kost. Angesichts der Art und Weise, wie sich unsere Kinder heute ernähren und was das für ihre Hirngesundheit bedeutet, ist das eine erschreckende Aussicht. Aber auch bei Erwachsenen ist ein hoher Zuckerverbrauch schlecht für den Körper und das Gehirn. In rascher Folge bestätigen immer neue wissenschaftliche Studien, wie sinnvoll eine Ernährungsumstellung hin zu mehr Eiweiß und gesunden Fetten und weg von Zucker und Kohlenhydraten ist.[73]

Um negative Folgen zu vermeiden oder zu verzögern, sind niederglykämische Lebensmittel zu bevorzugen, das heißt solche, die ihre Energie langsam in Zucker umwandeln (niedriger glykämischer Index) und einen geringen Anteil an Gesamtkohlenhydraten oder Zuckerkalorien enthalten (niedrige glykämische Last). Auch sind Lebensmittel zu vermeiden, die große Mengen an AGEs enthalten, denn diese mit der Nahrung zuzuführen ist ebenso schädlich, wie sie im Körper selbst zu bilden. Braten, Frittieren und Grillen sind Garverfahren, die allesamt zur Glykation und Entstehung von Glykotoxinen führen. Garmethoden, die mit niedrigen Temperaturen arbeiten, sind besser fürs Gehirn: Pochieren, Dämpfen, Backen bei geringer Hitze.

Oxidation. Ein natürliches Ergebnis des Sauerstoff-Stoffwechsels ist die Bildung von reaktiven Sauerstoffspezies (ROS vom Englischen *reactive oxygen species*), die außerordentlich schädlich für die Zellstrukturen sind. Rost ist oxidiertes Eisen, und die braune Verfärbung der Schnittfläche eines Apfels ist ebenfalls das Ergebnis von Oxidation.

Normalerweise kann der Körper diese Reaktionsprodukte mithilfe seiner antioxidativen Verteidigungsmechanismen unschädlich machen. Ohne eine Unterstützung durch geeignete Ernährungsmaßnahmen kommt es jedoch zu einer Überforderung dieser Abwehrsysteme. Dies führt zu oxidativem Stress, der Zellen zerstört und zu Entzündungen, Krebs, Gefäßerkrankungen, verminderter Neurogenese und sogar dem Absterben von Nervenzellen führt.

Auch das Garen bei hohen Temperaturen führt zur Oxidation. Werden Lebensmittel gebraten, frittiert, gegrillt oder industriell verarbeitet (z. B. zu Margarine, Eigelb- oder Milchpulver), setzt man sie hohen Temperaturen aus, die zu einer Oxidation der darin enthaltenen Fette führen.

In einer neueren Studie hat sich gezeigt, dass Menschen, die mindestens einmal pro Woche gebackenen oder mit Oberhitze gegrillten Fisch zu sich nahmen, in dem für die Kognition zuständigen Hirnareal 14 Prozent und in dem für das Gedächtnis zuständigen Hirnareal 4 Prozent mehr graue Substanz aufwiesen. Bei denjenigen Probanden, die gebratenen oder frittierten Fisch aßen, konnte kein derartiger Vorteil festgestellt werden.[74] Gebratenen oder frittierten Fisch zu essen erhöht auch das Risiko eines Herzversagens.[75]

Werden Pflanzenöle zum Garen verwendet, führt dies in den meisten Fällen zu einer alarmierenden Bildung von oxidierten Fetten. Die Hersteller von Pflanzenölen sprangen auf den Karren des in den 1960er-Jahren propagierten Nutzens von Fetten mit einem niedrigen Gehalt von gesättigten Fetten auf und spendeten enorme Summen an die American Heart Association. Es ist eine der bittersten Ironien unserer modernen Zeit, dass ausgerechnet diese Organisation mit ihren Ernährungsrichtlinien, die wenig Fett und viel Kohlenhydrate empfehlen, zur epidemieartigen Ausbreitung just der Herzerkrankungen beitrugen, die zu verhindern sie angetreten war.

Was man damals nicht wusste: Maiskeim-, Sonnenblumen-, Soja-, Färberdistel-, Baumwollsamen- und Canolaöl oxidieren schon bei niedriger Hitze, und es entstehen gesundheitsschädliche Transfette. Selbst Olivenöl oxidiert und wird ranzig, wenn man es nur geringfügig höher erhitzt, sodass es am besten kalt, etwa in Salatdressings, verwendet werden sollte. Butter, Schmalz und Kokosöl sind weit besser als Koch- und Bratfette geeignet, da die darin enthaltenen gesättigten Fettsäuren auch bei höheren Temperaturen nicht oxidieren.

Zu einer antioxidanzienreichen Ernährung gehört frisches Obst und Gemüse sowie eine ergänzende Einnahme von Vitamin C, E, A und anderen Carotinoiden, unter anderem Astaxanthin, Liponsäure, NAC (einer Vorstufe von Glutathion, einem der wichtigsten Freie-Radikalen-Fänger, über die der Körper verfügt) sowie Ubiquinol (Co-Q10). Es besteht noch umfassender Forschungsbedarf, um die Auswirkungen der Ernährung auf die Gesundheit des Gehirns zu verstehen. Vitamin E etwa besteht aus acht verschiedenen Substanzen, vier Tocopherolen und vier Tocotrienolen (jeweils in Form einer Alpha-, Beta-, Gamma- und Delta-Variante). Jede wirkt auf ihre Weise. Tocotrienole sind zu weniger als 1 Prozent erforscht, obwohl Alpha-Tocotrienole die größte neuroprotektive Wirkung zu entfalten scheinen.[76]

Inzwischen aber liegen so viele Beweise dafür vor, dass eine antioxidanzienreiche Ernährung den Menschen gesünder macht und länger leben lässt als eine, die arm an diesen Substanzen ist, dass die beharrliche Fortführung der diesbezüglichen Kontroverse in manchen Kreisen doch einigermaßen überraschend ist. Es gibt viele Lebensmittel und zahlreiche Pflanzenextrakte, die einen hohen Anteil an Antioxidanzien wie Polyphenolen, Flavonoiden und Carotinoiden enthalten. Eine intensive Färbung deutet auf einen solchen hohen Gehalt hin, sodass es sich empfiehlt, eine »Regenbogendiät« aus roten, blauen, lila, gelben und grünen Obst- und Gemüsesorten zu sich zu nehmen.

Chronische Entzündungen. Chronische Entzündungen verlangsamen die Neurogenese und senken den BDNF-Spiegel dramatisch ab. Sie beschleunigen den Alterungsprozess unter anderem dadurch, dass sie die Blutgefäße verstopfen, schwächen und verhärten. Reißt die innere Auskleidung (Endothel) an einer Stelle ein, kommt es zu Blutungen, oder das abgelöste Material verursacht eine Blockade, die zum Herzinfarkt oder zu einem Schlaganfall führen kann.

Ein gesundes Gehirn ist auf eine funktionierende Blutversorgung angewiesen. Chronische Entzündungen aber »nagen« an den Innenseiten unsere Gefäße und behindern den Blutstrom. Auch greifen sie Neuronen an und beschädigen damit das Gehirn direkt. Sich entzündungshemmend zu ernähren heißt, mehr Lebensmittel und Nahrungsergänzungsmittel zu sich zu nehmen, die das Entzündungsfeuer löschen und entzündungsfördernde Zutaten auf ein Minimum beschränken. In einem der nachfolgenden Kapitel (»Bitte nicht bremsen: So beschleunigen Sie die Neurogenese«) gehen wir ausführlicher auf die Gefahren von chronischen Entzündungen ein.

Im Internet ist eine Vielzahl von Informationen über eine entzündungshemmende Ernährungsweise zu finden. Im Prinzip geht es darum, frisches Obst und Gemüse, Fisch und andere Lebensmittel mit hohem Omega-3-Gehalt wie Nüsse, Ballaststoffe, Fleisch und Milchprodukte von Tieren aus Weidehaltung sowie pflanzliche Entzündungshemmer wie Ingwer und Knoblauch zu essen.

Andererseits gilt es, entzündungsfördernde Lebensmittel zu meiden. Lebensmittel mit hohem glykämischen Index werden mit einem Anstieg von proinflammatorischen Markern in Verbindung gebracht, was ein weiterer Grund ist, ihren Verzehr zu begrenzen, und zwar insbesondere Zucker und zuckerhaltige Getränke wie Cola oder Fruchtsäfte sowie andere Kohlenhydrate. Wichtig ist auch, Omega-6-Fettsäuren zu reduzieren – insbesondere Transfette, die besonders entzündungsfördernd wirken.

Es gibt eine Reihe von hilfreichen entzündungshemmenden Pflanzen, Kräutern und Nährstoffen. Neben den absoluten Stars Curcumin, grünem Tee, Heidelbeeren und Omega-3-Fettsäuren gehören dazu:

> Ingwer
> Borretsch- und Nachtkerzenöl (die Gammalinolsäure enthalten)
> Rosmarinsäure, die in Rosmarin, Basilikum, Pfefferminze und Oregano enthalten ist
> Schwarzkümmelöl
> Sauerkirsch-Extrakt
> Nesselwurzel-Extrakt
> Benfotiamin
> Carnosin
> Fisetin

Grundprinzipien einer neurostimulierenden Ernährung

Viele Wissenschaftler haben festgestellt, dass eine hirnstimulierende und eine herzfördernde Ernährung große Ähnlichkeiten miteinander haben. Sich neurogen zu ernähren ist jedoch nicht nur gleichzeitig gut fürs Herz. Es schützt auch vor Stress, Depressionen und Alzheimer. Im Folgenden stelle ich Ihnen die Prinzipien einer Ernährungsform vor, die die Neurogenese und Hirngesundheit fördert.

Viel frisches Gemüse und Obst. Die besten Gemüsesorten sind diejenigen, die keine Stärke (also wenig Kohlenhydrate) und viele Ballaststoffe enthalten. Letztere machen satt und halten den Darm auf Trab. Frisches Obst mit niedrigem glykämischen Index, rohes, frisches Gemüse in Salaten und gegartes (aber nicht übergartes) Gemüse sollten einen Großteil des Speiseplans ausmachen.

Qualitativ hochwertige Fette. Die Mehrzahl der Kalorien sollte bei den meisten Menschen idealerweise von gesunden Fetten stammen (wenn auch nicht den größten Teil des Nahrungsvolumens ausmachen, da sie eine höhere Kaloriendichte als Obst und Gemüse aufweisen). Hierzu gehören:

> Omega-3-Fettsäuren (aus qualitativ hochwertigem, Omega-3-reichem Fisch; zu meiden sind Arten, die wenig Omega-3-Fettsäuren oder einen hohen Anteil an Omega-6-Fettsäuren haben oder eine hohe Quecksilberbelastung aufweisen; außerdem Fleisch von grasgefütterten Tieren und Eier von frei laufenden Hühnern)
> einfach gesättigte Fettsäuren (aus extra-nativem Olivenöl, Avocados, Nüssen und Samen)
> mittelkettige Triglyceride (aus extra-nativem Kokosöl)
> gesättigte Fette (Fleisch von grasgefütterten Tieren und Eier sowie Milch, Joghurt und Käse von Tieren aus Weidehaltung)

Ein gesundes Fett ist aus vielerlei Gründen hochwertiger als andere: Kokosöl. Biologisches, extra-natives Kokosöl ist preiswert und überall erhältlich. Es stärkt erwiesenermaßen die Kognition bei Alzheimer-Patienten.[77] Einzelberichte belegen signifikante Verbesserungen selbst bei Patienten in fortgeschrittenem Stadium, die täglich drei Teelöffel verabreicht bekamen. Die Möglichkeit, es im Rahmen der Krankheitsprävention einzusetzen, wird derzeit untersucht. Manche Experten empfehlen die Einnahme von ein bis drei Teelöffeln täglich zum Schutz vor kognitivem Leistungsabbau.

Kokosöl ist als Koch- und Bratfett hervorragend geeignet, da es bei hohen Temperaturen nicht oxidiert. Auch Butter, noch besser: geklärte Butter (in Indien »Ghee« genannt), ist eine weitere sichere Alternative zu Pflanzenölen, die selbst bei niedriger Hitze ranzig werden.

Ungesunde, gefährliche Fette zu meiden heißt, die Menge an verzehrten oxidierten Fetten zu reduzieren. Garen Sie darum bei niedrigeren Temperaturen und essen Sie kein angebranntes oder verbrutzeltes Fleisch, keine zu lange gekochten Eier und kein Ei- oder Milchpulver. Es bedeutet auch, weniger Fleisch von mit Getreide gemästeten, konventionell gehaltenen Rindern zu verzehren und bestimmte Fische vom Speisezettel zu streichen, und zwar solche, die einen hohen Quecksilbergehalt haben, wie Schwertfisch, Marlin, Torpedobarsch, Hai, Ahi und Großaugen-Thunfisch; ebenfalls solche, die einen hohen Anteil an Omega-6-Fettsäuren aufweisen wie Tilapia und viele Zuchtfische. Außerdem gehört dazu, einen Bogen um Transfette und die meisten pflanzlichen Öle zu machen, mit Ausnahme von extra-nativem Olivenöl, wobei auch dieses besser kalt verwendet und nicht erhitzt werden sollte.

Wenig Zucker und Kohlenhydrate. Zucker wird zunehmend als Ursache für die Fettleibigkeits-Epidemie ausgemacht. Wie bereits an anderer Stelle erwähnt, reduziert ein hoher Zuckerkonsum drastisch die Neurogenese, und selbst Blutzuckerwerte im oberen

Normalbereich werden mit einem geringeren Hirnvolumen vor allem im Hippocampus, weniger grauer Substanz und einem Nachlassen der kognitiven Leistungen bei Menschen über 60 in Zusammenhang gebracht.[78] Den Blutzuckerspiegel zu senken ist wichtig, um einem Schwinden der kognitiven Fähigkeiten vorzubeugen. Doch Zucker ist nur ein Teil der Geschichte.

Sämtliche Kohlenhydrate werden letztlich in Glukose umgewandelt. Vollweizenmehl mag einen besseren Ruf haben als Weißmehl, aber beide werden in etwa derselben Zeit in Zucker verstoffwechselt. Stärkehaltige Gemüsesorten wie Kartoffeln, Reis und Yamswurzeln haben einen hohen glykämischen Index, der unser System ebenfalls belastet.

Obstsorten mit hohem Fruktosegehalt sollten, wenn überhaupt, dann selten und nur in kleinen Mengen gegessen werden. Hierzu gehören: Mangos, Pfirsiche, Pflaumen, Kakis, Bananen, Trauben und Litschis. Trockenfrüchte sind natürlich so gut wie purer Zucker und sollten besser gemieden werden. Fruchtsäfte und Karottensaft sind vom Zuckergehalt her nicht besser als Softdrinks und sollten reduziert oder komplett gestrichen werden.

Die besten Kohlenhydrate sind mit vielen Ballaststoffen kombiniert, wie dies bei Zucchini, Beeren, Karotten, grünen Bohnen, Kohl, Pak Choi, Brokkoli und Blumenkohl der Fall ist. Der Körper braucht dann eine Weile, um die Fasern aufzubrechen und den Zucker freizusetzen, und durch diese zeitliche Verzögerung werden die Zucker- und Insulinspitzen vermieden, die eine Insulinresistenz verursachen können.

Reduziert man die Zufuhr an Kohlenhydraten, insbesondere an einfachen, kann sich eine bestehende Insulinresistenz allmählich zurückbilden und schließlich komplett normalisieren. Da bei bis zu 80 Prozent aller US-Amerikaner ein gewisser Grad von Insulinresistenz nachzuweisen ist (die zu Diabetes führen kann) und da der mit einer Insulinresistenz einhergehende erhöhte Blutzuckerspiegel in einem Einbruch der kognitiven Leistungen mündet, sollte der Insulin- und Blutzuckerspiegel unbedingt gesenkt werden. Manchen Menschen tut es gut, sich eine Zeit lang ketogen zu ernähren und auf Kohlenhydrate so gut wie ganz zu verzichten, sodass der Körper auf Fett als Energielieferant zurückgreifen muss. Auch Intervall-Fasten ist eine Möglichkeit, die Ansprechbarkeit des Körpers auf Insulin wiederherzustellen.

Als Nebeneffekt dieser Ernährungsweise stellt sich eine Gewichtsreduktion ein. Da mit einer Reduktion der Kohlenhydrate in der Ernährung der Insulinspiegel sinkt und Insulin dafür verantwortlich ist, dass überschüssige Kohlenhydrate in der Leber in Fett umgewandelt werden, nimmt so gut wie jeder ab, der sich neurogen ernährt. Man pendelt sich ganz einfach und mühelos auf das eigene natürliche Gewicht ein. Diese Form der Ernährung wirkt:

> neurogen
> antidepressiv
> gegen Alzheimer
> gegen Übergewicht

Zum persönlichen Idealgewicht finden

Das Geheimnis, um zum persönlichen Idealgewicht zu finden, liegt in einer Ernährung, die gut für den Kopf ist. Bekommt das Gehirn alles, was es an Nährstoffen braucht, stellt sich das optimale Körpergewicht von ganz allein ein. Eine neurostimulierende Kost hat einen angenehmen Nebeneffekt: Sie unterstützt den natürlichen Stoffwechsel. Es geht also nicht darum, eine spezielle »Diät« zu halten, die Willenskraft erfordert und mit ständigen Hungergefühlen einhergeht. Im Gegenteil, sich satt zu essen (nicht vollzustopfen!) ist normal und natürlich.

So viel gesunde Fette zu essen, wie wir möchten (nicht die ungesunden, arterienverstopfenden, entzündungsfördernden), macht satt, ohne uns mit Extrakilos zu belasten, die wir bei einer übermäßigen Zufuhr von Kohlenhydraten zunehmen würden. Auf diese Weise pendeln wir uns automatisch auf unser Idealgewicht ein.

Wir haben alle schlechte Angewohnheiten

So gut wie jeder nimmt Nahrungsmittel zu sich, die ungünstig für die Neurogenese sind und die Leistungsfähigkeit des Gehirns beeinträchtigen. Wir sind von klein auf an eine bestimmte Art von Essen gewöhnt, und es bleibt nicht aus, dass wir eine besondere Vorliebe für die eine oder andere der vertrauten Speisen entwickeln. Aber vergessen wir nicht, Ernährungsgewohnheiten sind anerzogen. Man kann sie sich wieder abtrainieren. Seien Sie jedoch nicht zu streng mit sich, wenn Sie anfangen, sich auf eine neurostimulierende Ernährungsweise zuzubewegen. Es ist nicht notwendig, puristisch oder überehrgeizig zu sein. Nicht jeder Mensch hat Probleme mit dem Kohlenhydratstoffwechsel, und in puncto Ernährung passt nicht jeder Deckel auf jeden Topf. Verlangen Sie sich keine »Perfektion« ab.

In dem Maße, wie sich unser Geschmack allmählich verändert, können neue Ernährungsgewohnheiten Schritt für Schritt an die Stelle der alten treten. Um das Ganze zu beschleunigen, können Sie einfach bestimmte Lebensmittel ganz weglassen und stattdessen neue ausprobieren. Es dauert in der Regel zwei bis drei Wochen, bis Sie sich von alten Ernährungsgewohnheiten verabschiedet haben und neue an ihre Stelle treten können.

Die ganz große Ausnahme von dieser Regel bildet der Zucker. Er kann für viele Menschen zur lebenslangen Sucht werden. Obwohl nicht jeder damit zu kämpfen hat, sind wir biologisch darauf programmiert, diesen Geschmack zu bevorzugen, wie Experimente mit Babys belegen. Stevia verschafft sich langsam den Rang einer sicheren Süßungsalternative. Aber abgesehen davon, sind unsere Ernährungsgewohnheiten nichts anderes, als was ihr Name bereits sagt: Gewohnheiten. Wir können neue entwickeln, indem wir neue Lebensmittel ausprobieren und entdecken, wie gut sie sind.

Wir tun gut daran, eine hochkalorische Ernährung zu vermeiden. Ein Übermaß an Essen und Übergewicht führen zu einer niedrigeren Neurogenese-Rate, einem geringeren Hirngewicht und einer Beeinträchtigung der kognitiven Leistungsfähigkeit. Sind schwangere Frauen übergewichtig und ernähren sich mit einer Kost, die viel »schlechtes Fett« enthält, sind sogar beim Neugeborenen die Neurogenese-Rate und der BDNF-Spiegel niedriger.[79]

Weniger und insgesamt kalorienreduziert zu essen fördert, wie wir bereits gesehen haben, die Neurogenese, doch keiner möchte die ganze Zeit hungrig sein. Das Gegenteil – zu viel zu essen – vermindert die Neurogenese ebenso wie zu häufige Mahlzeiten, selbst wenn die Kalorienzahl dabei insgesamt im normalen Bereich liegt.

Die Abstände zwischen den Mahlzeiten zu verlängern stimuliert die Neurogenese ebenso wie Intervall-Fasten (also wie weiter oben bereits ausgeführt zum Beispiel früh zu Abend essen und spät frühstücken, sodass eine Fastenzeit von 12 bis 14 Stunden dazwischenliegt). Auch der BDNF-Spiegel wird dabei erhöht.[80] Gleichzeitig wird als positiver Nebeneffekt die Insulinempfindlichkeit des Körpers erhöht, sodass eine etwa vorhandene Insulinresistenz abgebaut wird. Intervall-Fasten kann zudem das metabolische Syndrom lindern, das mit kognitiven Leistungsverlusten in Zusammenhang gebracht wird.[81]

Alkohol und Koffein sind zwei weitere Substanzen, die die Neurogenese beeinträchtigen. Der maßvolle Konsum von Alkohol wird in manchen Kreisen als gesund für Herz und Gehirn beschrieben. Dabei geht aus Studien klar hervor, dass selbst das Trinken moderater Mengen die Neurogenese um 40 Prozent reduziert (was eine ziemliche Menge ist). Auch der BDNF-Spiegel sinkt. Exzessiver Alkoholkonsum in der Pubertät und Jugend lässt die Neurogenese und den BDNF-Spiegel dramatisch einbrechen – mit Folgen, die bis weit ins Erwachsenenalter hinein spürbar sind.[82]

In der neurowissenschaftlichen Forschung hat eine ganze Generation von Doktoranden und Postdoktoranden vergeblich versucht zu beweisen, dass Koffein die Neurogenese stimuliert. In den meisten Forschungslaboren leben die Leute praktisch von dem Zeug. Und da Koffein vielen in der Tat hilft, sich auf bestimmte Aufgaben besser zu konzentrieren (etwa auf das mühsame, akribische Dokumentieren von Experimenten oder auf das Verrichten von Hausarbeit), war die Hoffnung groß, dass es die Neurogenese positiv beeinflusst. Die Datenlage aber spricht dagegen.

In der Tat kommt es selbst bei niedrigen »physiologisch relevanten Dosen« (sprich: Mengen, bei denen man gerade eben eine Wirkung spürt) zu einer Verminderung der Neurogenese und einer Beeinträchtigung der Gedächtnisleistung.[83] Wenn Sie also häufig koffeinhaltige Getränke zu sich nehmen, versuchen Sie, dies seltener zu tun. Und wenn Sie nur wenig davon trinken, versuchen Sie, ganz ohne auszukommen. Innerhalb weniger Wochen haben Sie sich daran gewöhnt und werden sich wundern, was denn angeblich so schwer daran sein soll. Ergänzend Vitamin B_5 und B_{12} einzunehmen kann hilfreich sein, denn beide Substanzen wirken anregend auf die Psyche. Ihr Körper und Ihr Kopf müssen nur lernen, wieder auf natürliche Weise wach zu werden. Ist das geschehen, werden Sie es mit Sicherheit merken, es sei denn, es gäbe im Verborgenen ein tieferes Problem wie etwa eine Schilddrüsenunterfunktion.

Ebenfalls zu vermeiden ist ein Mangel an Zink, Vitamin A, Thiamin und Folsäure (Vitamin B_1 und B_9). Haben wir zu wenig von diesen Vitaminen und Mineralien, sinkt die Neurogenese-Rate; füllen wir unsere Depots hingegen mit der Einnahme entsprechender Präparate auf das gesunde Maß auf, normalisiert sich auch die Neurogenese wieder.[84]

Interessanterweise spielt die Konsistenz unserer Nahrung eine

Rolle bei der Neurogenese. Weiche Nahrung (Speiseeis, viele industriell verarbeitete Nahrungsmittel, Pudding, Götterspeise, Kartoffelpüree, übergartes Gemüse, Bananen usw.) ist ebenfalls ein wichtiger Faktor, den es zu vermeiden oder zu reduzieren gilt. Sie vermindert nicht nur die Neurogenese. Flüssige Kost reduziert zudem die Überlebensrate von neu gebildeten Nervenzellen. Lebensmittel mit festerer, härterer Struktur, die gekaut werden müssen, steigern die Neurogenese, heben den BDNF-Spiegel an und sind gut für das Gedächtnis.[85] Dies ist für ältere Erwachsene, die die Zähne verloren haben oder deren Kauapparat auf andere Weise beeinträchtigt ist, ein Problem.

Es sieht beinahe so aus, als wollte unser Gehirn, dass wir unser Stück vom Leben abbeißen, die Zähne, den Mund, ja den ganzen physischen Organismus einsetzen, um mit der Welt in Kontakt zu treten. Ob wir Sport betreiben oder spazieren gehen, kauen oder Musik hören, Farben betrachten oder uns mit anderen unterhalten – die Neurogenese wird angeregt, wenn uns etwas anregt.

Was wir nicht wissen

Was wir nicht über die Neurogenese und das Gehirn wissen, überwiegt bei Weitem das, was wir wissen. Eine faszinierende Neuentdeckung ist etwa, dass bestimmte Substanzen die Neurogenese nur in einer Hälfte des Hippocampus stimulieren. Antidepressiva zum Beispiel stimulieren sie nur auf der für die Emotionen zuständigen Seite, nicht jedoch in dem Bereich, der für die Kognition und die Körperwahrnehmung zuständig ist. Aerobes Training hingegen regt den Hippocampus auf seiner ganzen Länge an.

Noch kann niemand sagen, was das zu bedeuten hat. Wirkt sich ein solch einseitiger Anstieg der Neurogenese nur im Bereich der Emotionsverarbeitung in irgendeiner Form auf die Kognition oder das Gedächtnis aus? Oder beeinflusst er nur die Stimmung? Was bewirken die unterschiedlichsten Lebensmittel und Nährstoffe? Verbessern sie die Neurogenese in beiden Hirnhälften oder nur in einer? Und wenn ja, in welcher? Oder regen unterschiedliche Nährstoffe jeweils ganz spezielle Bereiche des Hippocampus zur Neubildung von Neuronen an?

Wie effizient sind die verschiedenen Nährstoffe im Vergleich zueinander und zu anderen Dingen, die die Neurogenese stimulieren? Es wäre schließlich gut zu wissen, ob Heidelbeeren sie um 65 oder 35 Prozent steigern oder ob sich bei gleichzeitiger Einnahme von Curcumin womöglich ein Synergieeffekt ergibt. Zurzeit ist sehr wenig darüber bekannt, in welchem Maß solche Substanzen – ob für sich allein oder in Kombination mit anderen genommen – neurogen wirken.

Reagiert der Mensch je nach Alter unterschiedlich auf die verschiedenen Substanzen? Brauchen wir in einer Lebensphase vorzugsweise einen Nährstoff, in einer anderen aber einen anderen? Abgesehen von den vorhandenen Studien zu Omega-3-Fettsäuren, bleibt die aktuelle Forschung in der Ernährungswissenschaft hinter ihren Möglichkeiten zurück, da in Untersuchungen immer noch alle Fette in einen Topf geworfen werden und man nach wie vor keine Unterscheidung zwischen den oxidierten, entzündungsfördernden und Transfetten einerseits und den gesunden andererseits trifft.

Bis wir über sehr, sehr viel mehr Wissen verfügen als heute, erscheint es sinnvoll, die Neurogenese auf so vielfältige Weise wie möglich anzuregen, um beide Seiten des Hippocampus zu stimulieren. Auf diese Weise fördern wir unsere physische, emotionale, kognitive und spirituelle Gesundheit optimal.

Vision für die Zukunft

Etwas Gutes hat die epidemieartige Ausbreitung von Diabetes, Herzkrankheiten, Krebs, Alzheimer und Fettleibigkeit im 21. Jahrhundert: Sie verlangt ein radikales Umdenken in der Medizin und in unserem Umgang mit dem Thema Gesundheit. Ärzte werden sich nicht mehr auf chemische Wirkstoffe in Pillenform verlassen, um Symptome zu kurieren, sondern im Sinne der Krankheitsprävention und Gesundheitsvorsorge nach den tieferen Ursachen der Beschwerden suchen. In dem Maß, wie es der Ernährungswissenschaft gelingt, quasi der gesamten Bevölkerung zu Vitalität, Gesundheit und Wohlbefinden zu verhelfen, werden wir eine Rückkehr zu Hippocrates' Maxime erleben: »Lasst die Nahrung unsere Medizin und die Medizin unsere Nahrung sein.«

Einen Arzt wird man nach einem Unfall rufen oder wenn ein gebrochener Arm zu versorgen ist; ansonsten braucht man ihn kaum. Selbst die meisten bakteriellen und viralen Infekte bekommen die meisten Menschen dank ihres starken Immunsystems ohne Hilfe in den Griff. Die Ausgaben für das Gesundheitssystem werden nur noch einen Bruchteil dessen betragen, was in der mittelalterlichen Ära des 21. Jahrhunderts üblich war.

Ernährungsrichtlinien und Ernährungspolitik werden von Wissenschaftlern gestaltet werden, die dem Volk und nicht den Lobbyisten der Bauernverbände oder Pharmaunternehmen dienen. Der Beeinflussung von Regierungen durch Geldinteressen wird ein gesetzlicher Riegel vorgeschoben werden, wenn man erkennt, welche Epidemien sie auslösen, und die von der öffentlichen Hand ausgeliehenen, von Konzernen gesponserten Wissenschaftler werden kurz darauf aus dem Verkehr gezogen werden. Eine robuste Gesundheit wird zur neuen Norm bis in ein Alter, das man früher einmal als sehr hoch empfunden hätte.

In der folgenden Übersicht ist der Inhalt dieses Kapitels zusammengefasst.

Lebensmittel und Nährstoffe, die die Neurogenese stimulieren:

> Heidelbeeren
> Omega-3-Fettsäuren
> grüner Tee
> Curcumin
> vollwertiges Soja und Extrakte, die Daidzein und Genistein enthalten
> Ginseng-Extrakt
> Ginkgo biloba
> Quercetin
> Vitamin E
> Piperin
> DHEA und Pregneolon
> Tryptophan und 5-HTP
> Rhodiola
> Melatonin
> Maulbeere
> Rotwurzelsalbei
> Goji- oder Wolfsbeeren
> Traubenkern-Extrakt
> Lotuswurzel-Extrakt
> Johanniskraut
> Apigenin
> Lithium
> Luteolin

Lebensmittel und Nährstoffe, die den BDNF-Spiegel anheben und womöglich die Neurogenese stimulieren:

> Magnesium-L-Threonat
> Beta-Alanin und L-Carnosin
> Vitamin D
> Magnolol
> Alfa-Liponsäure
> Ashwagandha
> Resveratrol
> Kakao-Flavonoide und Schokolade
> Milchdistel-Extrakt
> Panthenin
> Huperzin A
> Phosphatatidylserin
> Zimt

Lebensmittel und Nährstoffe, die die Neurogenese beeinträchtigen:

> Zucker, Kohlenhydrate und ungesunde Fette in großen Mengen
> große Essensmengen (zu viel essen)
> entzündungsfördernde Lebensmittel (frittierte und industriell verarbeitete Nahrungsmittel, übliche Koch- und Bratöle wie Färberdistel, Soja, Sonnenblume, Maiskeim und Baumwollsamen, Transfette, raffiniertes Getreide, Zucker, Fleisch, Eier und Milchprodukte aus konventioneller Stallhaltung und Tiermast)
> Alkohol
> Koffein
> Mangel an Vitamin A, B_1 und B_9 (Thiamin und Folsäure)

Sich neurostimulierend zu ernähren heißt in knappen Worten ausgedrückt: Viele gesunde Fette essen und Lebensmittel auswählen, die entzündungshemmend wirken, einen niedrigen glykämischen Index haben und wenig Kohlenhydrate und ungesunde Fette, dafür viele Ballaststoffe und Antioxidanzien enthalten.

KAPITEL 4

KÖRPER

Es gibt viele Möglichkeiten, um auf der körperlichen Ebene die Neurogenese anzuregen und den BDNF-Spiegel anzuheben, von sportlicher Aktivität bis zu ausreichendem Schlaf. In diesem Kapitel wird beschrieben, auf welche Weise Sie neben der Wahl einer geeigneten Ernährung noch zur Stimulation der Neurogenese beitragen können. Außerdem werden einige überraschende Dinge genannt, die sie verlangsamen.

Um die Strategie noch einmal zu rekapitulieren: Ernährung und körperliche Aktivität zur Steigerung der Neurogenese sind ein Aspekt eines holistischen, vierfachen Ansatzes, der auf die Entwicklung aller Seinsebenen abzielt: Körper, Herz, Geist und Bewusstsein. Um die erzielten Fortschritte nicht gleich wieder zunichtezumachen, ist es ebenso wichtig, Dinge abzustellen oder zu vermeiden, die das Gehirn zum Schrumpfen bringen, die Neurogenese beeinträchtigen und den BDNF-Spiegel senken.

Ernährung und körperliche Aktivität stellen zwei hochwirksame Möglichkeiten zur Verbesserung der Neurogenese dar. Im Bereich des Sports wurde viel gründlicher geforscht als in der Ernährung, und so weiß man deutlich mehr darüber, wie einzelne Übungsformen für sich genommen oder in Kombination mit anderen Faktoren wirken. Sportliche Aktivität erhöht die Neurogenese um das Vier- bis Fünffache ihres normalen Werts. Übersehen wir jedoch nicht, dass nur 40 bis 60 Prozent der neu gebildeten Neuronen überleben. Um die Überlebensrate möglichst nah an die 100 Prozent heranzubringen, bedarf es einer anregenden Umgebung. Die große Frage lautet: Wie sieht eine »anregende Umgebung« für den Menschen aus?

Es gibt einige ziemlich gute Antworten darauf, die sich nahtlos in den hier vorgestellten holistischen Plan einreihen und es uns ermöglichen, die physische, emotionale, mentale und spirituelle Dimension der Frage herauszuarbeiten. Schauen wir uns zunächst einmal die körperlichen Aspekte einer anregenden Umgebung an. Diese sind:

> Training (bestimmte Sportarten)
> Berührung
> Sexualität
> Schlaf (sieben bis acht Stunden pro Nacht)
> neue Dinge tun, neue Orte aufsuchen, sich neuen sensorischen Eindrücken aussetzen
> Musik, Stille, Naturgeräusche
> Begegnung mit der Natur

Emily

Emily war Ende 50 und in ihrem Beruf als Sachbearbeiterin gezwungen, die meisten Tage vor dem Computer sitzend zuzubringen. Sie kam zur Therapie, weil sie sich Sorgen wegen des Trägheitsgefühls machte, das sich in ihrem Leben breitgemacht hatte, und ihre Angst wuchs, in eine Depression zu rutschen, obwohl sie alle Anstrengungen unternahm, sich ihre positive, dem Leben zugewandte Einstellung zu bewahren.

Eine holistische Betrachtung ihrer Situation ergab, dass sie viele Dinge richtig machte: Sie pflegte spirituelle Praktiken, empfand ihre Arbeit bei einem gemeinnützigen Unternehmen als sinnvoll, war mit ihrer Ehe zufrieden und verfügte über ein tragfähiges Netz von ihr zugetanen Freunden. Aber da war etwas in ihr, das sie Zurückhaltung üben ließ, ein lang gehegtes Muster, in dem sich in der Kindheit erworbene Ängste vor dem Selbstausdruck spiegelten. Dass sie ihre Energie im Inneren unter Verschluss hielt, schien auch physische Ursachen zu haben. Sie berichtete, dass sie als Kind Sport und Bewegung nie gemocht hatte. Sie war zwar nicht dick, aber ihr Körper wirkte beinahe schwammig bzw. teigig.

»Sport ist das Allerletzte, was ich machen würde«, erklärte sie rundheraus, als wir auf das Thema zu sprechen kamen. »Ich gehe ein bisschen in der Nachbarschaft spazieren. Mehr zu tun, kann ich mir nicht vorstellen.«

Wir arbeiteten an ihrer Kindheitsverletzung und wie sich diese auf ihr derzeitiges Leben auswirkte, und ich ermutigte sie währenddessen vorsichtig, auf ihren Spaziergängen einen Schritt zuzulegen. Nachdem sie dies als leicht anregend empfand, schlug ich ihr vor, es doch einmal mit etwas fordernderen Übungen zu probieren. Sie wehrte sich zunächst, ließ sich dann aber darauf ein, es wenigstens einmal auszuprobieren. Nachdem sie verschiedenes anderes versucht hatte, entschloss sie sich, nach Möglichkeit täglich morgens eine Stunde Aerobic-Dance zu machen. Im ersten Monat ging es ihr schlecht. Dann aber gewann sie an Kraft, und das ermutigte sie weiterzumachen.

Nachdem sie acht Monate regelmäßig an dem Aerobic-Dance-Kurs teilgenommen hatte, sah Emily nicht nur 20 Jahre jünger aus, sie fühlte sich auch so. »Ich habe mich in meinem ganzen Leben noch nie so wohlgefühlt«, ließ sie mich bei einer unserer wöchentlichen Sitzungen wissen. »Ich kann mir gar nicht mehr vorstellen, depressiv zu werden. Ich habe mehr Energie für andere Dinge, die ich immer schon mal tun wollte, zu denen ich mich aber nie aufraffen konnte. Kaum zu fassen, dass Sport eine derart massive Veränderung in meinem Leben bewirkt! Das sollte jeder wissen!«

Es stimmt. Sportliche Aktivität ist die eine, wichtigste Einzelmaßnahme, mit der wir unserem Gehirn und unserer Gesundheit etwas Gutes tun können. Sie ist jeder Pille und jedem Zaubertrank um Längen überlegen. Lassen Sie uns also damit beginnen.

Sportliche Aktivität

Der menschliche Körper ist dazu geschaffen, sich zu bewegen. Die Evolution hat ihn hervorgebracht, indem sie stets den Lebewesen Vorrang gab, die Stehen, Gehen und Laufen konnten. Unsere Vorfahren aus der Zeit der Jäger und Sammler waren ständig in Bewegung. Sie konnten sich nicht den Luxus leisten, stundenlang dazusitzen, wenn sie überleben wollten. Die natürliche Selektion bevorzugte die Aktiven, und das verleiht uns eine natürliche Affinität zur Bewegung.

Acht bis zwölf Stunden täglich zu sitzen ist etwas, das der Mensch im Laufe seiner langen Entwicklungsgeschichte erst seit Allerneuestem macht. Wenn wir uns bewegen, wacht unser Gehirn auf, und die Neurogenese-Rate steigt.

Stellt man einer Maus ein Laufrad in den Käfig, nutzt sie es jeden Tag eine Zeit lang freiwillig, mit dem Ergebnis, dass die Zahl der Neuronen in ihrem Hippocampus förmlich explodiert. Eine Maus, die an Bewegungsmangel leidet, weil ihr das Laufrad zum Trainieren fehlt, erlebt dagegen keinen solchen neurogenen Schub.[1]

Sind nun im Hinblick auf die Neurogenese alle Formen von sportlicher Aktivität gleich gut? Sportphysiologen und -wissenschaftler haben herausgefunden, dass es große Unterschiede gibt und die Auswirkungen auf Gehirn und Körper je nach Sportart stark variieren. Aerobes Training ist für die Neurogenese am besten. Das Wort »aerob« heißt »in Luft lebend«. Übungen, die viel Sauerstoff verbrauchen, sind also aerob. Ob Laufen, schnelles

Gehen, Radfahren, Aerobic-Dance, Schwimmen, Wasserjogging, Training mit dem Stepper oder Elliptical, Cardio-Training, Fußball- oder Tennisspielen, Bergwandern oder was auch immer die Atmung beschleunigt und vertieft, ist aerob.

Aerobes Training steht im Gegensatz zur Arbeit mit Gewichten, die die Muskulatur stärkt (wie Gewichtheben) oder Dehnübungen, die die Beweglichkeit fördern (wie Yoga oder Tai-Chi). Obwohl auch diese beiden Bewegungsformen ihre gesundheitlichen Vorzüge haben, scheinen sie die Neurogenese nicht positiv zu beeinflussen. Darum konzentrieren wir uns hier auf aerobe Übungen, da in ihnen der Schlüssel zur Bildung neuer Nervenzellen liegt.[2]

Aerobe Übungen reduzieren im Gehirn die Zahl an sogenannten knochenverbindungsanregenden Eiweißverbindungen (BMP vom Englischen *bone morphogenetic protein*), die die Neurogenese verlangsamen und neurale Stammzellen in einer Art Zellschlaf halten. Ein hoher BMP-Spiegel verlangsamt das Gehirn. Einem Bericht der *New York Times* vom 7.7.2010 zufolge genügte es in einem Experiment, Mäusen eine Woche lang Zugang zu Laufrädern zu gewähren, um den Wert um 50 Prozent zu senken. Gleichzeitig wurde vermehrt ein anderes wunderbares neurogenes Protein namens Noggin ausgeschüttet. Mäuse, denen man die Substanz per Infusion ins Gehirn einschleuste, wurden nach Aussage von Studienleiter Dr. Jack Kessler »kleine Maus-Genies, wenn es so etwas gibt«. Die Tiere meisterten Intelligenztests und Irrgärten mit wehenden Fahnen.

Aerobe Übungen beschleunigen auch den Puls, sodass Blut in alle Regionen des Körpers gepumpt wird. Eine verstärkte Durchblutung ist eine der Voraussetzungen für die Neurogenese. Wenn neue Nervenzellen gebildet werden, müssen sie mit Blut versorgt werden, um wachsen zu können. In der Tat ist eines der Anzeichen für das Stattfinden von Neurogenese der erhöhte Blutfluss, der mithilfe von Neuroimaging-Bildgebungsverfahren gemessen wird.

Aerobe Übungen haben darüber hinaus noch weitere positive Effekte. Sie wirken entzündungshemmend, antioxidativ und bewirken hormonelle Veränderungen. Auch dies alles trägt zur Verbesserung der Hirnleistung bei. Wer in mittleren Jahren mit aerobem Training beginnt, kann dem altersbedingten Absinken der Neurogenese-Rate Einhalt gebieten, den BDNF-Spiegel auf hohem Niveau halten und sein Gedächtnis verbessern.[3] Aus einer jüngst in *Frontiers in Aging Neuroscience* veröffentlichten Studie geht hervor, dass entsprechende Übungen Alzheimer-Hochrisikopatienten (Menschen mit e4-Gen) schützte und bei ihnen im Gegensatz zu den Patienten, die nicht an dem Bewegungsprogramm teilgenommen hatten, weder ein Gedächtnisschwund noch ein Schrumpfen des Hippocampus zu beobachten war.

Eine zweite Frage lautet: Hat unsere Motivation Einfluss auf die Ergebnisse? Erste Studien lassen dies vermuten. Wenn man Mäusen Laufräder in den Käfig stellt, benutzen sie diese mit Begeisterung. Es sieht so aus, als würde es ihnen großen Spaß machen, sich auf diese Weise körperlich ausagieren zu können. Und die Auswirkungen auf die Neurogenese sind spektakulär. Zwingt man aber Mäuse zur Bewegung und lässt sie nicht einfach rennen, wenn sie selbst es wollen, sehen die Ergebnisse ganz anders aus. Die Motivation scheint also einen Einfluss auf die Neurogenese zu haben.[4]

Auch in diesem Fall können wir nicht mit Sicherheit sagen, wie die Sache sich beim Menschen darstellt, aber wahrscheinlich ist es nicht allzu weit hergeholt zu vermuten, dass Motivation hier einen noch deutlicheren Einfluss auf die Hirnfunktion hat als bei Mäusen. Sie sollten also eine Form von sportlicher Aktivität wählen, die Ihnen Spaß macht und die Sie regelmäßig praktizieren, statt sich mit zusammengebissenen Zähnen zu etwas zu zwingen, weil Sie meinen, dass es Ihnen »guttut«. Da Motivation von so großer Bedeutung ist und der Mensch in der Regel nichts freiwillig macht, wozu er keine Lust hat, kommt es darauf an, für sich die Art von

Übungen zu finden, bei denen Sie Freude am Ausleben Ihres Bewegungsdrangs haben.

Ich mag keinen Sport und muss mich zum Trainieren zwingen? Was soll's! Unser Körper und Gehirn sind von der Evolution auf Bewegung programmiert. Es ist wider die Natur, den ganzen Tag auf dem Stuhl oder der Couch zu sitzen, um auf einen Computerbildschirm oder den Fernseher zu starren. Sind wir aber erst einmal an ein solch unnatürliches Muster gewöhnt, wird Bewegung zu einer lästigen Pflicht, statt zur lustvollen Ausübung eines Geburtsrechts. Der Schlüssel, um wieder Spaß am körperlichen Ausagieren zu finden, liegt darin, uns so lange ein Bewegungsprogramm aufzuerlegen, bis wir die Gewohnheit des Sitzens verlernt haben und die natürliche Intelligenz des Körpers erwacht.

Trainieren will geübt sein. Es ist wichtig, langsam anzufangen und dem Körper Gelegenheit zu geben, Kraft und Ausdauer aufzubauen. In dem Maße, wie dies geschieht, verändert sich mit dem Körper auch das Gehirn. Der Körper genießt es, sich zu bewegen und sein sportliches Können unter Beweis zu stellen. An einem bestimmten Punkt kippt das Ganze: Der Körper fühlt sich so wohl, wenn wir regelmäßig trainieren, dass er sich schlecht fühlt, wenn wir es nicht tun. Wenn wir uns nicht bewegen, spüren wir die damit einhergehende Schwere, Trägheit und Dumpfheit. Zu trainieren macht lebendig, und allein das gibt uns ein gutes Gefühl.

Zu lernen, nicht nur zu trainieren, sondern den natürlichen Bewegungsdrang des Körpers zu erwecken, ist notwendig, um durchzuhalten, bis der Knoten geplatzt und der innere Widerstand gebrochen ist. Wenn Sie erst einmal Ihren Sport genießen und zur naturgegebenen Freude an der körperlichen Bewegung zurückgefunden haben, stellt das Trainieren kein Problem mehr dar und muss nicht mehr mühsam angegangen werden. Es ist keine leidige Pflicht, die Sie sich auferlegen »müssen«. Sie haben plötzlich Spaß daran! Dies ist der Einstieg in eine positive Dynamik, die zu immer größerem Wohlbefinden führt.

Der Schlüssel liegt darin, die Art von Übungen zu finden, die Ihnen auch wirklich Spaß machen. Sich ein Bewegungsprogramm aufzuerlegen, zu dem Sie partout keine Lust haben, wird bald zum Bumerang. Vor allem, wenn Sie seit Längerem einen Bogen um jede Form von körperlicher Aktivität gemacht haben und außer Form oder übergewichtig sind, kann allein der Gedanke an Sport wie eine Zumutung klingen. Darum ist es so wichtig, dass Sie etwas finden, auf das Sie Lust haben. Und auf jeden Fall sollten Sie Rücksprache mit Ihrem Arzt halten, um sicherzustellen, dass Sie körperlich fit genug sind und welche Vorsichtsmaßnahmen gegebenenfalls zu ergreifen sind.

Für die meisten Menschen ist Spazierengehen am Anfang die erste Wahl. Drei- bis viermal die Woche 20 bis 30 Minuten an die frische Luft zu gehen bringt einen neuen Schwung in Ihr Leben, von dem Sie gar nicht ahnten, wie sehr Sie ihn vermissten. Wenn Sie erst einmal die Freude daran entdeckt haben, versuchen Sie, einen Schritt zuzulegen und die Wege auszudehnen. Steigern Sie die Bewegung langsam, aber wenn Sie bereit dazu sind, sorgen Sie dafür, dass sich Ihre Lunge anstrengen und kräftiger atmen muss. Dehnen Sie die Zeit langsam auf 40 bis 60 Minuten aus.

In einem Interview mit der *New York Times* zu diesem Thema formuliert der Neurowissenschaftler Dr. Fred Gage es so: »Selbst eine relativ kurze Zeit [des Trainings] und eine kurze Strecke scheinen etwas zu bringen.« Worauf es ankommt, ist, erst einmal in Bewegung zu kommen.

Bewegung macht lebendig. Unser Gehirn sehnt sich danach. Wir müssen nur unseren anfänglichen Widerstand überwinden, um zu entdecken, wie sehr unser Körper sie liebt. Dann wird sie zum Teil unseres Lebensstils – zu etwas, das wir nicht nur tun, weil es gut für uns ist, sondern weil wir uns gut dabei fühlen.

Hirnschonend Joggen

Es ist allgemein bekannt, dass Stöße gegen den Kopf die Neurogenese beeinträchtigen, die Verbindungen zwischen Neuronen schädigen und das Alzheimer-Risiko erhöhen. Zur Gesunderhaltung des Gehirns gehört darum unbedingt, es vor abrupten Erschütterungen zu bewahren.

Niemand kennt den genauen Grad der äußeren Einwirkung, deren es bedarf, um die empfindlichen Verbindungen zwischen Nervenzellen zu verletzen. Bei schweren Erschütterungen, wie sie beim American Football oder einem Fahrradunfall passieren können, ist die Schwelle eindeutig überschritten. Ein einziger derartiger Zwischenfall genügt, um das Risiko eines Menschen, an Alzheimer zu erkranken, zu verdoppeln. Solche schweren Stöße können das Gehirn dauerhaft schädigen und sogar zum Tod führen. Aber selbst kleinere Erschütterungen verletzen das Gehirn.

Dies ist ein Bereich, in dem die Wissenschaft nicht auf der Höhe der Zeit ist. Dem laienhaften Beobachter erscheint es seit Langem ziemlich selbstredend, dass das brutale Gegeneinanderstoßen der Köpfe, wie es beim professionellen American Football praktiziert wird, das Gehirn schädigt. Die außergewöhnlich hohe Anzahl von Alzheimerfällen, Gedächtnisproblemen und frühen Todesfällen unter Ex-Profis der National Football League in der Altersphase um 40 und 50 wurde dennoch sowohl von Teameignern, als auch von Ärzten aufs Vehementeste bestritten. Dann schloss die Wissenschaft die Lücke zwischen all den Einzelfällen und wies nach, dass Profi-Football in der Tat extrem schädlich für das Gehirn ist. Enorme Entschädigungssummen flossen an die Spielerverbände, und es laufen immer noch Prozesse.

Es sollte für jeden offensichtlich sein, dass alle Sportarten, die mit Erschütterungen des Gehirns einhergehen, zu vermeiden sind. Boxen und Kampfsportarten, in denen es zum Zweikampf und tatsächlichen Stoßeinwirkungen auf den Kopf kommt, sind extrem schädlich und sollten unterlassen werden.

Doch wie fest darf der Kopf gerüttelt und geschüttelt werden, bevor es zu Schäden an den fragilen Verbindungen und neuralen Verdrahtungen kommt? Man weiß es nicht. Das Gehirn ist von mehreren schützenden Schichten umgeben und in Gewebe und Flüssigkeit gebettet, die äußere Einwirkungen auf den Schädel abfedern. Ab welcher Stärke sind Erschütterungen schädlich? Und zu welchem Grad gibt es hierbei individuelle Unterschiede? Sind manche Menschen anfälliger für derartige Verletzungen als andere? Auch das kann niemand sagen.

Da wir nicht wissen, welche Auswirkungen die beim Jogging entstehenden Mini-Erschütterungen auf die Gehirnfunktion haben, sollten wir den gesunden Menschenverstand walten lassen. Es steht fest, dass manche Arten zu laufen dem Kopf mehr zusetzen als andere. Manche Läufer kommen hart mit der Ferse auf und sind steif in den Beinen, sodass ihr ganzer Körper (und damit auch das Gehirn) bei jedem Schritt durchgeschüttelt wird. Andere hingegen scheinen sich mit der Leichtfüßigkeit von Gazellen zu bewegen und sanfter aufzutreten, sodass ihr Oberkörper und ihr Gehirn gut abgefedert werden. Da wir dem Gehirn jede Form von unnötiger Grobheit ersparen und es so gut wie möglich schützen wollen, ist letztere Form des Laufens wohl die bessere, da sie das Maß an Erschütterungen reduziert.

Eine Möglichkeit des hirnschonenden Laufens ist, den Vorderfuß und die Zehen zuerst auf den Boden aufzusetzen, statt mit der Ferse aufzukommen, wie es die meisten von uns als Kind gelernt haben. Dies ist ein Laufstil, wie er in dem kürzlich erschienenen Buch *Born to Run. Ein vergessenes Volk und das Geheimnis der besten und glücklichsten Läufer der Welt* propagiert wird und seit dessen Erscheinen eine wachsende Schar von Anhängern findet. »Chi-Running«, eine Kombination von Jogging und Tai-Chi, ist eine weitere stoßarme Laufmethode, bei der auf dem Mittelfuß und nicht mit der Ferse aufgetreten wird, was dem Körper Erschütterungen erspart. Auch »sanftes Laufen« und andere populäre Methoden betonen, wie wichtig das schonende Auftreten ist.

Die einfachste Art, dies zu lernen, ist, in der Halle barfuß zu üben und beim Laufen den äußeren Fußballen und die Zehen zuerst auf den Boden aufzusetzen. Die Knie werden gebeugt, sodass der Aufprall zusätzlich abgefedert wird und die Beine die Funktion von Stoßdämpfern übernehmen. Halten Sie den Körper relativ gerade, statt sich allzu weit nach vorn zu neigen (beim Chi-Running wird es anders gemacht). Lassen Sie den Fuß in einer kontinuierlichen Bewegung sanft auf dem Boden abrollen und wieder abheben. Die Beine fangen dabei weiterhin die Erschütterung auf. Es dauert eine Weile, um sich an diese Art des Laufens zu gewöhnen, fangen Sie also langsam an und hören Sie auf, sobald sich Schmerzen melden. Haben Sie aber erst einmal den Bogen heraus, fühlt sich das Ganze sehr viel schonender an als die alte Methode, mit der Ferse aufzutreten. Manche Menschen laufen lieber barfuß, aber dabei geht eine weitere entscheidende Form von Abfederung verloren: Laufschuhe sind ein wichtiger Schutz für Gehirn und Fuß.

Wenn Sie mit den Fersen auftreten müssen oder bergab laufen, versuchen Sie möglichst, im hinteren Bereich der Ferse abzurollen, sodass das Bein den Stoß aufnimmt. Gleiten Sie über die Ferse, während Sie Ihr Gewicht auf den Fußballen und die Zehen verlagern und den Fuß sanft abrollen. Versuchen Sie sich vorzustellen, dass Sie ein Buch auf dem Kopf balancieren. Laufen Sie so, dass die Erschütterungen vom Unterkörper aufgefangen werden, sodass Kopf und Gehirn ruhig bleiben und erschütterungsfrei vorwärtsgleiten. Auch hier kommt es darauf an, herauszufinden, was für Sie persönlich funktioniert. Achten Sie jedoch in jedem Fall darauf, sanft aufzutreten und harte, ungedämpfte Erschütterungen zu vermeiden.

Schonendes, erschütterungsarmes Laufen schützt das Gehirn vor Stößen, unter deren Wucht die extrem empfindlichen Verbindungen zwischen Neuronen aufbrechen können. Das neurale Netz vor möglichen Verletzungen zu schützen ist eine wichtige Vorsichtsmaßnahme zur Gesunderhaltung des Gehirns.

Gehirnschonendes Fahrradfahren

Nach den bisherigen Ausführungen liegt auf der Hand, dass sich beim Radfahren das Tragen eines Helms empfiehlt. In den USA sind Fahrradunfälle die häufigste Ursache für sportbedingte Hirnverletzungen. Sie rangieren auf der Liste noch vor dem American Football, was einfach daran liegt, dass in einem gegebenen Moment stets mehr Menschen mit dem Rad unterwegs sind, als Footballer ihre Kräfte messen.

Nur die Hälfte der Radfahrer trägt regelmäßig einen Helm. Außerdem sind die meisten Helme technisch veraltet und bieten keinen Schutz vor den für Fahrradunfälle typischen Formen von Hirnverletzungen. Die aktuellen Zertifizierungsstandards entsprechen nicht dem neuesten Stand der Wissenschaft, demzufolge der häufigste Grund für Gehirnerschütterungen bei Fahrradunfällen in den aufgrund einer Drehbeschleunigung auf das Gehirn einwirkenden Schwerkräften zu suchen ist. Die meisten Helme sind jedoch nur für eine lineare Beschleunigung ausgelegt. Achten Sie beim Kauf Ihres Helmes darauf, dass er Sie vor einer möglichst breiten Palette an Unfallrisiken schützt, als nur auf sein modisches Aussehen.

Fahrradunfälle sind die Hauptursache von vermeidbaren Hirnverletzungen. Und wenn Sie begeisterter Mountainbiker sind, achten Sie auf die harten Landungen beim Bergabfahren und die unvermeidlichen plötzlichen Stöße. Nutzen Sie Beine, Arme und Oberkörper als Stoßdämpfer.

Sport ist eine wichtige Triebfeder für die Neurogenese, und nichts geht über aerobes Training. Aber um das Beste aus den durch die

körperliche Aktivität neu gebildeten Neuronen zu machen, bedarf es anderer Formen der Anregung, die dazu beitragen, diese am Leben zu erhalten.

Berührung

Wir vergessen oft, welch wichtige Rolle körperliche Berührung in unserem Leben spielt. Säugetiere sind von der Evolution auf Berührung programmiert. Als Teil ihres Gehirns bzw. limbischen Systems sind sie dazu geschaffen, emotional wie physisch in Kontakt zu sein. Reptilien und Fische haben nichts mehr mit ihren Jungen zu tun, sobald diese geboren sind. Säugetiere hingegen lecken sich ab, schmiegen sich an, kuscheln, raufen und spielen miteinander, küssen sich und fassen ihren Nachwuchs, ihren Partner und ihre Artgenossen an. Berührung stimuliert die Neurogenese.[5]

Ob jung, ob alt, Schimpansen, unsere nächsten Verwandten unter den Primaten, berühren einander andauernd. Wie Primaten generell bringen sie endlose Stunden damit zu, sich gegenseitig zu pflegen, das Fell und den Körper von Läusen und Schmutz zu befreien und sich dabei nebenher gut durchzukraulen und Streicheleinheiten auszutauschen. Nach einem Streit umarmen sich Schimpansen zur Versöhnung. Wenn dem Clan als solchem irgendetwas Aufregendes widerfährt, umarmen sich die Tiere, um sich zu beruhigen, zu trösten und sich ihrer gegenseitigen Bindungen zu vergewissern. Berührung sorgt für den Zusammenhalt, denn ob Mensch, ob Tier, als Primaten sind wir alle gesellige Wesen.

Menschenbabys sterben, wenn sie nicht berührt, im Arm gehalten und gestreichelt werden. Verwaiste oder im Krankenhaus stationär untergebrachte Säuglinge werden von den Pflegern nicht nur gefüttert, sondern regelmäßig aus dem Bettchen genommen, gestreichelt, berührt und gehalten, da sie sonst sterben würden. Wir sind gemacht, um berührt zu werden.

Eine Mutter nimmt ihr Baby instinktiv auf den Arm und wiegt es, wenn es zu weinen beginnt. Dass es weint, ist Ausdruck seines unausgereiften Nervensystems, das noch nicht gelernt hat, sich selbst zu regulieren. Nimmt die Mutter ihren Säugling in den Arm, um ihn zu trösten, hilft sie seinem gestressten Nervensystem mit ihrer sanften Berührung und Zuwendung, sich wieder einzupendeln. Die Ruhe im Nervensystem der Mutter überträgt sich auf das Baby. Dessen Nervensystem synchronisiert und normalisiert sich, und bald tritt Beruhigung ein. Im Laufe der Zeit verinnerlicht das Kind mehr und mehr, dass es immer wieder gehalten wird, und lernt so, sich selbst zu regulieren.

Doch wie gut uns auch immer die Selbstregulation gelingen mag, Tiefenpsychologie und Neurowissenschaft sind sich darin einig, dass wir ein Leben lang auf andere Menschen angewiesen sind, um unsere Emotionen besser steuern zu können. Ob uns ein Freund eine bestärkende Hand auf die Schulter legt oder wir unseren Geliebten lange im Arm halten, Berührung hilft uns, unsere Gefühle zu regulieren. In der Berührung synchronisieren sich zwei Nervensysteme und harmonisieren einander, sodass beide ein wohltuendes Gefühl von Weite und Entspannung empfinden.

Was die Art und Weise der zwischenmenschlichen Berührung anbelangt, so gibt es große kulturelle Unterschiede. Gesellschaften in wärmeren Klimazonen, insbesondere Naturvölker, pflegen sehr intensiven Körperkontakt. In kühleren Klimazonen werden weniger körperliche Berührungen ausgetauscht. In Nordeuropa und Amerika fasst man sich sehr viel weniger an als in vielen anderen Kulturen. In manchen asiatischen Gesellschaften ist es üblich, häufige Berührungen auszutauschen, in anderen geht es dagegen deutlich distanzierter zu.

Was den Körperkontakt anbelangt, ist die US-amerikanische Gesellschaft regelrecht ausgehungert. Eine Studie kam zu dem Ergebnis, dass 75 Prozent der Amerikaner sich mehr Umarmungen und Berührung wünschen. Ein Drittel hat im ganzen Leben keinerlei Körperkontakt erfahren. Obwohl unsere Primatennatur nach Berührung schreit, ist sie in den meisten Kreisen tabu, teils aus Angst vor sexuellen Übergriffen und teils als Folge purer Verdrängung. Doch unser Körper und unser Gehirn hungern nach Berührung.

Berührung regt die Ausschüttung des sogenannten »Liebeshormons« Oxytocin an, das zwischenmenschliche Bindungen fördert und Gefühle von Zugehörigkeit auslöst. Es wird während der Geburt eines Babys, beim Stillen, beim Sex und während des Orgasmus freigesetzt. Auch Berührung und Umarmungen lassen es vermehrt in den Blutstrom gelangen. Oxytocin vermindert Stresshormone wie Cortisol, senkt den Blutdruck, fördert die Herzgesundheit, stärkt das Immunsystem, wirkt Depressionen und Erschöpfung entgegen und verbessert die Neurogenese.[6]

Eine Umarmung von 20 Sekunden gefolgt von einem zehnminütigen Halten der Hände löst eine starke Anti-Stress-Reaktion aus, die den Blutdruck senkt und den Puls verlangsamt. Selbst zehn Sekunden Umarmung täglich genügen, um im Körper gesundheitsförderliche hormonelle und physiologische Veränderungen zu bewirken.

Berührung steigert die Neurogenese-Rate. Je mehr Berührung Kinder im Prozess des Heranwachsens erfahren, desto höher ist ihre Neurogenese-Rate im Erwachsenenalter. Berührung ist gut für uns (vorausgesetzt, sie ist nicht unerwünscht oder unangebracht). Vertrauen ist entscheidend. Wenn wir den anderen Menschen kennen, ihm vertrauen und uns seine Berührung willkommen ist, kann sie ihre wohltuende Wirkung auf unser Gehirn und eine ganze Kaskade von gesundheitlichen Vorteilen entfalten.

In den 1940er- und 1950er-Jahren führte der Verhaltensforscher Harry Harlow Experimente mit Affen durch, bei denen er ihnen die Wahl zwischen zwei Mutter-Attrappen gab. Die eine bestand aus Drahtgeflecht, die andere war mit einem Stoff bespannt. Im Gesichtsbereich waren beide mit einer Affenmaske versehen.

In der überwiegenden Mehrzahl gaben die Affenkinder der stoff-bespannten Attrappe den Vorzug, obwohl es die Flasche mit der Nahrung nur bei der Draht-Attrappe gab. Sie suchten diese nur auf, wenn sie hungrig waren, kuschelten sich aber sofort nach dem Trinken wieder an die Stoff-Attrappe an. Auch wenn sie Angst hatten oder erschrocken waren, klammerten sie sich an diese.

Der stoffbespannte Mutterersatz war kuscheliger, aber er konnte natürlich weder echten Körperkontakt spenden noch die für die Entwicklung notwendigen sozialen Interaktionen leisten. So überrascht es nicht, dass beide Gruppen ziemlich geschädigt waren und sich nie wirklich erholten, doch diejenigen Affen, denen nur eine Draht-Attrappe als Mutter-Surrogat zur Verfügung stand, waren noch verstörter, ängstlicher und deprimierter und hatten lebenslang eine geschwächte Immunabwehr. Den Tieren mit der berührbaren stoffbespannten »Mutter« ging es wesentlich besser. Wir wissen heute, dass Affen, die ohne richtige Mutter aufwachsen, ein Leben lang an einem erhöhten Stresshormonspiegel und Ängstlichkeit leiden.

Mit dem technologischen Fortschritt, der Menschen dazu bringt, mehr Zeit mit Smartphones, Computern und Tablets zu verbringen als mit ihren Artgenossen, wächst eine Generation von Kindern mit Draht-Attrappen an Mutter statt auf, die ihre sozialen Interaktionen über technische Geräte abwickelt und den direkten zwischenmenschlichen Körperkontakt mehr und mehr scheut. Einer der herzzerreißendsten Anblicke, den uns das moderne Leben zumutet, ist der eines weinenden Babys im Kinderwagen, das die Ärmchen nach seiner Mutter ausstreckt, die von alledem aber gar nichts mitbekommt, weil sie eifrig auf ihrem Smartphone Text-nachrichten tippt oder irgendein Spiel spielt.

Handys und das Verschicken von Textnachrichten mögen zwar das Gefühl der Verbundenheit verstärken, doch es handelt sich um eine reduzierte Form des Kontakts, eine virtuelle Verbindung. In dem Maße, wie virtuelle Verbindungen die physische Anwesenheit unseres Gegenübers – das tatsächliche Sehen, Hören und Berühren – ersetzen, zieht sich ein Teil unseres Nervensystems zurück und verhungert. Textnachrichten sind kein Ersatz für Berührung. Der echte Kontakt wird mit der Zeit eher als beängstigend und weniger als nährend empfunden. Wann immer es möglich ist, rufen Sie lieber an oder besser noch: Suchen Sie Ihr Gegenüber im realen Leben auf.

Da heutzutage immer mehr Menschen allein leben, sind wir zu einer nach Berührung hungernden Gesellschaft geworden. Wenn wir nicht berührt werden, wird ein Teil unseres Körpers und unseres Gehirns taub. Dies ist eine Tragödie ungeahnten Ausmaßes, zumal wir dem dadurch entstehenden Leid gegenüber abstumpfen. Was können wir tun?

Der erste Schritt besteht darin, unsere Bedürfnisse zu erkennen. Wenn ich nicht weiß, welche Bedürfnisse ich habe, kann ich sie mir kaum erfüllen. Bin ich mir ihrer bewusst, gelingt dies schon eher. Wenn Sie allein leben, versuchen Sie mit Freunden oder anderen Menschen Ihres Vertrauens eine Beziehung aufzubauen, in der Körperkontakt möglich ist. Vielleicht lassen Sie sich regelmäßig massieren. Es ist inzwischen nachgewiesen, dass es von Vorteil ist, ein Haustier zu haben. So steigt der Oxytocinspiegel, wenn man einen Hund oder eine Katze streichelt. Ziehen Sie also auch diese Möglichkeit in Betracht. Wenn Sie Kinder haben, legen Sie bewusst Wert darauf, sie oft zu berühren und mit ihnen zu kuscheln, nicht nur um der Kinder, sondern auch um Ihrer selbst willen.

Viele Paare leben sich auseinander und tauschen, wenn überhaupt, nur noch selten Berührungen aus. Wenn es so weit kommt, stirbt etwas in der Beziehung ab. Es ist immer ein Zeichen dafür, dass irgendein Thema zwischen den Partnern ernsthaft anzuschauen wäre, und es lohnt sich, die Möglichkeit einer Paartherapie in Betracht zu ziehen. Wenn Sie in einer Beziehung leben, legen Sie Wert auf häufige Berührung. Das tut Ihrem Kopf ebenso gut wie dem Kopf Ihres Partners.

Nehmen Sie sich Auszeiten von Ihrem wie auch immer gearteten Drahtaffen, um mit Menschen aus Fleisch und Blut in Kontakt und Berührung zu sein. Das ist wohltuend für das Gehirn aller Beteiligten – von dem, der berührt, und dem, der berührt wird.

Sexualität

Wenn das kein guter Grund ist, Sex zu haben: Er steigert die Neurogenese! Dass Sex nicht nur eine gute Form von moderater körperlicher Aktivität ist, sondern zugleich die Neubildung von Neuronen anregt, ist eine der besten und nützlichsten Entdeckungen, die die Wissenschaft im letzten Jahrzehnt gemacht hat. Sex gleicht den Knick in der Neurogenese aus, der sich in mittleren Jahren einstellt, und hebt die Rate auf ein jugendliches Niveau an.[7]

Dass dies so ist, überrascht nicht. Die meisten Menschen spüren intuitiv, dass Sex an sich heilsam und lebensbejahend ist. Es ist jedoch wichtig festzuhalten, dass die Sexualität kontinuierlich gelebt werden sollte. Ein- oder zweimal miteinander zu schlafen reicht nicht aus, um einen nachhaltigen neurogenen Effekt zu erzielen.

Sex verbessert nicht nur die Neurogenese, er hat darüber hinaus auch folgende andere positive Wirkungen:

> Er stärkt die Immunabwehr.
> Bei Männern, die mindestens zweimal pro Woche Sex haben, halbiert er das Herzinfarktrisiko.
> Er hilft, Stress abzubauen.
> Er verbessert den Schlaf.
> Er senkt den Blutdruck.

Außerdem wird während der sexuellen Aktivität und beim Orgasmus das Hormon Oxytocin ausgeschüttet, das das Gefühl von Bindungen, Nähe und Zuneigung stärkt und sich auf diese Weise ebenfalls wohltuend auf Körper und Seele auswirkt. [8]

Zu wissen, dass Sex die Neurogenese stimuliert, ist nur ein Teil der Geschichte. Die nächste Frage ist: Welche Art von Sex? Oder genauer: Sex unter welchen Bedingungen? Auch hier stoßen wir wieder an die Grenzen dessen, was sich im Experiment an nicht-menschlichen Säugetieren erforschen lässt. Natürlich kann man eine Maus einer Umgebung mit oder ohne Sex aussetzen, und in der Tat stimuliert Ersteres die Neurogenese. Aber Menschen haben ein sehr viel komplizierteres Verhältnis zur Sexualität als Mäuse.

Es liegt auf der Hand, dass einfacher, guter, einvernehmlicher Sex zwischen zwei Erwachsenen, die beide Spaß am körperlichen Austausch miteinander haben, dem Gehirn jene Art der Stimulation bietet, die die Bildung von Neuronen anregt. Insofern gibt es keinen Unterschied zwischen Menschen und Mäusen. Viele Männer und eine wachsende Zahl von Frauen berichten, dass sie guten, physischen Sex auf diese Weise genießen können. So weit, so gut.

Nun ist die Sexualität beim Menschen jedoch auf eine sehr viel komplexere Weise mit dem emotionalen Erleben verbunden, als dies bei anderen Säugetieren der Fall ist. Studien, die die Auswirkung von körperlicher Berührung erforschen, geben hier Aufschluss. Damit Berührungen ihre stressreduzierende Wirkung entfalten können, müssen sie gewollt sein und von jemandem kommen, dem wir vertrauen. Andernfalls bereiten sie uns zusätzlichen Stress. (Es braucht nicht eigens erwähnt zu werden, dass traumatische sexuelle Erfahrungen wie Vergewaltigungen oder andere Formen von Übergriffen in die Kategorie »extremer Stress« einzuordnen sind, die die Neurogenese beinahe komplett zum Erliegen bringt. Als Sex in unserem Sinne sind sie nicht zu werten. Wir reden hier vielmehr von den alltäglichen, einvernehmlichen sexuellen Begegnungen, wie sie die meisten Menschen erleben.) Für viele Frauen und eine steigende Zahl von Männern (insbesondere in reiferen Jahren) ist die Sexualität aufs Engste mit der emotionalen Verbundenheit zum anderen verknüpft.

Sex, bei dem man sich unter Druck gesetzt fühlt oder eine ungeklärte innere Abwehr mitschwingt, ist etwas ganz anderes als die Liebe zwischen zwei Seelenpartnern, die verrückt nacheinander sind. Neuere Forschungen zeigen, dass erstere Situation zu mehr Stress, Wut und anderen die Neurogenese behindernden Gefühlen führen kann, während letztere die Bildung von Neuronen womöglich noch intensiver anregt als unmittelbarer körperlicher Sex. Den meisten Menschen sind bei der Sexualität die Emotionen wichtiger als der Akt selbst.

Schlaf

Jüngste Forschungen haben ergeben, dass die meisten von uns die Bedeutung des Schlafs massiv unterschätzen. Er ist die erholsamste Aktivität überhaupt. Haben wir eine Nacht lang gut geschlafen, wachen wir erfrischt und regeneriert auf und sind bereit für den neuen Tag. Körper und Gehirn reparieren und erneuern sich im Schlaf. Wir spüren intuitiv, dass er eine neurogene Wirkung hat, aber dass es auch tatsächlich so ist, haben wissenschaftliche Studien bewiesen.[9]

Ein Großteil der Neurogenese findet während des Schlafs statt. Wir brauchen jede Nacht ausreichend Schlaf: etwa sieben bis acht Stunden. Bekommen wir weniger, leidet die Neurogenese. Eine einzige Nacht mit nur vier bis sechs Stunden Schlaf genügt, um die kognitiven Funktionen am nächsten Tag zu beeinträchtigen. Die Fähigkeit zur gedanklichen Vernetzung und zur Verknüpfung von Fakten ist ebenso reduziert wie die Aufmerksamkeitsspanne dem eigenen Umfeld gegenüber. 4 Prozent aller tödlichen Autounfälle sind auf Übermüdung zurückzuführen.

Schlafmangel wird mittlerweile als massives Gesundheitsrisiko betrachtet. Ungenügender oder aufgrund von Schichtarbeit unterbrochener Schlaf wirkt erwiesenermaßen krebserregend und wird mit folgenden Risiken in Zusammenhang gebracht:

> Gewichtszunahme (weil der Hormonhaushalt aus der Balance gerät. Menschen, die unter Schlafmangel leiden, nehmen etwa 300 zusätzliche Kalorien täglich zu sich, was sich mit der Zeit schnell addiert.)
> Krebs (Bei Versuchstieren, die man massivem Schlafentzug aussetzt, beschleunigt sich das Tumorwachstum um das Zwei- bis Dreifache.)
> Herz-Kreislauf-Erkrankungen einschließlich Schlaganfall
> Bluthochdruck
> Depressionen
> Erhöhte Blutzuckerwerte und erhöhtes Diabetesrisiko
> Erhöhtes Risiko von Autounfällen
> Verminderte allgemeine Immunabwehr
> Veränderter Gen-Ausdruck

Schlaf ist ein wesentlicher Gesundheitsaspekt für das Gehirn und den Körper insgesamt. Erst in jüngster Zeit hat man seine wahre Bedeutung erkannt.

Im Verlauf einer Jahrmillionen währenden Entwicklung haben sich der Mensch und andere Lebewesen auf den Zyklus von Tag und Nacht eingestellt und unseren Körper auf den 24-Stunden-Rhythmus im Wechsel von Hell und Dunkel programmiert – auf das Auf- und Untergehen der Sonne. Mit der Entdeckung der Elektrizität vor nur 100 Jahren wurde unsere innere Uhr jedoch während eines Lidschlags der Evolutionsgeschichte plötzlich aus der Bahn geworfen.

Mit einem Mal konnte der Mensch selbst bestimmen, wie hell oder dunkel es sein sollte. Man geht davon aus, dass die Schlafdauer mit der massenhaften Einführung des elektrischen Lichts von zehn auf sieben bis acht Stunden pro Nacht sank. Erst in den letzten zehn Jahren hat sich der Schlaf der US-Amerikaner Schätzungen zufolge an den Wochenenden noch einmal um 38 Minuten reduziert. Aber sieben bis acht Stunden könnten das körperliche

Limit sein, ab dem längeres Wachbleiben nicht mehr gesund ist. Weniger als sieben bis acht Stunden Schlaf richten in unserem Immunsystem und Gehirn verheerenden Schaden an.

Bei grellem Licht vor dem Fernseher oder Computerbildschirm lange aufzubleiben – das ist für das Gehirn eine brandneue Erfahrung. Die Folgen sind eine Überreizung des Nervensystems, ein Entgleisen des Hormonhaushalts, Fehlfunktionen des Immunsystems und gestörte Schlafmuster.

Ein großer Teil der Reparaturmechanismen in unserem Körper beginnen erst im Schlaf zu greifen:

> Muskeln, die tagsüber beschädigt wurden, werden wieder aufgebaut.
> Organe werden repariert.
> Gedächtnisinhalte werden verfestigt.
> Das Immunsystem wird gestärkt.
> Das Gehirn reinigt sich, indem es sich von Abfallstoffen und Toxinen befreit.
> Die Neurogenese wird verstärkt.

Im Herbst 2013 berichtete *Science 18* von der Entdeckung eines hirneigenen Reinigungssystems, über das tagsüber angesammelte Giftstoffe entsorgt werden. Es ist durch die Blut-Hirn-Schranke vom übrigen Körper getrennt und funktioniert in etwa wie das Lymphsystem, das auf zellulärer Ebene Abfallprodukte aus dem Körper schwemmt.

Dieses in Anlehnung an die Gliazellen, die den Prozess steuern, sogenannte glymphatische System spült gesundheitsschädliche Stoffe aus dem Gehirn in den Blutkreislauf zurück, wo sie von der Leber zersetzt werden. Dabei wird auch ein Großteil der während des Tages entstehenden Beta-Amyloide entsorgt, die am Entstehen der Alzheimerkrankheit mit beteiligt sind.

Stellen Sie sich ein Aquarium vor. In einem solch geschlossenen System würden die Fische ohne Filter zum Reinigen des Wassers aufgrund der sich ansammelnden toxischen Verunreinigungen bald sterben. Bis jetzt war es ein ungeklärtes Geheimnis, wie sich das Gehirn seiner Schad- und Giftstoffe entledigen kann, da es sich dabei ebenfalls um ein geschlossenes System handelt. Mit der Entdeckung des glymphatischen Systems wurde klar, dass im Gehirn ein hochkomplexes Reinigungs- und Filtrationsverfahren installiert ist.

Die mit Flüssigkeit gefüllten Bereiche zwischen Neuronen, der sogenannte interstitielle Raum, nimmt etwa 20 Prozent des Hirnvolumens ein. Im Schlaf aber scheint sich der Anteil auf 30 Prozent zu erhöhen, da das Gehirn mit cerebrospinaler Flüssigkeit geflutet wird, um toxische Abfallstoffe auszuschwemmen. Es ist fast so, als würde es ein Bad oder eine Dusche nehmen. Dieses System funktioniert bei Mäusen, Ziegen, Hunden, Gibbons und, so wird vermutet, auch beim Menschen, da dessen größeres Gehirn eine solche Reinigung noch dringlicher erscheinen lässt.

Diese Forschungen zeigen, wie wichtig Schlaf für die Gesunderhaltung von Gehirn und Körper ist. Wenn sich im Gehirn aufgrund von Schlafmangel Abfallstoffe und Toxine ansammeln, denken wir weniger effizient, unser Gedächtnis ist beeinträchtigt, Stresshormone werden nicht abgebaut, das Immunsystem leidet, Ängste und Depressionen nehmen zu, und die Neurogenese verlangsamt sich. Werden die Giftstoffe ausgeschleust, die sich tagsüber im Wachzustand akkumuliert haben, bleibt das Gehirn sauber und frisch. Sammeln sich toxische Restprodukte an, führt dies kurzfristig zu einem Gefühl von Vernebelung. Langfristig aber sind dem Auftreten von Alzheimer, Parkinson und anderen neurodegenerativen Krankheitsbildern Tür und Tor geöffnet. Die Entsorgungsrate von Beta-Amyloiden und TAU-Proteinen wird durch fehlenden Schlaf drastisch vermindert.

Durch die Stressbelastungen unseres modernen Lebens gelangt Adrenalin in solchen Mengen in unseren Blutkreislauf, dass wir kaum noch spüren, dass wir Schlaf brauchen. Allein der hohe Spiegel an Stresshormonen wirkt sich verzögernd auf die Neurogenese aus, wie wir bereits gesehen haben. Nicht zu schlafen verstärkt diesen Effekt, da die Stresshormonwerte dadurch auf einem höheren Niveau gehalten werden.[10]

Ist unser Organismus erst einmal mit Stresshormonen geflutet, wird das Einschlafen selbst dann schwierig, wenn wir erschöpft sind. Nach einer Weile gewöhnen wir uns daran, mit weniger Schlaf auszukommen, und Koffein und Zucker können helfen, uns tagsüber vorübergehend über die Runden zu bringen, obwohl diese kurzfristige Lösung das langfristige Problem noch verstärkt.

Eine oder zwei Nächte schlecht zu schlafen scheint die Neurogenese nicht zu verlangsamen. Es ist vielmehr das Muster von Schlafunterbrechungen bzw. Schlafmangel, das zu ihrer Beeinträchtigung führt.

Die meisten Menschen brauchen sieben bis acht Stunden Schlaf pro Nacht. Es gibt hier jedoch individuelle Unterschiede, sodass sechs bzw. neun Stunden als generelle Unter- bzw. Obergrenze angesehen werden. Sie müssen selbst herausfinden, wie viel Sie persönlich brauchen. Wenn Sie tagsüber müde sind, sich beim Gähnen erwischen oder sich nach einem Mittagsschlaf sehnen, brauchen Sie wahrscheinlich mehr.

Die Schlafmenge ist wichtig, aber für die Neurogenese ist die Schlafqualität ebenso entscheidend. Wir brauchen Dunkelheit, um gut schlafen zu können. In einem beleuchteten Raum zu schlafen vermindert die Neurogenese und beeinträchtigt die kognitiven Leistungen.[11] Wenn Sie Licht brauchen, etwa von einer Nachtlampe oder Uhr, dann wählen Sie vorzugsweise eine rote, orange oder bernsteinfarbene Lichtquelle statt Farben aus dem blauen Spektrum, da diese den 24-Stunden-Rhythmus und die Melatonin-Ausschüttung stärker beeinträchtigen. Viele Menschen berichten von Schlafstörungen durch elektromagnetische Felder. Darum empfiehlt es sich, während des Schlafs Handys, WLAN-Router, elektrische Geräte und Wecker aus dem Umfeld von Kopf und Körper zu entfernen.

Melatonin ist ein Hormon, das während des Schlafs in der Zirbeldrüse ausgeschüttet wird. Es stärkt die Neurogenese und die Immunabwehr, hat antioxidative und entzündungshemmende Eigenschaften und ist für die Steuerung des Tag-Nacht-Rhythmus zuständig.[12] Mit dem Alter reduziert sich die Produktion, und dementsprechend nehmen die Schlafstörungen zu. Um dem entgegenzuwirken, werden häufig Melatoninpräparate eingesetzt. Diese verzögern den Alterungsprozess und bieten eine Alternative zu Schlaftabletten, weil sie in der richtigen Dosierung genommen (die zwischen 1 und 30 mg liegen kann) guten Schlaf ohne den morgendlichen Kater versprechen.

Was für einen gesunden Schlaf wichtig ist:

> Denken Sie sich ein Einschlafritual aus, um Ihren Körper an regelmäßige Einschlafzeiten zu gewöhnen.

> Verzichten Sie eine Stunde vor dem Zubettgehen auf spannende Filme, Fernsehbeiträge und Lektüre. Packen Sie auch die Arbeit weg. Dann können Sie leichter abschalten und sind vor dem Einschlafen ruhiger.

> Ziehen Sie 30 bis 60 Minuten vor dem Einschlafen den Stecker Ihres Computerbildschirms und dimmen Sie das Licht. Helle Beleuchtung beeinträchtigt die Melatonin-Ausschüttung und vertreibt die Schläfrigkeit.

> Verzichten Sie vor dem Einschlafen darauf, Flüssigkeit, Getreide und Zucker zu sich zu nehmen. Diese erhöhen den Blutzuckerspiegel und verzögern das Einschlafen oder zwingen Sie, nachts aufzustehen, um zur Toilette zu gehen.

> Nehmen Sie nachmittags kein Koffein zu sich. Bei manchen Menschen baut es sich sehr langsam ab, und sie sollten es ab dem Vormittag meiden; andere sind toleranter und können es

noch zu späteren Tageszeiten vertragen. Am besten, Sie verzichten ganz darauf, wenn Sie Probleme mit dem Einschlafen haben.

> Vermeiden Sie Alkohol vor dem Schlafengehen. Er macht zwar zunächst schläfrig, aber schon ein paar Stunden später lässt er Sie aufwachen, und er verhindert das Einsetzen von Tiefschlafphasen, in denen ein Großteil der Heilungsprozesse im Körper geschieht.

> Reduzieren Sie generell den Stress in Ihrem Leben. Besser, als zu Schlafmitteln zu greifen, ist herauszufinden, welche Belastungen Ihnen den Schlaf rauben, und diese zu vermindern bzw. zu beseitigen.

Erst jetzt fangen wir an zu verstehen, wie wichtig Schlaf für unser Wohlbefinden und zur Verjüngung ist. Mithilfe der Neurogenese und der Tiefenreinigung erneuert sich das Gehirn dabei buchstäblich selbst. Setzen Sie einen gesunden Nachtschlaf weit oben auf Ihre Prioritätenliste, und Sie werden Ihr Leben auf vielfältigere Weise verändern, als Sie es ahnen.

Neue Dinge tun, neue Orte aufsuchen, sich neuen sensorischen Eindrücken aussetzen

Unser Gehirn lebt vom Reiz des Neuen. Ein unbekanntes, sich ständig veränderndes Umfeld fordert es und regt damit die Neurogenese an. Aber es ist eine Frage des rechten Maßes. Zu viel Neues kann zur Überforderung führen und Stress auslösen und so die neurogene Wirkung ins Gegenteil verkehren. Andererseits wird die Neurogenese auch durch mangelnde Stimulation beeinträchtigt, wie sie uns in einem reizarmen Umfeld begegnet. Auch hier haben wir es wieder mit einer Gratwanderung zu tun: Wir brauchen genau die richtige Balance zwischen neuen Reizen und einer sicheren, vertrauten Umgebung.

Wo der optimale Punkt zwischen der Monotonie eines langweiligen, reizarmen Umfelds und der Überforderung durch überbordende Licht- und Farbeindrücke liegt, ist von Mensch zu Mensch sehr verschieden. Manche brauchen und vertragen intensive sensorische Eindrücke und empfinden ein solches Umfeld als spannend und anziehend. Andere haben ein empfindsameres Nervensystem, das eher nach subtilen Nuancen und Schattierungen verlangt. Es gibt hier kein generelles Gut und Böse.

Die optimale Beanspruchung finden wir im Grenzbereich zwischen Monotonie und Überreizung. Und genau sie gilt es in unserem Leben zu etablieren. Beide Extreme verlangsamen die Neurogenese. Finden wir hingegen den Mittelweg zwischen beiden, fördert dies die Bildung neuer Neuronen und verbessert deren Überlebensrate.

Im Alltag des Einzelnen kann das Ziel auf vielfältige Weise erreicht werden. Zu reisen ist eine Möglichkeit, in ein neues, sich stets wandelndes Umfeld einzutauchen, und das in einem Kontext der relativen Sicherheit und Stabilität, vorausgesetzt, wir verfügen über die finanziellen Mittel, es uns zu erlauben. (Ohne ausreichendes Geld oder auch in gefährliche Gegenden oder gar Kriegszonen zu reisen kann Ängste und Stress auslösen und sogar traumatische Erlebnisse mit sich bringen, was insgesamt dämpfend auf die Neurogenese wirkt.) Normales touristisches Reisen ist eine Möglichkeit, Neues zu sehen, andere Menschen kennenzulernen, unbekannte Speisen und Aromen zu kosten, ungewohnte Klänge zu hören und fremde Kulturen zu entdecken. Zu reisen weitet unseren Horizont und unser Gehirn.

Wir brauchen nicht in fremde Länder zu reisen, um Neues zu erleben. Es genügt schon, in eine andere Stadt oder Region zu fahren oder irgendeinen Ort in unserer Umgebung zu erkunden, den wir noch nicht kennen, weil er abseits der üblichen Route liegt – zumindest abseits unserer üblichen Route. Den Alltagstrott hinter uns zu lassen und Neues auszuprobieren ist hier der Schlüssel.

Eine weitere Möglichkeit, uns Anregung im Alltag zu verschaffen, besteht darin, neue Farben in die eigenen vier Wände zu bringen. Das heißt natürlich nicht, dass wir jeden Tag alle Zimmer neu tapezieren oder streichen sollten. Es geht vielmehr um die Schaffung von sensorischen Reizen, um Farben und Anblicke, die die Komplexität des Raums erhöhen und unseren Augen etwas zu schauen geben.

Auch neue Leute kennenzulernen gehört dazu. (Mehr hierzu an anderer Stelle.) Es gilt, neue Aktivitäten auszuprobieren; einen gewissen Aufwand zu treiben, um die eigene Welt zu erweitern und uns unserer ureigenen Neigung zu entziehen, uns in einer leblosen, schalen Routine einzurichten.

Anregung bieten auch neue Kinofilme, Fernsehsendungen und andere Formen von Unterhaltung. Die Wissenschaft hat zwar noch nicht ermittelt, wo die Grenzen liegen, doch es scheint auf der Hand zu liegen, dass es stimulierender ist, sich einen Film oder ein Fernsehprogramm anzuschauen, als tage- und nächtelang auf eine nackte Wand zu starren. Fernsehen und Filme können aber kein Ersatz dafür sein, in die Welt hinauszugehen und uns ins Leben zu stürzen.

Auch hier kommt es auf den Kontext und die Balance an. Fernzusehen und Filme anzuschauen ist eine bewegungslose Tätigkeit, die das Gehirn zwar teilweise beansprucht, es aber auf anderen Ebenen zum passiven Empfänger macht. In der Tat besteht ein Zusammenhang zwischen stundenlangem TV-Konsum und einer verminderten kognitiven Leistungsfähigkeit.[13] Seifenopern anzuschauen ist einerseits kein Ersatz für das wahre Leben. Andererseits aber ist es wohl besser als die totale Einsamkeit. Sie müssen selbst herausfinden, welches *für Sie* das richtige Maß ist.

Auch neue kulturelle Aktivitäten können bislang unbekannte anregende Inhalte bieten. Konzerte, Museen, Theateraufführungen, Vorträge, Gemeindetreffen und kulturelle Veranstaltungen aller Art zu besuchen erweitert den Horizont, eröffnet neue Perspektiven, bereichert das Leben und bietet jene Art von Stimulation, die die Neurogenese anregt.

Menschen neigen dazu, sich Routinen und Gewohnheiten zu schaffen. Dies steigert unsere Effizienz, denn das Gehirn muss nicht an alles und jedes so herangehen, als wäre es das erste Mal. Aber im Extremfall mündet dieses Verhalten in ein dumpfes, monotones Leben, in dem kaum Raum für Überraschungen bleibt. Wenn wir unser Gehirn maximal in Schwung bringen wollen, sind wir auf neue Eindrücke angewiesen. Wir müssen nur herausfinden, was zu uns und unserer ganz speziellen Wesensart am besten passt.

Musik ist Silber, Stille ist Gold

Es war Musik in meinen Ohren, als ich zum ersten Mal erfuhr, dass Musik die Neurogenese anregen kann.[14] Die allgemeine Lärmverschmutzung vermindert sie, wie zu vermuten war, was vermutlich daran liegt, dass sie den Menschen stresst. Musik aber stimuliert die Bildung neuer Neuronen bei ungeborenen Babys wie bei Erwachsenen gleichermaßen.

Mäuse sprechen gut auf Musik an, zumindest auf Mozart und andere Formen von klassischer Musik, mit denen in Experimenten gearbeitet wurde. Beim Menschen kommt es wahrscheinlich auf den persönlichen Musikgeschmack und die Lautstärke an. Wer superlauten Heavy Metal Rock nicht ausstehen kann, wird bei solchen Klängen wahrscheinlich keine verstärkte Neurogenese für sich verbuchen können. Wahrscheinlich leidet sie sogar darunter, wie dies beim Hören von lauten, stressigen Geräuschen generell der Fall ist. Wenn Sie aber ein Fan davon sind und es gerne laut mögen, könnte dies für Sie genau das Richtige sein. (Seien Sie nur vorsichtig, wenn es darum geht, wie viele Dezibel Sie Ihren Ohren zumuten möchten.)

Naturgeräusche wirken ebenfalls entspannend und stressmindernd. Vogelgezwitscher, das Zirpen von Grillen, das Plätschern eines Baches, das Rascheln des Winds in den Blättern, das Rauschen der Wellen im Ozean, all dies hat eine beruhigende, besänftigende Wirkung auf den Menschen.[15]

Der Lärm von Baustellen, Autos, Lkws, Laubbläsern und anderen Geräuschquellen, wie sie in unserer Zivilisation allgegenwärtig sind, erhöhen hingegen den Stress und vermindern die Neurogenese. Die Belastung ist zwar klein, aber durchaus im messbaren Bereich, und sie ist umso tückischer, da wir sie normalerweise gar nicht bemerken. Sie wird zur Hintergrundkulisse, doch genau als solche belastet sie unsere Gesundheit. Eine neuere Studie hat ergeben, dass bei Menschen, die in der Nähe eines Flughafens leben, das Risiko von Herz-Kreislauf-Erkrankungen um 3,5 Prozent erhöht ist. Nicht viel, möchte man meinen; andererseits: Warum sollten wir ein höheres Risiko in Kauf nehmen?[16]

Was am überraschendsten ist: Stille verstärkt die Neurogenese mehr als Musik. Sie führt in eine Art von wacher Aufmerksamkeit, die die Hirnfunktion positiv beeinflusst und die Neubildung von Neuronen anregt. Es mag zwar bisweilen schwierig sein, sich in einem städtischen Umfeld Stille zu verschaffen, aber dass sie gut fürs Gehirn ist, ist davon unbenommen.

Begegnung mit der Natur

Die Natur ist wohltuend für unser Gehirn. Das dürfte nicht überraschend sein, wo es sich doch im Laufe einer Jahrmillionen währenden Evolution perfekt an die natürliche Welt angepasst hat. Natürlich lebt es in der Natur auf!

Ebenso wenig überraschend sollte es sein, dass Städte und vom Menschen geschaffene, von Beton, Verkehr, Umweltverschmutzung und künstlichem Licht geprägte Umgebungen dem Gehirn nicht guttun. Sie lösen Stress aus, der die Neurogenese beeinträchtigt.

Forschungen haben ergeben, dass eine natürliche Umgebung die Neurogenese mehr anregt als eine künstlich geschaffene. Wenn man Mäuse oder Affen in einer natürlichen Umgebung leben lässt, liegt ihre Neurogenese-Rate über den Werten, die sie bei einer Haltung im Käfig erreichen.[17]

Die Natur ist um vieles komplexer als ein Käfig oder Raum, und so ist davon auszugehen, dass ebendiese vielschichtige Stimulation von größerem Vorteil für die Neurogenese ist als hübsch angemalte Wände oder ein Käfig. Für uns Menschen ist dies eine wichtige Erkenntnis, denn wir alle leben in einem künstlich geschaffenen Umfeld. Wer in einem Haus oder einer Wohnung wohnt, hält sich in einer von Menschenhand gestalteten Umgebung auf – oder anders formuliert: in einem Käfig für Menschen.

Mittlerweile gibt es eine Vielzahl von Beweisen dafür, dass das Gehirn vom Aufenthalt in der Natur profitiert und wie schädlich es ist, wenn es keinen Zugang dazu hat. Ökopsychologische Forschungen haben ihre heilende Wirkung belegt. Sie lindert Ängste, Depressionen, ADD und ADHS und eine ganze Reihe weiterer Symptome. Es ist nachgewiesenermaßen besser für unsere Kognition und emotionale Verfassung, 50 Minuten in einem Pinienwald spazieren zu gehen, als durch die Straßen einer Stadt zu laufen. Beim Spazierengehen in der Natur sinkt der Stresshormonspiegel, und es wird vermehrt DHEA, das neurogen wirkende »Hormon der Jugend«, ausgeschüttet, dessen Produktion unter dem Einfluss von Stress und mit dem Alter abnimmt.[18]

In der Natur zu sein ist ein umfassendes sensorisches Erlebnis. Bei genauerer Analyse zeigt sich, dass alle Sinne angesprochen werden. Naturgeräusche entspannen und wirken beruhigend. Die Natur ist optisch komplex und reich. Auch bietet sie das komplette Lichtspektrum, das so wichtig für die Stimmung ist. Menschen, die in geschlossenen Innenraumbüros arbeiten, leiden mehr unter Depressionen und Stress als Menschen, an deren Arbeitsplatz sich ein Fenster befindet. Die Ausstattung von Räumen mit Vollspektrumlicht, in dem der blaue Anteil enthalten ist, der bei den meisten künstlichen Lichtquellen fehlt, können hier Abhilfe schaffen, auch wenn die Installation etwas teurer kommt.

Es ist mittlerweile bekannt, dass eine Art von Depression, die sogenannte Winterdepression, von mangelndem Aufenthalt in Sonnen- oder Vollspektrumlicht ausgelöst wird. Lichttherapie hat sich als eine sinnvolle Möglichkeit erwiesen, die Symptome von Winterdepressionen zu lindern und die Betroffenen im Genesungsprozess zu unterstützen. Da Depressionen mit einer reduzierten Neurogenese einhergehen, ist kaum von der Hand zu weisen, dass mangelnde Beleuchtung denselben Effekt hat. Studien hierzu stehen zwar noch aus, doch der Beweis dürfte nicht schwer zu erbringen sein.

Studenten und Schüler, die im College-Wohnheim bzw. im Klassenzimmer und in der Kantine Fenster mit Blick nach draußen vorfinden, schneiden bei standardisierten Leistungstests besser ab. Es hat sich sogar gezeigt, dass Autofahrer weniger aggressiv, verärgert und impulsiv reagieren, wenn man am Straßenrand mehr Bäume und Sträucher pflanzt.[19] Stehen Zimmerpflanzen im Raum, klagen Angestellte weniger über eine Überanstrengung der Augen, sind kreativer und haben eine längere Aufmerksamkeitsspanne.

Versuchen Sie, Zeit in der Natur oder im Park zu verbringen. Und wenn es nur darum geht, an die frische Luft zu gehen und sich den Himmel und die Wolken anzuschauen – raffen Sie sich auf, mehr Natur zu erleben. Noch besser ist es natürlich, naturnäher zu leben oder häufig Ausflüge in die Natur zu unternehmen. Betreiben Sie Sport in der Natur. Es ist wissenschaftlich erwiesen, dass Menschen in einer natürlichen Umgebung im Freien länger und besser trainieren als in der Halle.

Die Natur in die eigenen vier Wände zu holen ist eine weitere Möglichkeit, ihr näher zu kommen. Pflanzen und Blumen bringen lebendige Energie, natürliche Düfte und Komplexität in Ihr Lebensumfeld. Suchen Sie vorzugsweise Räume auf, die ein

Fenster mit Blick ins Grüne haben. Auf Beton und Ziegelmauern zu schauen tut nicht annähernd so gut, aber es ist immer noch besser, als gar kein Fenster zu haben.

Vision für die Zukunft

In Zukunft werden die Natur, Pflanzen und Blumen Teil eines jeden Hauses sein. Architekten werden sich in ihren Entwürfen an der Natur orientieren, und die kalten, sterilen, seelenlosen Gebäude der Vergangenheit werden von visuell stimulierenden, bunten Innenräumen abgelöst, die stets den Blick nach draußen ins Grüne bieten.

Niemand wird mehr acht Stunden am Tag sitzen müssen. Regelmäßig aufzustehen und sich zu bewegen, wird zum selbstverständlichen Teil des gesundheitsbewussten Arbeitens werden.

In allen Berufen wird man körperliche Aktivität in die Arbeitsabläufe integrieren, was hoch motivierte Mitarbeiter schafft. So wie heute bestimmte Steuervorteile und Sozialleistungen zu jedem Job gehören, werden künftig verschiedene Angebote für aeroben Sport ihren festen Platz im Unternehmensalltag haben. Körperliche Aktivität wird ganz einfach ein genussvoller Teil des Alltags sein, so wie täglich zu essen oder sich anzuziehen. Die Volksgesundheit wird dementsprechend besser sein denn je.

Mit dem Ende jeglicher Form von Kindesmissbrauch und sexuellen Übergriffen werden sich im ausgehenden 21. Jahrhundert kulturbedingte Hemmungen gegenüber dem Körperkontakt aufgelöst haben, sodass Freunde und Familienmitglieder ihre Zuneigung zueinander frei und ohne Angst mit liebevollen Berührungen ausdrücken können.

ZUSAMMENFASSUNG

Wie Sie sehen, gibt es viele Dinge, die wir tun können, um die Neurogenese auf der körperlichen Ebene anzuregen. Einer der Grundgedanken dieses Buchs ist, dass es hier um eine Frage des Lebensstils geht. Je vielfältiger die Stimulation ist, die wir wählen, desto nachhaltiger wirkt sich diese auf unsere Lebensqualität und die Neurogenese aus. Aerobe Übungen, Berührung, Sexualität, neue sensorische Reize, Musik und Natur haben allesamt eine neurogene Wirkung.

KAPITEL 5

HERZ

Heimat ist, wo es das Herz hinzieht.

Inzwischen dürfte klar sein, dass eine anregende Umgebung die Neubildung von Neuronen fördert und deren Überlebensrate erhöht.[1]

Wichtiges Element einer anregenden Umgebung ist die emotionale Stimulation. Dennoch kommt es entscheidend darauf an, dass es die *richtige Art* von Anregung ist.

Nur sie kann die Neurogenese verbessern und uns ein Gefühl der emotionalen Erfüllung vermitteln. Die falsche Art hingegen wirkt neurotoxisch und bringt die Neurogenese zum Erliegen, wenn sie nicht sogar Nervenzellen zum Absterben bringt.

Emotionen steuern das Gehirn

Wir sind uns oft der Tatsache nicht bewusst, dass wir in einem Meer von Emotionen treiben. Die Neurowissenschaft zeigt uns, welchen essenziellen Anteil diese an der Steuerung des Gehirns haben und welche Schlüsselrolle zwischenmenschliche Beziehungen dabei spielen.

Die meisten Menschen nehmen ihre alltäglichen Beziehungen so sehr als gegeben hin, dass sie sie zur Hintergrundkulisse degradieren und ihnen kaum mehr Beachtung schenken als der Tapete an der Wand. Dabei haben unsere zwischenmenschlichen Kontakte und die Art und Weise, wie es uns damit tagein, tagaus ergeht, einen massiven Einfluss auf unser Gehirn und die Neurogenese.

Das Gehirn ist darauf ausgelegt, Freude, Liebe, Interesse und Begeisterung zu empfinden. In einem von positiven Emotionen geprägten Umfeld lebt es auf. Die Neubildung von Neuronen kommt in Gang, sobald wir uns gut fühlen. Wenn wir oben auf der Welle schwimmen, sprudelt es vor Leistungskraft.

Unter dem Einfluss von Stress, Verzweiflung, mangelnder Anteilnahme und Depression hingegen schrumpft es in sich zusammen. Die Neurogenese und der BDNF-Spiegel brechen ein. Fühlen wir uns schlecht, funktioniert das Gehirn auf Sparflamme.

Optimale emotionale Stimulation verbessert die Neurogenese

Eine optimale emotionale Stimulation führt ganz allgemein dazu, dass wir uns überwiegend gut und nicht schlecht fühlen. Natürlich wollen alle Menschen glücklich sein. Aber es geht um mehr als das. Eine bejahende Einstellung zum Leben, zur Arbeit und zu unseren Beziehungen ist Teil einer optimalen Stimulation.

Sie ermöglicht die Schaffung einer Zone der emotionalen Erfülltheit, die von Glück, Liebe, Freude, Dankbarkeit, Offenheit und Interesse geprägt ist. Sie in unserem Alltag zu etablieren ist das Ziel des Lebens und zugleich der Schlüssel zur Steigerung der Neurogenese. Natürlich leben wir nicht ausschließlich in dieser Zone, und negative Gefühle sind unvermeidbar. Aber gut zu leben heißt, die meiste Zeit über in einem solch positiven emotionalen Gemütszustand zu sein.

Bejahende, dem Leben zugewandte Beziehungen, in denen wir eine tiefe, liebevolle Verbundenheit zu anderen Menschen empfinden, gehen Hand in Hand mit einem allgemeinen Wohlgefühl. Fürsorgliche, von Wärme geprägte Beziehungen wie diese wirken neuroprotektiv und stärken sowohl die Neurogenese als auch das Immunsystem.[2]

Diametral gegenüber liegt die Zone, in der alle negativen Gefühle – Stress, innere Unruhe, Angst, Depressionen, Wut, Isolation und Einsamkeit – zur chronischen Verfassung werden. In diesem Zustand ist die Neurogenese beeinträchtigt und das Immunsystem geschwächt, sodass Krankheiten Tür und Tor geöffnet sind.[3]

Parallel zu solch unguten emotionalen Zuständen existieren oft negative Beziehungen, die von einer Atmosphäre von Stress, Aufruhr, chronischem Zorn, Angst und Dominanz begleitet sind und nicht nur die Neurogenese reduzieren, sondern gravierende gesundheitliche Risiken nach sich ziehen. Depressionen, Angststörungen und Traumata sind die möglichen Folgen. Selbst das Fehlen von Beziehungen – soziale Isolation, die in Einsamkeit mündet – vermindert die Neurogenese und ist ein größerer Risikofaktor für Herzerkrankungen und Depressionen als das Rauchen, ungesundes Essen oder andere Faktoren der Lebensführung.[4]

Chronische negative emotionale Zustände und Beziehungen vermindern die Neurogenese und führen zu einer Schrumpfung des Hippocampus.

Die erstere von positiven Gefühlen geprägte Zone stärkt die Neurogenese, während die zweitere von negativen Gefühlen dominierte sie schwächt. Wir erfassen diese Tatsache intuitiv und auf so unzweideutige Weise, dass uns die Wahrheit förmlich anspringt, doch in der ersten Zone zu leben ist leichter gesagt als getan. Was genau bedeutet es für uns im Alltag, uns in ihrem Rahmen zu bewegen?

David

David hatte eine schwierige Kindheit. Er wuchs in steter Bedrängnis durch drei ältere Brüder und einen zornigen Vater auf und fand nicht viel Schutz bei seiner überforderten Mutter. Er kam zur Therapie mit dem Wunsch, eine Partnerin zu finden. »Jedes Mal, wenn ich eine Frau kennenlerne«, erklärte er, »ist die Sache innerhalb eines Jahres beendet. Warum habe ich so wenig Glück in der Liebe?«

David war Sanitäter, und er hatte einige Freunde unter seinen Arbeitskollegen, blieb aber im Übrigen auf Abstand zu anderen Männern. Nachdem ihn seine Brüder jahrelang gnadenlos drangsaliert hatten, hatte er gelernt, dass Männern nicht zu trauen war. An seinem Arbeitsplatz hatte er es mit einem übellaunigen Chef zu tun, der speziell auf ihm herumzuhacken schien, aber er beschwerte sich nicht, weil er schlicht und ergreifend davon ausging, dass Männer in einer Autoritätsfunktion nun einmal so waren.

So etwas wie Nähe empfand er praktisch nur zu seiner jüngeren Schwester und den gelegentlichen Freundinnen, solange die Beziehungen jeweils währten. Er hatte Angst vor Beziehungen und noch mehr Angst vor echter Nähe und Verletzlichkeit, und so hielt er sich selbst Frauen, die er für ungefährlich hielt, emotional auf Abstand. Er litt in diesem Zusammenhang an einer Art posttraumatischer Belastungsstörung (PTBS), die ihm ein Gefühl von Isoliertheit und Verunsicherung, gepaart mit einer Sehnsucht nach Zugehörigkeit vermittelte. Er hatte gesundheitliche Störungen, die womöglich auf ein durch die laufende Stressbelastung schwächelndes Immunsystem zurückzuführen waren. Mit Anfang 40 machte er sich zudem Sorgen, weil es mit seinem Gedächtnis bergab zu gehen schien.

In unserer Arbeit setzten wir in allen Lebensbereichen an. David betrieb zwar Sport, ernährte sich aber kohlenhydratreich und nahm viel Zucker zu sich, zeigte sich jedoch offen, das zu ändern. Mental war er in der Lage, seine Überzeugung zu hinterfragen, dass alle Männer es auf ihn abgesehen hätten. Spirituell experimentierten wir mit Meditationspraktiken mit dem Ziel, ihn körperlich und geistig zur Ruhe zu bringen. Unseren Hauptfokus aber richteten wir auf die emotionale Ebene und arbeiteten an seiner PTBS, die um das Gefühl des Schikaniertwerdens und seine Beziehungsängste kreiste.

Im Laufe mehrerer Jahre gelang es David, sich tiefer auf andere einzulassen, mehr Männern einen Platz in seinem Leben einzuräumen und sich für die Beziehung zu einer neuen Partnerin zu öffnen, bei der er sich sicher fühlte. In dem Maße, wie er in seinen Beziehungen weniger Stress empfand, erreichte er, sich in einen anderen Stadtteil zu einem Chef versetzen zu lassen, den er wirklich mochte. Seine Ängste besserten sich erheblich. Seine Stimmung hellte sich auf.

»Ich hatte keine Ahnung, dass ich solche Angst hatte. Ich begreife erst jetzt, dass ich mich zu sehr fürchtete, um mir überhaupt einzugestehen, wie viel Angst ich hatte! Es fühlt sich so gut an, entspannt zu sein und gern mit anderen Leuten zu tun zu haben.«

Im Tierversuch gewonnene Daten auf den Menschen übertragen

In diesem Abschnitt kommen wir zu dem Problem, wie sich im Tierversuch gewonnene Daten auf den Menschen übertragen lassen. Wie bereits an anderer Stelle ausgeführt, sind die Grundstruktur des Gehirns und die Neurotransmitter bei uns Menschen nicht anders als bei anderen Säugetieren, sodass ein Großteil der an ihnen durchgeführten Forschungen für uns gleichermaßen gilt. Was den Körper und andere physische Aspekte anbelangt (wie Sport und Ernährung), ist es relativ einfach, den Sprung zum Menschen zu machen (wenn auch künftige Untersuchungen ergeben könnten, dass dieser oder jener Nährstoff eine von Spezies zu Spezies unterschiedliche Wirkung entfaltet).

Auf der Ebene des Herzens und emotionalen Erlebens hingegen ist die Übertragung aufwendiger. Mäuse und Affen mögen zwar durchaus bestimmte emotionale Grundverfassungen mit uns teilen, doch unser Gefühlsleben ist insgesamt wesentlich vielfältiger und komplexer. Vier Experimente zeigen, wie sich diesbezügliche Forschungen an Tieren auf den Menschen und dessen Neurogenese übertragen lassen. Sie werden sehen, wie leicht es Ihnen fällt, sich in eine Maus oder einen Affen hineinzuversetzen.

Experiment Nr. 1: Hält man eine Maus in einem Käfig mit anderen freundlichen Mäusen, mit denen sie spielen, sich paaren, Dinge erforschen und herumlaufen kann, ist in ihrem Gehirn ein regelrechter neurogener Schub zu verzeichnen. Mit den dabei erzeugten positiven Gefühlen stellen sich eine verbesserte Immunfunktion, ein niedrigerer Blutdruck, eine geringere Anfälligkeit gegenüber Herzkrankheiten sowie andere positive gesundheitsrelevante Biomarker ein.

Für Mäuse liegt ein Schlüsselaspekt einer »anregenden Umgebung« in der Anwesenheit anderer Mäuse. Aber es dürfen nicht einfach irgendwelche Mäuse sein – sie müssen nett sein.

Experiment Nr. 2: Nimmt man eine dieser Mäuse aus dem Käfig heraus und setzt sie zu einer großen, aggressiven Maus, die sie angreift (zu Boden drückt, beißt oder auf andere Weise aggressiv dominiert), gerät sie unter Stress. Lässt man sie auf Dauer mit der großen, aggressiven Maus in einem Käfig, wird der Stress chronisch, und unter dem Einfluss der intensiven Bedrohung gibt sie sehr bald auf und wird depressiv. Fachleute sprechen bei diesem Depressionstyp von »sozialer Selbstaufgabe«. Die Neurogenese schaltet dabei in den Kriechgang.

Doch nicht nur die Neuronenbildung verlangsamt sich. Der Blutdruck steigt, das Risiko von Herzerkrankungen wächst, und die Immunfunktion sowie andere gesundheitsrelevante Biomarker nehmen sehr schnell einen negativen Verlauf. Nach außen hin wirkt die Maus wie ein depressiver Mensch. Sie ist lethargisch, anhedonisch (d. h. weniger an Dingen interessiert, die sie eigentlich als angenehm empfinden müsste), ihr Testosteronspiegel sinkt, und ihr Interesse an Sex und der Erforschung ihres Umfelds ist vermindert. Eine Depression bei Mäusen drückt sich in bemerkenswert ähnlicher Weise aus wie beim Menschen. Und Depressionen – ob bei Mäusen, Affen oder Menschen – gehen Hand in Hand mit einer beeinträchtigten Neurogenese.

Hier zwei weitere Experimente, die sich dem Thema aus einem anderen Blickwinkel nähern.

Experiment Nr. 3: Einem einsamen männlichen Affen wird ein milder Elektroschock verabreicht. Er reagiert mit Stress. Glucocorticoide und andere Stresshormone gelangen in seinen Blutkreislauf, der Blutdruck steigt, und das Immunsystem sackt ebenso wie die Neurogenese-Rate ab. Stellt man demselben Affen aber einen oder zwei andere Affen aus seiner Gruppe beiseite, verändert sich alles. Verabreicht man ihm dann den Elektroschock, ist er durch die Gesellschaft von Freunden entspannter, und der Stresspegel und der Blutdruck sinken rasch wieder ab. Der soziale Beistand stärkt seine emotionale Widerstandskraft. Er ist vor Stress »geschützt« und erholt sich schnell von dem Schock.

Experiment Nr. 4: Gibt man dem Affen anstelle seiner Freunde einen Affen aus einer anderen Gruppe, also einen Fremden, in den Käfig, steigt sein Stresspegel massiv an. Er ist noch höher, als wenn er allein wäre. Er hat noch mehr Angst, sein Blutdruck steigt, die Neurogenese bricht ein.

Gelungene Beziehungen sind neuroprotektiv, lindern Stress und Depressionen und erhöhen die Neurogenese. Schlechte Beziehungen verursachen Stress und Depressionen und vermindern die Neurogenese.

Dies ist das Paradoxe an Beziehungen. Einerseits brauchen wir sie, um Liebe und Zuwendung zu bekommen, Stress abzubauen und uns gut zu fühlen. Gelungene Beziehungen schenken uns die emotionale Stimulation, die wir brauchen, um uns wohlzufühlen – geliebt, geborgen, freudig, interessiert – und die Neurogenese anzuregen.

Andererseits können sie zu einer massiven Stressquelle werden und uns in ein furchtbares emotionales Chaos stürzen. Schlechte Beziehungen verursachen Gefühle von Stress, Angst, Verletztheit, Wut, des Ungeliebtseins und der Depression, und sie verzögern die Neurogenese.

Qualitativ gute Beziehungen sind die Voraussetzung dafür, dass wir uns wohlfühlen, und Emotionen sind unser Schlüssel, sie zu finden und zu kultivieren. Unser emotionales Hirn stellt uns das Steuerungsinstrumentarium zur Verfügung, das es uns erlaubt, in der zwischenmenschlichen Welt zu navigieren. Es lässt uns wissen, welche Gefühle wir ausagieren und welche wir *nicht* ausagieren sollten, von welchen Gefühlen wir uns leiten lassen und welche wir besser überwinden sollten. Dies alles aber setzt voraus zu wissen, wie wir mit unseren Gefühlen in Kontakt kommen können.

Das emotionale Hirn verstehen

Das emotionale Hirn bildet eine Einheit mit unseren beiden anderen Hirnen, dem physischen oder Reptilienhirn, das unseren Körper steuert, und dem Neocortex, der für komplexere Denkprozesse zuständig ist. Doch unter den dreien hat es einen höheren Anteil am Geschehen, als wir es uns gern eingestehen möchten. Statt kühl rational, logisch oder leidenschaftslos zu agieren, sind wir weitaus gefühlsgesteuerter, als wir meinen.

Seit Freud hat die Tiefenpsychologie nie aufgehört, auf die zentrale Rolle von Emotionen für die Psyche zu verweisen. Inzwischen findet sich diese Auffassung von der Neurowissenschaft bestätigt. Menschen haben ein emotionales Hirn oder limbisches System, genau wie Mäuse, Affen und alle anderen Säugetiere. Zugegeben, unser Gefühlsleben ist komplexer und differenzierter, und unsere Fähigkeit zur Steuerung unserer emotionalen Verfasstheit ist deutlich weiter entwickelt. Aber Gefühle steuern und motivieren uns tagaus, tagein. Emotionen spielen eine zentrale Rolle in der Organisation des gesamten Gehirns.

Nach den Erkenntnissen von Dr. med. Daniel Siegel entscheiden Gefühle darüber, welche Leitbahnen sich im Gehirn etablieren. Emotionen erlauben uns, unsere Erfahrungen einzuordnen. Sie bestimmen, wie die Weiterleitung von Informationen und Energien zwischen Hirnsystemen erfolgt, und bündeln die verschiedenen Datenströme – Empfindungen, Gedanken, Erinnerungen, Wünsche, Pläne, Wahrnehmungen – zu einem ganzheitlichen Erlebnis.[5]

Wie wir uns fühlen, gibt unserem Leben seine Färbung. Es beeinflusst alles, was wir tun. Es wirkt sich sogar auf unsere Gesundheit und unser Immunsystem aus. Die Fachrichtung der Psychoneuroimmunologie untersucht, auf welche Weise die Psyche und das Gehirn auf das Immunsystem einwirken. In der Forschungsarbeit der letzten zwei Jahrzehnte hat sich dabei gezeigt, dass unsere Abwehr durch negative und abgespaltene Emotionen massiv beeinträchtigt wird.[6] Optimisten leben länger als Pessimisten (wahrscheinlich weil das Rechnen mit dem schlechtestmöglichen Ausgang eine Art permanenten niederschwelligen Stress verursacht, der die körperlichen Abwehrkräfte schwächt).[7]

Gefühle dienen uns auf unterschiedliche Weise dazu, unsere Erfahrungen einzuordnen:

> Als Informationen. Emotionen geben uns Informationen über die Welt, die wir auf andere Weise einfach nicht erlangen können. Wir mögen noch so intensiv über eine Situation

nachdenken, rein mental können wir sie nur bis zu einem bestimmten Grad erfassen. Die Logik allein verzettelt sich in unzähligen Möglichkeiten. Wir brauchen Gefühle, die uns sagen, wem wir vertrauen können oder welche Daten die entscheidenden sind.

> Als Bewertungsmaßstab. Mithilfe von Emotionen schätzen wir Menschen und Situationen ein. Auf der schlichtesten Ebene sagen uns unsere Gefühle, ob etwas gut oder schlecht ist, ob wir mehr oder weniger von etwas möchten. Gefühle sind der Leitmechanismus der zwischenmenschlichen Welt, in der wir leben.

> Als Kommunikationsform. Wir empfangen und interpretieren laufend die emotionale Verfasstheit der Menschen in unserem Umfeld, und auch wir selbst senden laufend Gefühlsbotschaften an andere. Über den Gesichtsausdruck, den Tonfall, die Körpersprache und andere Signale erfasst die rechte Hirnhälfte sofort und nonverbal, was andere fühlen. Wir scannen unser Umfeld laufend nach emotionalen Signalen ab.[8]

> Als motivierendes Element. Hinter allem, was wir tun oder sagen, steht ein Gefühl. Wenn wir etwas machen, muss es irgendeine Motivation dafür geben. Ob wir uns dessen bewusst sind oder nicht (und oft sind wir es nicht), ist jede freiwillig ausgeführte Aktion in unserem Leben von einem Gefühl motiviert. Sonst würden wir uns nicht zu ihr entschließen.

> Als Handlungsanleitung. Emotionen leiten uns in unserem Handeln an. Aus unseren Gefühlen beziehen wir die Idee für den jeweils nächsten Schritt. Wenn wir nicht fühlen können, wissen wir nicht, was zu tun ist.

> Als sinnstiftender Faktor. Emotionen lassen uns wissen, inwiefern ein Ereignis für uns von Bedeutung ist. Obwohl an der Sinnfindung auch eine kognitive Komponente beteiligt ist, ist es die emotionale Komponente, die uns ein konkretes Gefühl von Sinnhaftigkeit vermittelt. Für die Sinnfindung wie für die

Verarbeitung von Gefühlen sind dieselben neuralen Schalt-
kreise zuständig.
> **Als Integrationsfaktor.** Emotionen bündeln die einzelnen
Stränge unseres Erlebens – denken, empfinden, fühlen, vorstellen – zu einem stimmigen Ganzen, sodass wir die Welt verstehen und ein hochkomplexes Leben führen können.

Die Weisheit von Emotionen

Wir existieren in einem Meer von Emotionen und gestalten unser
Leben so, wie unser Herz uns führt. Unsichtbare Gefühlsströme
umgeben uns immer und jederzeit, so wie Wasser Fische umgibt.
Sie steuern uns mal hierhin, mal dorthin, bringen uns manchen
Menschen näher und zu anderen auf Abstand, treiben uns in diese
Situation und stoßen uns von jener ab.

Emotionen liefern uns das Instrumentarium, um zu bewerten,
ob etwas gut oder schlecht, nährend oder toxisch ist. Emotionen
gehen mit einer Wertung einher: positiv oder negativ. Bisweilen
kristallisieren sich aus unserer emotionalen Verfasstheit spezifische Gefühle wie Wut, Scham oder Angst heraus. Ein andermal ist
unser Empfinden weniger konkret, und wir erleben eher einen
Gefühlsstrom, der entweder positiv oder negativ sein kann. Doch
ob spezifisch oder vage, unsere Gefühle erlauben uns, im Verlauf
des Tages zu erspüren, in welcher Verfassung wir selbst und unser
Umfeld sind.[9]

Nur wenn wir unsere Gefühle verstehen und auf sie hören, ist
es uns möglich, positive Beziehungen einzugehen und uns von negativen fernzuhalten. Wenn wir uns freuen und uns geliebt und
geschätzt fühlen, sind wir wahrscheinlich in einer Beziehung, die
uns emotional nährt und unserem Gehirn guttut. Fühlen wir uns
in einer Beziehung hingegen laufend schlecht und ist es uns nicht
möglich, dies zu verändern, sollten wir uns fragen, ob wir sie wirklich fortsetzen wollen.

Uns gut zu fühlen ist die Voraussetzung für gute Beziehungen

Es besteht ein enger Zusammenhang zwischen einem positiven Lebensgefühl und der Qualität unserer Beziehungen. Mit Freunden, einem Geliebten, Arbeitskollegen, einem Lehrer oder Mentor in positivem Einklang verbrachte Zeit bringt uns in einen Zustand des emotionalen Wohlbefindens: Warme Gefühle von Verbundenheit, Zuwendung oder Liebe, Wertschätzung, Bewunderung und Genuss stellen sich ein.

Wir können uns auch dann gut fühlen, wenn wir allein sind, etwa in der Begegnung mit der Natur oder beim Musikhören. Aber bald schon sehnen wir uns nach anderen Menschen, wir wollen sie an dem, was wir erleben, teilhaben lassen und uns mit ihnen austauschen. Manchmal können wir uns gut fühlen, weil wir einen Erfolg zu verbuchen haben, zum Beispiel wenn wir eine Herausforderung gemeistert, ein Kunstwerk geschaffen oder ein persönliches Ziel erreicht haben. Aber selbst in solchen Momenten hoffen wir in der Regel, dass andere unsere Leistung anerkennen oder an unserer Freude teilhaben.

Wie wir aus der Tiefenpsychologie wissen, hängt unsere emotionale Verfassung vom Zustand unserer zwischenmenschlichen Beziehungen ab. Gibt es Menschen in unserem Leben, die unser wahres Selbst wirklich sehen und lieben, oder versuchen wir, um eines Selbstbilds willen geliebt zu werden, das wir seit unserer Kindheit mit uns herumtragen? Haben wir Freunde, in deren Gegenwart wir uns wirklich entspannen können? Sind wir mit einem Lehrer oder Mentor in Kontakt, der uns in unserer Arbeit oder unserem Leben Unterstützung und Führung gibt? Können wir in Gegenwart eines Menschen, der uns wichtig ist, oder von engen Freunden wirkliche Nähe und Liebe zulassen und uns verletzlich zeigen?

Dies ist ein Thema, mit dem sich die Psychotherapie seit Jahrzehnten befasst, und es gelingt ihr zunehmend effizienter, Menschen Wege aufzuzeigen, um sich aus negativen Zuständen und Beziehungen zu lösen und sich auf positive zuzubewegen.

Liebe verbessert die Neurogenese

In welcher Form auch immer uns Liebe begegnet, ob als romantische oder körperliche Liebe (Sexualität), ob in liebevollen Begegnungen innerhalb der Familie, in Beziehungen zu einem Haustier oder in einer Freundschaft, sie stimuliert die Neurogenese durch Anregung der Oxytocin-Ausschüttung und andere Mechanismen, die noch nicht bis ins Letzte erforscht sind.[10]

Wir alle brauchen Liebe. Während unseres gesamten Lebens – von Augenblick unserer Geburt bis zu unserem letzten Atemzug – ist unser elementares Bedürfnis, zu lieben und geliebt zu werden. Fehlt uns die Möglichkeit dazu, verkümmert etwas in uns. Wie es aussieht, verkümmert auch unser Gehirn ohne Liebe.

Oxytocin vertieft Gefühle von Vertrauen, Empathie und Nähe. Man nennt es auch das »Liebeshormon«, weil es in Augenblicken besonderer Zuneigung ausgeschüttet wird, zum Beispiel:

> unmittelbar nach der Entbindung eines Kindes und während des Stillens
> beim Sex
> während des Orgasmus
> bei Aktivitäten, die das Gefühl von Bindung und Zugehörigkeit stärken
> beim Umsorgen von Kindern
> in engen Beziehungen und tiefem zwischenmenschlichen Austausch
> in Momenten emotionaler Nähe

Angesichts der großen Ähnlichkeit des emotionalen Hirns von Mäusen, Affen und anderen Säugetieren und dem des Menschen liegt die Vermutung nahe, dass Oxytocin auch bei den Bindungsritualen anderer Spezies eine Rolle spielt, und dies ist tatsächlich der Fall.

Die Präriewühlmaus sucht sich einen Partner, mit dem sie ein Leben lang in einer monogamen Beziehung zusammenbleibt. Und zugleich ist sie unter allen Wühlmausarten diejenige, die den höchsten Oxytocinspiegel aufweist. Wühlmäuse mit niedrigem Oxytocinspiegel sind nicht monogam und gehen keine lebenslangen Partnerschaften ein.

Wenn ein Mann und eine Frau sich küssen oder umarmen, schießt ihr Oxytocinspiegel in die Höhe. Dieses Phänomen tritt sogar speziesübergreifend auf. Wenn ein Mensch fünf Minuten lang einen Hund streichelt, weisen sowohl er als auch das Tier einen erhöhten Oxytocinspiegel auf. Oxytocin stimuliert die Neurogenese.[11]

In den meisten Gesellschaften moderner Prägung suchen Menschen nach Erfüllung in einer romantischen Beziehung. Die tiefe Liebe und innige Verbundenheit, die wir in einer intimen körperlichen Beziehung erfahren, übersteigt das, was wir an positiven Gefühlen aus einer flüchtigen Begegnung gewinnen, um ein Vielfaches. Ob wir das Glück haben, unseren »Seelenpartner« zu finden, oder eine solche Liebe nur von kurzer Dauer ist, die Begegnung wird unser Leben für immer verändern.

Wie wir bereits im letzten Kapitel gesehen haben, scheint das Sexualverhalten des Menschen stärker von Gefühlen geprägt zu sein als das von anderen Spezies. Doch selbst Mäuse sprechen auf emotionale Dynamiken an, die die Neurogenese beeinflussen.

Sexuelle und romantische Begegnungen wirken sich auf die Plastizität des Gehirns und die Neurogenese aus. Bei einer bestimmten Rattenspezies genügte eine einzige 30-minütige Interaktion zwischen Männchen und Weibchen, um die Neurogenese anzuregen. Bei weiblichen Ratten reichte es schon aus, sich zwei Wochen lang täglich kurz im Umfeld eines Männchens aufzuhalten. Die meisten Studien mit anderen Säugetieren hingegen ergaben, dass sich erst eine längerfristige sexuelle Beziehung stimulierend auf die Neurogenese auswirkt.[12]

Sexualhormone spielen ebenfalls eine Rolle bei der Bildung neuer Neuronen. Aus Tierversuchen weiß man, dass bei Männchen durch den Aufenthalt im Umfeld von potenziellen Sexualpartnerinnen die Testosteronausschüttung steigt und bei Weibchen ein höherer Östrogenspiegel zu gesteigertem sexuellem Interesse führt.[13] Sowohl Östrogen als auch Testosteron wirken sich auf die Neurogenese aus. Ist mehr davon im Blut, werden mehr Neuronen gebildet.[14]

Männer, aufgepasst: Diesen Abschnitt aufmerksam lesen!
Erstaunlicherweise erhöht sich die Neurogenese-Rate bei männlichen Ratten durch sexuelle Aktivität. Bei Weibchen ist dies jedoch nur dann der Fall, wenn sie die Kontrolle über den Zeitpunkt des sexuellen Kontakts hatten. Konnten sie das Timing nicht selbst bestimmen, wurde ihre Neurogenese durch den Paarungsvorgang nicht stimuliert.[15]

Dies ist eine Erkenntnis mit weitreichenden Folgen. Natürlich spielen beim Menschen emotionale Faktoren eine größere Rolle als bei Nagetieren, sodass sich die Daten womöglich ebenso auf den Mann (zumindest den einen oder anderen) und auf die Frau übertragen lassen. Emotionale Übereinstimmung ist ein entscheidender Faktor beim Sex. Wenn es einem von beiden Partnern beim Akt zu schnell geht, kommt es in seinem Gehirn womöglich nicht zu einer vermehrten Neubildung von Neuronen (obwohl die meisten Menschen beim Sex wohl kaum in erster Linie an die Stimulation der Neurogenese denken dürften).

Auf das Timing zu achten gehört zu einem guten Liebesspiel einfach dazu: Der harmonischen Gleichklang bringt es! Nehmen

Sie sich also Zeit. Warten Sie, bis beide bereit für den nächsten Schritt sind. Im Optimalfall haben beide das Gefühl, die führende Rolle zu spielen. Auf diese Weise wird sichergestellt, dass bei beiden die Neurogenese einen Schub erfährt.

Von der Zweisamkeit zur Elternschaft

Dr. Elizabeth Gould, Professorin für Neurowissenschaft an der Princeton University, hat einen Großteil ihrer Karriere der Erforschung der Neurogenese gewidmet. Zurzeit untersucht sie die neurogenen Auswirkungen der Elternschaft, und zwar insbesondere, auf welchem Wege die Erfahrung selbst sowie die Ausschüttung bestimmter Hormone zu deren Anregung führen und wie widrige, stressauslösende Stimuli sie beeinträchtigen.

Als Dr. Gould von der neurogenen Wirkung von Oxytocin erfuhr, ging sie zunächst davon aus, dass die Elternschaft als Paradeweg der Liebe ebenfalls eine Steigerung der Neurogenese bewirken würde. Doch sie wurde bald eines Besseren belehrt. Die Erfahrung der Elternschaft ist einfach zu komplex, um eine solch pauschale Vermutung zuzulassen.

Selbst die Schwangerschaft, die oft von Gefühlen des Glücks, der Liebe und der Hoffnung begleitet ist, bringt Stress mit sich. Das Gehirn schrumpft in dieser Zeit, findet aber nach der Entbindung zu seiner normalen Größe zurück.[16] Auch bei den meisten Säugetieren vermindert sich die Neurogenese während der Trächtigkeit.[17]

Elternschaft ist eine der erfüllendsten Aufgaben im Leben. Doch wer in der Situation ist, wird bestätigen, wie stressig sie sein kann. Ungeachtet der vielen (an und für sich neurogen wirkenden) Herausforderungen und bereichernden Momente hat sich in Untersuchungen gezeigt, dass die Belastungen für Mütter wie Väter diese Vorteile aufzuwiegen scheinen. Die aktive Elternrolle wirkt sich dämpfend auf die Neurogenese aus.[18] Auf Väter, die sich nicht aktiv an der Erziehung beteiligen, trifft dies interessanterweise nicht zu.[19]

Liebevolle, unterstützende Freundschaften

Oxytocin hat zwar eine neuroprotektive Wirkung gegen Stress. Ab einer bestimmten Schwelle aber reicht dieser Schutz nicht aus, wie wir im Zusammenhang mit der Elternschaft gesehen haben. Dies hilft uns zu verstehen, warum liebevolle, unterstützende Freundschaften eine so bedeutende Rolle spielen. Sie fördern die Neurogenese und wirken Stress entgegen, indem sie dessen schädliche Wirkung abfedern. Wie bei dem Affen in Experiment Nr. 3 sind liebevolle Freunde, unterstützende Kollegen, Lehrer, Mentoren und Gleichgesinnte von entscheidender Bedeutung, wenn es darum geht, mit den Belastungen des Alltags umzugehen.

Es kann leicht passieren, dass wir unsere Freunde als gegeben hinnehmen. Wir sind es gewohnt, Kollegen, Familienmitglieder oder Nachbarn um uns zu haben. Wir leben in einem unsichtbaren Geflecht von Beziehungen. Die meisten von uns sind sich kaum darüber im Klaren, wie wichtig der zwischenmenschliche Austausch für unser Wohlbefinden ist.

Unser ganz persönliches Beziehungsnetz trägt uns. Es nährt uns, vermittelt uns das Gefühl, wahrgenommen und verstanden zu werden, Resonanz und Unterstützung zu finden. Der tiefenpsychologische Analytiker Dr. med. Heinz Kohut verglich unser Bedürfnis nach unterstützenden, liebevollen Beziehungen einmal mit unserem Bedürfnis nach Sauerstoff. Ohne ihn sterben wir binnen kurzer Zeit. Ohne eine tragfähige Beziehung zeigen sich selbst nach einer einzigen Woche der Isolation Risse in unserer Selbststruktur, und sie zersplittert. Unsere Ängstlichkeit und Neigung zu Scham wächst, und wir reagieren verletzlich auf die kleinste Widrigkeit. Gute Beziehungen hingegen machen unser Selbst stark, in sich ruhend und widerstandsfähig.

Wir *können nicht* alles allein machen. Bis in die 1960er- und 1970er-Jahre propagierte die Psychologie ein Ideal von seelischer Unabhängigkeit und Autonomie, das heute als extrem unrealistisch und völlig falsch angesehen wird. In dem Maß, wie sich unser Verständnis der Psyche vertieft hat, setzte sich die Erkenntnis durch, dass der Mensch in seinem Wesenskern auf Beziehungen programmiert ist. Nur durch sie können wir wachsen und unseren Individuationsprozess vollziehen. Die Individuation steht unserem Bedürfnis nach Beziehungen nicht entgegen, sondern hängt von diesen ab. Wir mögen nicht abhängig von einer spezifischen Beziehung sein, aber wir sind als Menschen voneinander abhängig. In unseren Beziehungen und durch sie kommt unser Selbst voll und ganz zur Entfaltung.

Wir brauchen andere Menschen. Wir sind auf sie angewiesen, um uns wohlzufühlen. Sie helfen uns, unsere Gefühle zu verarbeiten und unsere Stressbelastung zu regulieren. Bei ihnen können wir Trost finden, wenn wir deprimiert sind, und Liebe geben und empfangen. Wenn nötig, können wir auch allein leben, aber dies hat einen hohen emotionalen und physischen Preis. Menschen sind wesentlicher Bestandteil einer anregenden Umgebung – der wichtigste überhaupt.

Wir brauchen eine Bandbreite von Beziehungen. Unser Selbst ist komplex und hat viele Facetten. Wir verfügen über eine ganze Palette von Unterpersönlichkeiten. Unterschiedliche Persönlichkeitsanteile wollen auf verschiedene Weise emotional genährt werden und verlangen nach jeweils ganz eigenen Beziehungsformen. So brauchen wir in erster Linie folgende Arten von Beziehungen:

> einen Liebespartner
> enge, vertraute Freunde, in deren Gegenwart wir uns verletzlich zeigen können
> unterstützende Kollegen
> Nachbarn, Gleichgesinnte, Familienmitglieder
> Lehrer, Mentoren, Leitfiguren, Rollenvorbilder

Liebe ist die Grundnahrung des Selbst, und sie begegnet uns in vielerlei Formen. In einem Netz von vielfältigen Beziehungen kommen alle Aspekte unserer Persönlichkeit auf ihre Kosten.

Mittlerweile gibt es eine Fülle von Untersuchungen, die die Bedeutung guter Beziehungen für unsere emotionale und physische Gesundheit bestätigen. Aus dem Bereich der Psychoneuroimmunologie steht uns eine Fülle von Studien zur Verfügung, die zeigen, wie sehr liebevolle, unterstützende Beziehungen unsere Abwehrkräfte stärken und belastende Beziehungen sie schwächen. Positive Beziehungen wirken sich positiv auf die Gesundheit und das Wohlbefinden aus.[20]

Je mehr Liebe es in unserem Leben gibt, desto besser funktioniert die Neurogenese. Ist es nicht auch logisch, dass unser Gehirn mit Liebe besser gedeiht?

Negative Beziehungen und Gefühlszustände vermeiden

Es gibt viele Beweise dafür, dass negative Beziehungen sich ungünstig auf die Neurogenese auswirken. Sind sie richtig schlimm oder lösen massiven Stress aus, können sie sogar eine neurotoxische Wirkung entfalten und Hirnzellen zum Absterben bringen.[21]

Es gibt »guten« und »schlechten« Stress. Guter Stress hält sich in Maßen und ist vorübergehend. Schlechter Stress ist hoch intensiv und chronisch. Wie Sport die Muskulatur belastet und zugleich kräftigt, kann uns emotionaler Stress aufbauen, neue Ressourcen erschließen und uns insgesamt stärken. Chronischer Stress aber ist auf die gleiche Weise gefährlich wie permanente, unablässige körperliche Anstrengung – sie schwächt und zerstört letztlich Muskelgewebe. Genauso kann akuter (kurzfristiger) Stress dem Gehirn einen Wachstumsschub geben und die Neurogenese verbessern, während chronischer Stress sie verlangsamt und sogar neurotoxisch wirken kann.

Die Übertragung dieser Erkenntnis auf Beziehungen ist nicht ganz einfach, denn diese sind zugleich Stressquelle und Schutz vor Stress. Worauf es ankommt, ist, die Beziehungen zu suchen, die uns entlasten, und solche zu meiden, die uns belasten.

Verschiedene Arten von belastenden Beziehungen
Beziehungen, die chronische Gefühle von Angst, Beunruhigung, Wut oder Scham auslösen, empfinden wir meist als belastend. Ob es sich um einen kritischen Lehrer, einen übergriffigen Kollegen, einen kontrollierenden Lebenspartner, einen dominanten Chef oder einen Bekannten handelt, der uns ständig die eigene Überlegenheit fühlen lässt, belastende Beziehungen verletzen uns im Herzen wie im Hirn.

Ein einzelner Zwischenfall, den wir als Erniedrigung oder Schikane empfinden, bringt unser Gehirn noch nicht zum Schrumpfen, sonst wäre jeder von uns geschädigt. Nur wenn wir laufend und regelmäßig einer toxischen Beziehung ausgesetzt sind, beeinträchtigt das die Neurogenese und schafft jene Art von Stress, die das Gehirn schrumpfen, das Immunsystem leiden und Depressionen entstehen lässt. Je früher im Leben dies geschieht, desto größer ist im Allgemeinen der Schaden. Sexueller Missbrauch oder körperliche Misshandlungen können zu lebenslangen Veränderungen in der Hirnstruktur führen und neben einer chronischen posttraumatischen Belastungsstörung die Schrumpfung des Hippocampus zur Folge haben.

Wir wissen derzeit nicht, wie stark oder schwach eine Einwirkung sein muss, um die Neurogenese zum Stagnieren zu bringen. Jeder Mensch hat seine eigene Sensibilitätsschwelle, und manche vertragen Stress besser als andere. In der Tat gehen manche Menschen aus belastenden Situationen gestärkt hervor, während andere von dem gleichen Erlebnis eine posttraumatische Belastungsstörung davontragen und für den Rest ihres Lebens unter Ängsten leiden.

Fest steht jedoch, dass chronisch belastende Beziehungen unserem Gehirn nicht guttun.

Massiver Stress tötet Nervenzellen ab.[22] Neu gebildete Neuronen sind am stressanfälligsten, und sie scheinen als erste abzusterben, wenn wir in unseren zwischenmenschlichen Beziehungen in Bedrängnis geraten.

Ob wir in einer über- oder untergeordneten sozialen Stellung sind, spielt eine wichtige Rolle für die Neurogenese. Bringt man eine Anzahl von Gibbons in ein Gehege, baut sich unter diesen sofort eine Rangordnung auf. Die ranghöheren Tiere haben den geringsten Stress, und ihre Neurogenese funktioniert am besten. Bei den Tieren am unteren Ende der Hierarchieleiter hingegen sind Neurogenese und Immunabwehr vermindert, sie haben ein höheres Herzerkrankungsrisiko und leiden vermehrt an Depressionen.[23]

Zu noch erschreckenderen Ergebnissen kommen Studien zum sogenannten *Bullying*, also der sozialen Unterdrückung durch andere. Zwingt man eine Maus oder einen Affen, mit einem aggressiven, schikanösen Artgenossen zusammenzuleben, gerät das Tier unter Stress und wird depressiv, und die Neurogenese verlangsamt sich.[24] Wiederholte chronische soziale Unterdrückung hat starke negative Folgen für die Neurogenese und das Immunsystem und erhöht das Depressionsrisiko.[25]

Gibt es vor dem Peiniger kein Entrinnen, bleibt als einzige Alternative, sich abzukapseln und abzuschalten. Die Neurogenese kommt dabei beinahe vollständig zum Erliegen. Stellen wir uns vor, wir wären alt und hilfsbedürftig und man würde uns in ein Pflegeheim mit übergriffigem Personal stecken. Es gibt kein Entrinnen. Natürlich steigt in einer solchen Situation die Depressionswahrscheinlichkeit!

Am unteren Ende der Rangordnung zu sein dämpft die Neurogenese über eine Reihe unterschiedlicher Mechanismen. Rangniedrige Männchen haben einen geringeren Testosteronspiegel, und ist weniger Testosteron vorhanden, werden weniger neue Neuronen gebildet. Gleichzeitig haben sie mehr Stresshormone wie Glucocorticoide im Blut. Auch hierdurch vermindert sich die Neurogenese. Manche der Tiere werden durch den Stress depressiv, und auch das steht mit einer reduzierten Neurogenese in Zusammenhang. Und natürlich wirken sich Gefühle wie Hoffnungslosigkeit, Verzweiflung, Pessimismus und Hilflosigkeit allesamt negativ auf das Immunsystem aus, was zur vermehrten Ausschüttung von Glucocorticoiden führt und die Neubildung von Nervenzellen weiter zurückgehen lässt.

In einer klassischen Studie aus Großbritannien begleitete Professor Michael Marmot über 40 Jahre hinweg 18 000 Männer, die als Beamte im Staatsdienst beschäftigt waren. Diejenigen in den höheren Positionen waren gesünder als diejenigen in den niedrigeren Gehaltsstufen, und bei Letzteren war zudem das Risiko, vorzeitig zu sterben, erhöht. Es gab ein »soziales Gesundheitsgefälle«. In der Folgezeit durchgeführte Untersuchungen an Frauen kamen zu ähnlichen Ergebnissen.[26]

Einen der oberen Ränge der sozioökonomischen Leiter innezuhaben wirkt sich wahrscheinlich förderlich auf die Neurogenese aus. Wer aber in der Hierarchie am unteren Ende steht, hat deutlich schlechtere Neurogenese-Werte.

Soziale Instabilität ist eine weitere Form von gesellschaftlich bedingtem Stress, der die Neurogenese beeinträchtigt. Geraten die Regeln des sozialen Gefüges ins Wanken oder werden wir laufend in ein neues soziales Umfeld verpflanzt, sodass wir uns immer wieder neuen Realitäten zu fügen haben, verlangsamt sich die Neubildung von Neuronen.[27] Schnelle Jobwechsel oder sich rasch verändernde gesellschaftliche Rahmenbedingungen lassen keinen Aufbau von verlässlichen Rangordnungen zu, sodass wir nicht wissen, wo unser »Platz« im sozialen Gefüge ist. Der durch instabile Beziehungen ausgelöste, konstante Stress (man stelle sich nur vor, wie es einem Auswanderer oder Flüchtling in dem neuen

Land geht) fordert seinen Tribut im Gehirn. Ein gewisses Maß an Stabilität, Sicherheit und Verlässlichkeit trägt zur Aufrechterhaltung der Neurogenese bei.

Chronischer Ärger und Feindseligkeit sind schlecht fürs Gehirn

Forschungen in einer weiteren Richtung haben gezeigt, dass sich chronische Gefühle von Ärger, Feindseligkeit, Zorn und Verärgerung negativ auf Gehirn und Herz auswirken und wahrscheinlich auch die Neurogenese beeinträchtigen. Bei Menschen und Gibbons, die chronische Formen von Feindseligkeit, Wut oder eine Neigung zu Zornesausbrüchen zeigen, ist aufgrund der Überstimulation des Stresssystems das Risiko von Herz-Kreislauf-Erkrankungen erhöht.

Die von chronischer Wut ausgelöste vermehrte Ausschüttung von Stresshormonen und Glucocorticoiden entspricht just dem Profil, das für eine verminderte Neurogenese typisch ist.[28] Obwohl wir noch nicht mit absoluter Sicherheit sagen können, dass chronische Wut und Feindseligkeit die Neubildung von Neuronen beeinträchtigen, ist mit hoher Wahrscheinlichkeit davon auszugehen. Wenn wir hochsensibel auf jeden möglichen Wutauslöser reagieren oder auch nur ein Mensch in unserem Umfeld zu solchen Reaktionen neigt, sollten wir dringend etwas dagegen unternehmen bzw. Distanz schaffen.

Die Psychotherapie ist bemerkenswert erfolgreich darin, Menschen Auswege aus der Wut aufzuzeigen oder zu erreichen, dass sie auf die richtigen Dinge wütend werden, statt in generelle Wutreaktionen zu verfallen. Wenn Sie in einer Beziehung mit einem »Zornaholiker« leben und Sie ihm raten, sich Hilfe zu holen, ersparen Sie sich und ihm damit unter Umständen unnötigen Verschleiß am Gehirn.

Menschen sind keine Affen, aber wir sind alle Tiere

Die geschilderten Erkenntnisse aus Tierexperimenten auf den Menschen zu übertragen scheint denkbar einfach:

Wer am Rand der Gesellschaft lebt, diskriminiert wird oder einen niedrigen sozioökonomischen Status hat, erlebt mehr Stress, ist kränker und leidet an einer verminderten Neurogenese. Das stimmt weitgehend. Aber damit ist die Geschichte noch nicht zu Ende.

Menschen haben unterschiedliche Identitätsdimensionen. Fachleute sprechen vom Phänomen der sogenannten Intersektionalität, etwa wenn ein übergriffiger Chef einer Frau am Arbeitsplatz zwar Stress bereitet, sie aber abends als Yogalehrerin tätig ist und bei ihren Schülern sehr viel Anerkennung genießt. In Armut zu leben mag für einen hungernden Künstler eine bewusst gewählte Lebensform sein, wenn er das Schaffen von Kunstwerken für sinnvoller hält als das Geldverdienen. In der Großelternrolle Wertschätzung für die Betreuung einer Schar von Enkeln zu erfahren mag die Tatsache, alt zu sein, so sehr in den Hintergrund treten lassen, dass es auch im übrigen Alltag gar keine Rolle spielt. Ein stark nach innen orientiertes, auf Meditation oder Religiosität ausgerichtetes Leben mag finanzielle Kargheit lediglich als kleines Übel erscheinen lassen. Armut kann auch für jemanden dadurch vorübergehend erträglich sein, dass er fest an eine unmittelbar bevorstehende rosige Zukunft glaubt.

Menschen können auf eine Weise mit Stress umgehen, die Gibbons verwehrt bleibt. Unsere innere Einstellung, die Fähigkeit, uns über andere Erfahrungen und die Erschließung von alternativen Kraftquellen einen Ausgleich zu schaffen, die Möglichkeit, unsern Weg auf vorausschaubare Weise zu planen und dadurch ein Gefühl der Beherrschbarkeit zu schaffen – all dies macht es schwer, absolute Aussagen zu treffen. Es ist von Mensch zu Mensch verschieden, über wie viele innere Ressourcen er verfügt. Was für die meisten Menschen zutrifft, gilt nicht für alle.

Chronischen Stress zu reduzieren ist entscheidend für die Hirngesundheit und die Steigerung der Neurogenese. Es gibt eine Vielzahl von Methoden zum Stressabbau, und ich will Ihnen im Folgenden einen Überblick darüber geben, worauf es dabei im Wesentlichen ankommt.

Zunächst ist es wichtig, sich eine Form von Auszeit zu nehmen und auf einen anderen Fokus zu konzentrieren, damit der Körper in seine homöostatische Balance zurückfinden kann. Sport, Yogastunden, ein Campingausflug, ein Nachmittag in der Natur, ein Meditationskurs, Squaredancing, Musik – was immer Ihnen Spaß macht und es Ihnen erlaubt, den Alltag für eine Weile hinter sich zu lassen, hilft dem Körper, zur Ruhe zu kommen und Spannung abzubauen.

Darüber hinaus empfiehlt es sich, möglichst viele der folgenden Punkte in den Alltag einfließen zu lassen:

> Kontrolle. Kontrollverlust wird als Stress erlebt. Unternehmen Sie alles, um in der belastenden Situation zu einem gewissen Grad die Kontrolle zurückzuerlangen.
> Vorhersehbarkeit. Versuchen Sie, mehr Informationen zusammenzutragen, die die Vorhersehbarkeit der jeweiligen Situation erhöhen, zum Beispiel, wie lange sie voraussichtlich dauert, wie intensiv die Erfahrung sein wird und was alles passieren könnte.
> Interpretation und Einordnung. Interpretieren Sie die Situation, in der Sie sich befinden, und ordnen Sie sie ein: Ist sie wichtig oder nebensächlich?
> Optimismus. Wenn abzusehen ist, dass sich die Lage bessert, wird alles erträglicher. Die kommende Entwicklung hingegen in negativem Licht zu sehen erhöht den Stress.
> Soziale Unterstützung. Wie der Affe in Experiment Nr. drei brauchen wir soziale Unterstützung, um Stress abzufedern. Es

muss sich um echte Unterstützung von Menschen handeln, denen wir wirklich etwas bedeuten.

> Entspannungsreaktion. Der Körper muss nach jeder Anspannung in sein homöostatisches Gleichgewicht zurückfinden, zur Ruhe kommen und sich entspannen. Lernen Sie, verspannte Muskeln zu lockern, reduzieren Sie den Konsum von Stimulanzien, praktizieren Sie Meditation, Yoga und andere Entspannungstechniken.

> Körperliche Aktivität. Aerobe Übungen stimulieren den Körper und erlauben ihm, in seine gesunde homöostatische Balance zurückzufinden. Andere Formen von körperlichem Training wie Kraft- und Dehnübungen sind ebenfalls hilfreich.

> Elektronische Geräte abschalten. Dauernd online zu sein löst digitalen Stress aus, der das Nervensystem beeinträchtigt. Legen Sie Pausen ein, sodass sich Ihr Nervensystem außerhalb der Reichweite von Handys, Tablets und Computern wieder normalisieren und zu seinem eigenen Rhythmus zurückfinden kann.

Obwohl in jeder Situation die Hoffnung besteht, bessere Bewältigungsstrategien zu entwickeln, leidet die Neurogenese unter dem realen Stress und den Gefühlen von Angst, Einschüchterung, Wut und Verletzung, die sich in negativen Beziehungen einstellen. Man mag dies kompensieren und die toxischen Wirkungen teilweise lindern können, doch die schädlichen Folgen werden dadurch allenfalls gemildert. Das positive neurogene Potenzial geht verloren. Wesentlich besser ist es, dieser Art von Beziehungen in Ihrem Leben weniger Raum zu geben.

Toxische Beziehungen vergiften unser Gehirn. Eine kürzlich durchgeführte Studie hat ergeben, dass stressbehaftete Beziehungen – ob mit dem Ehepartner, Kindern, Kollegen oder Nachbarn – zu sehr viel höheren Sterberaten führten.[29] Die Lösung liegt nicht darin, sich generell von allen zwischenmenschlichen Kontakten zurückzuziehen, denn der von Isolation und negativen Beziehungen ausgelöste Stress hält sich in etwa die Waage. Im Idealfall gelingt es uns, toxische Beziehungen auf ein Minimum zu begrenzen und ein Maximum an positiven Beziehungen aufzubauen.

Isolation und Einsamkeit

Menschen sind auf Beziehungen programmiert. Positive, liebevolle Beziehungen in der Kindheit und im Erwachsenenalter stehen mit besseren gesundheitlichen Parametern, einem robusteren Immunsystem und einem höheren Maß an Zufriedenheit mit dem eigenen Leben in Zusammenhang. Menschen, die in einer liebevollen romantischen Partnerschaft leben oder enge Freundschaften pflegen, leben länger als Menschen, die alleinstehend und isoliert sind.[30] Das Abreißen der sozialen Kontakte und die Einsamkeit sind gravierendere Risikofaktoren für Bluthochdruck und Herz-Kreislauf-Erkrankungen als das Rauchen oder die Ernährung.[31]

Sozialen Wesen wie Säugetieren, und allen voran Primaten, ist das Bedürfnis nach Beziehungen in die DNA eingeschrieben. Es ist inzwischen wissenschaftlich umfangreich dokumentiert, wie wichtig Beziehungen für das Gehirn und die Psyche sind. Aus Forschungen der verschiedensten Fachrichtungen, unter anderem der Entwicklungspsychologie, Säuglingsforschung, interpersonalen Neurobiologie, Tiefenpsychologie und Psychopathologie, wissen wir, dass der Mensch von seinem Wesen her beziehungsorientiert ist. Erfolg im Leben ist stärker mit sozialer Intelligenz verknüpft als mit irgendeinem anderen Faktor.[32] Die Unfähigkeit, Beziehungen einzugehen, gilt bei vielen psychischen Störungen als diagnostisches Krankheitsmerkmal, unter anderem bei Autismus, Schizophrenie und anderen Psychosen.

Stressbehaftete Beziehungen sind zwar schwierig, aber wer darin lebt, tritt zumindest mit irgendjemandem in Beziehung. Allein und einsam zu sein führt in ganz andere Dimensionen von Mangel. Kurze Phasen von Isolation verursachen jene Art von mäßigem, zeitlich begrenztem Stress, der sich im Hinblick auf die Neurogenese entweder gar nicht auswirkt oder sie sogar steigert. Langfristige Isolation aber führt zu einer massiven Beeinträchtigung der Neurogenese.

An verschiedenen Säugetierarten wurde eine verminderte Neurogenese nach chronischer Isolation beobachtet.[33]

Treten die Isolation und der Mangel an sozialen Kontakten während der Kindheit auf, sind die Auswirkungen auf die Neurogenese noch verheerender. Dies kann jedoch durch das Etablieren von sozialen Kontakten wieder ausgeglichen werden.[34]

Die allerstärksten bekannten Neurogenese-Stimulatoren reichen nicht aus, um die immens destruktiven Auswirkungen von sozialer Isolation auszugleichen. Ich hoffe, meine Leserschaft nicht zu ermüden, wenn ich es hier noch einmal sage: Den größten Schub erfährt die Neurogenese durch aerobes Training. Aber selbst Laufen und aerobe körperliche Aktivität vermögen bei isoliert lebenden Ratten die Neurogenese nicht zu steigern.[35]

Durch unsere Beziehungen wird uns so viel positive Stimulation zuteil. Sie bieten Anregung auf der physischen, emotionalen, mentalen und spirituellen Ebene und bereichern jede Begegnung mit ihrer Komplexität und ihren Lernmöglichkeiten. Unser Selbstwertgefühl wird gestärkt und Stress reguliert, wir erleben uns als Teil einer Gemeinschaft und fühlen uns wohl, geschätzt und geliebt. Ohne diese emotionale Nahrung verkümmern wir. Die Neurogenese verlangsamt sich in dem Maße, wie sich unser Herz verschließt.

Vision für die Zukunft

Gefühlserziehung wird ab der ersten Klasse als Schulfach für alle Kinder eingeführt. Der konstruktive Umgang mit Konflikten und Wut, das Zulassen von emotionaler Verletzlichkeit und Nähe in der Begegnung mit engen Freunden und innerhalb der Familie, die Vertiefung der Liebes- und Empathiefähigkeit – auf all diese Kompetenzen, die eine zwischenmenschliche Verbundenheit auf der Gefühlsebene ermöglichen, wird man sehr großen Wert legen. Infolge der stärkeren emotionalen Bewusstheit wird es keinerlei Formen von Kindesmissbrauch mehr geben, und wenn es zu traumatischen Erlebnissen oder großem Stress kommt, wird man sich damit sofort befassen und die Verletzungen entsprechend bearbeiten.

Dass sich ein Mensch über den anderen erhebt, wird Relikt einer vergangenen Ära sein, genauso wie die Menschheit das Kriegführen überwunden haben wird. Und obwohl es in Unternehmen weiterhin Hierarchien geben wird, werden sich die Menschen doch stets auf allen Ebenen völlig gleichberechtigt begegnen. Das Anhäufen und Horten von großen Reichtümern nur zum eigenen Nutzen wird als eine kindische Schwäche belächelt werden, die man längst abgelegt hat, da jeder danach strebt, sich im Einsatz für das Wohl aller zu verwirklichen.

 ## ZUSAMMENFASSUNG

Die Botschaft, die Sie aus diesem Kapitel mitnehmen können: Sich wohlzufühlen und gute Beziehungen zu haben regt die Neurogenese an. Sich unwohl zu fühlen und schlechte Beziehungen zu haben schwächt sie ab. Wir müssen alles daransetzen, die Kompetenzen zu entwickeln, die es uns erlauben, authentische Liebe, unterstützende Beziehungen und zufriedenstellende Formen von Arbeit und Spiel in unser Leben einziehen zu lassen und gleichzeitig negative Beziehungen und Formen von Arbeit und Spiel zu transformieren oder zu reduzieren.

Ein neurowissenschaftliches Fachjournal fand hierzu die folgende Formulierung: »Es scheint, dass akute und chronische soziosexuelle Interaktionen als positive Stimuli die Zellproliferation und -überlebensrate in bestimmten Hirnregionen fördern; widrige soziale Interaktionen hingegen führen zu psychosozialem Stress und beeinträchtigen die Neurogenese beim Erwachsenen.«[36] Ich hätte es selbst nicht besser formulieren können.

KAPITEL 6

GEIST

Der menschliche Geist ist der Kronschatz der Evolution. Wissenschaft, Kunst, Kultur, Sprache und ein komplexes, gut entwickeltes Selbst gehören mit zu seinen höchsten Errungenschaften. Erst unser Geist macht uns zum Menschen.

Wenn wir neue Dinge lernen, wird der Geist stimuliert und die Neurogenese angeregt.[1] Indem Sie dieses Buch lesen und mehr über die Neurogenese lernen, steigern Sie jetzt, in diesem Augenblick, die Neubildungsrate von Neuronen.

Neues zu lernen ist Teil der »anregenden Umgebung«, die es neu gebildeten Nervenzellen erlaubt, zu überleben und sich gut zu entwickeln. Für den Menschen muss ein solches Umfeld physische, emotionale, mentale und spirituelle Stimulation bieten. Eine umfassende Entwicklung des Gehirns erfordert eine Ansprache auf allen Ebenen. Doch die mentale Anregung nimmt unter diesen vier Säulen eine besondere Stellung ein, denn wie Aristoteles so schön sagte: Der Mensch ist ein »rationales Wesen«.

Unseren Geist aktiv einzusetzen, zahlt sich zweifach aus: Erstens fördert es die Neurogenese, und zweitens erweitert es unseren Horizont. Wenn wir Neues über die Welt erfahren, in der wir leben, weitet sich unser Blickwinkel, und wir gewinnen eine umfassendere Perspektive.

Nirgends trifft der Spruch *Use it or lose it* (»Was du nicht benutzt, geht dir verloren«) mehr zu als auf unseren Geist. Kognitive Tests haben ergeben, dass unsere mentalen Fähigkeiten zu zwei Schlüsselmomenten in unserem Leben einen Rückschritt verzeichnen:

> nach dem Verlassen der Schule
> nach dem Ausscheiden in den Ruhestand

In beiden Fällen geht es um die Frage, zu welchem Grad wir unseren Geist benutzen. Lässt unser mentales Engagement nach, werden wir langsamer im Kopf, und die Neurogenese reduziert sich. Aber festzuhalten ist: Nicht jeder baut auf diese Weise geistig ab. Wer seinen Geist weiterhin fordert, erlebt zu diesen Zeitpunkten *keinen* Einbruch der kognitiven Leistungskraft.

Natürlich wollen wir unsere mentalen Fähigkeiten so gut wie möglich schärfen und so lange wie möglich klar und fit im Kopf bleiben. Neuere wissenschaftliche Untersuchungen zeigen, dass Einbußen der kognitiven Leistungsfähigkeit beinahe komplett vermeidbar sind. Manche Menschen sind noch mit 90 Jahren klar, fokussiert und geistig voll auf der Höhe und zeigen keinerlei Anzeichen für einen Abbau der kognitiven Funktionen. In diesem Zusammenhang überwiegen Faktoren des Lebensstils den Einfluss der Gene bei Weitem. Und obwohl es besser ist, so früh wie möglich im Leben damit anzufangen, den Geist zu trainieren, die Neubildung von Neuronen anzuregen und die kognitiven Fähigkeiten zu erweitern, ist es nie zu spät dazu.

Jim

Jim war Ende 40 und hatte in den letzten 20 Jahren im Hightech-Business Karriere gemacht. »Seit Kurzem«, so eröffnete er mir in unserer ersten Sitzung, »bin ich geistig nicht mehr richtig auf der Höhe. Ich habe das Gefühl, nicht mehr so fit im Kopf zu sein wie früher. Irgendeiner von den 20- und 30-Jährigen in meiner Firma ist mir ständig auf den Fersen. Die Technologiebranche ist etwas für junge Leute, und der Gedanke deprimiert mich, dass ich zu alt für ein Gebiet bin, das mich total fasziniert.«

In den vorangegangenen sechs Monaten hatten sich Jims Depressionen verschlimmert, aber er hielt seinen Zustand vor seinen Kollegen verborgen. »Es fällt mir schwerer, morgens aus dem Bett zu kommen. Mein Gedächtnis funktioniert nicht mehr so gut wie früher. Manchmal kann ich mich nicht einmal mehr zum Arbeiten aufraffen. Dann sitze ich einfach nur vor dem Bildschirm und surfe im Netz. Es kann so nicht weitergehen. Langsam verzweifle ich.«

Wir schauten uns alle Aspekte von Jims Leben an. Er erklärte sich bereit, mit einem körperlichen Trainingsprogramm zu beginnen, seine Ernährung im Sinne der in diesem Buch beschriebenen Regeln umzustellen und sich jeden Tag im Hinblick auf eine Stressreduktion etwas Zeit zum Meditieren zu nehmen. Auffallend war jedoch, wie groß seine innere Distanz zu seinem Job war. Er hatte sich immer gesagt, dass es nicht darauf ankam, an welchem Projekt er gerade arbeitete; es waren die technischen Probleme, die ihn reizten. Doch in dem Maße, wie er mehr von sich erzählte, wurde klar, dass er seine Karriere in eine Richtung hatte gehen lassen, die ihn nicht im Geringsten interessierte. Die mentale Herausforderung in seinem Berufsalltag war einem Gefühl der Sinnlosigkeit und Langeweile gewichen.

Wir sprachen darüber, was er tun müsse, um zu diesem Zeitpunkt seiner Karriere eine Kurskorrektur vorzunehmen. Er war leidenschaftlich interessiert an einem Thema, dem er Jahre zuvor den Rücken gekehrt hatte – dem Kartografieren mittels Geoinformationssystemen. Bei dem Gedanken, sich wieder in dieser Richtung zu orientieren, fingen seine Augen zu leuchten an. »Ich kann meine Firma überreden, mir ein paar Schulungen zu bezahlen, damit ich den Anschluss wieder kriege«, sagte er. »Es wird eine Weile dauern, aber von der Vorstellung, wieder auf dem Gebiet tätig zu sein, bin ich begeistert.«

Sechs Monate später war er ein ganz anderer Mensch. »Ich kann kaum abwarten, morgens aus dem Bett zu springen und an die Arbeit zu gehen«, sagte er eines Tages. »Mir war nie bewusst, wie wichtig es ist, Spaß an der Arbeit zu haben. Klar, ich betreibe mehr Sport und ernähre mich gesünder, aber mich wieder mit Geoinformationssystemen zu befassen fordert mich geistig heraus, und das fühlt sich soooo gut an.« Er strahlte. »Meinen Kopf auf diese Weise zu gebrauchen ist einfach großartig. Ich habe jetzt das Gefühl, mehr als je zuvor auf der Höhe der Zeit zu sein. Es ist, als hätte ich meine geistigen Fähigkeiten wiedergefunden.«

Mentale Funktionen

Bevor wir uns den besten Übungen zur Steigerung der geistigen Fitness und Neurogenese zuwenden, lassen Sie uns zunächst einen Blick auf die wichtigsten mentalen Funktionen werfen, die wir täglich brauchen und uns erhalten müssen. Hierzu gehören:

> exekutive Funktionen (z. B. Lösen von Problemen, Planen, Impulshemmung, logisches Denken, Arbeitsgedächtnis, Flexibilität, Entscheidungsfindung)
> Kurz- und Langzeitgedächtnis
> emotionale Regulation
> Aufmerksamkeit und Konzentration

> fluide Intelligenz
> kristalline Intelligenz

Diese Begriffe sind nicht selbsterklärend, schauen wir sie uns also einmal näher an.

Exekutive Funktionen. Diese sind dem entwicklungsgeschichtlich jüngsten Areal des menschlichen Gehirns zugeordnet, dem präfrontalen Cortex, der Teil des Neocortex ist. Die exekutiven Funktionen erlauben es uns, die Zukunft zu planen und die sofortige Bedürfnisbefriedigung im Hinblick auf eine größere zukünftige Befriedigung aufzuschieben (z. B. um ein Geschäft aufzubauen oder ein Studium zu absolvieren). Sie geben uns die Möglichkeit, mit verschiedenen Faktoren zu jonglieren, um die beste Lösung zu finden. Sie hemmen unsere Neigung zu impulsivem Handeln und geben uns die Fähigkeit, logisch zu denken, unterschiedliche Herangehensweisen abzuwägen und uns für den optimalen Kurs zu entscheiden.

Arbeitsgedächtnis. Dieses ermöglicht uns, mehrere Dinge gleichzeitig im Kopf zu behalten und uns damit zu befassen. So wissen wir zum Beispiel, dass wir verschiedene Aufgaben zu erledigen haben: Lebensmittel einkaufen; im Drogeriemarkt, der Bank und bei der Reinigung vorbeischauen; eine Sache bei einem Freund abholen; und tanken. Wir planen die sinnvollste Route, um unsere Aufgaben zu erledigen, und bedenken, dass wir die Lebensmittel zuletzt einkaufen, damit der Wildlachs nicht den ganzen Nachmittag im heißen Auto liegt. Das Arbeitsgedächtnis ermöglicht es uns, all diese Dinge im Kopf zu behalten, während wir unsere Liste abarbeiten.

Das Arbeitsgedächtnis lässt uns mehrere Informationen im Kopf behalten und damit entsprechend den jeweiligen Erfordernissen umgehen. Es geht hier um kurzfristige Abläufe und begrenzte Kapazitäten, die leicht von Ängsten oder Stress überlagert werden können. Im Arbeitsgedächtnis können wir an den Details von Informationen arbeiten. Obwohl es sich hier um eine eigenständige Funktion handelt, wird sie im Kontext mit anderen kognitiven Fähigkeiten wie Intelligenz und Aufmerksamkeit betrachtet.[2]

Kurz- und Langzeitgedächtnis. Unser Kurzzeitgedächtnis ist wie ein Notizblock, der es uns erlaubt, Informationen für kurze Zeit – etwa 20 bis 30 Sekunden – festzuhalten. Die meisten Menschen können sich etwa sieben Dinge, plus/minus zwei, merken. Im Langzeitgedächtnis hingegen ist Platz für eine riesige Menge von Informationen. Doch um diese dort einspeichern zu können, müssen wir sie erst vom Kurzzeitgedächtnis dorthin überführen. Das Langzeitgedächtnis umfasst das explizite (deklarative) Gedächtnis, das die Dinge enthält, die wir uns jederzeit bewusst in Erinnerung rufen können, und das implizite (prozedurale) Gedächtnis, das es uns erlaubt, viele Dinge zu tun, ohne uns dessen bewusst zu sein.

Emotionale Regulation. Diese zielt darauf ab, unser Handeln so auszurichten, dass es uns gut geht und der Anteil an unangenehmen Gefühlen möglichst gering bleibt. Sie umfasst die Fähigkeit, uns selbst zu trösten und zu beruhigen und auf diese Weise zu regulieren, wie wir Stress, Angst, Scham und Wut erleben. Sie erlaubt uns, ein Gefühl auszuhalten, ohne es ausagieren oder unterdrücken zu müssen. Und sie ermöglicht es uns, unsere Emotionen als wichtige Informationsquelle zu nutzen und uns von ihnen in der Entscheidung leiten zu lassen, welche Gefühle wir ausleben und welche wir besser zurückhalten sollten.

Aufmerksamkeit und Konzentration. Unsere Aufmerksamkeit kann diffus und allgemein wie ein Flutlicht oder begrenzt und fokussiert wie ein Punktstrahler sein. Die Fähigkeit, unsere Aufmerksamkeit auf eine Sache zu lenken und dort zu halten, wird für beinahe alles gebraucht, was wir im Leben tun. Komplexere Aufgaben erfordern eine größere Aufmerksamkeits- und Konzentrationsspanne. Bei Störungen wie ADS (Aufmerksamkeitsdefizitstörung) und ADHS (Aufmerksamkeitsdefizit- und Hyperaktivitätsstörung) ist die Fähigkeit, sich zu konzentrieren und die Aufmerksamkeit gezielt zu steuern, eingeschränkt.

Fluide Intelligenz. Diese funktioniert unabhängig von erworbenem Wissen, sodass sie uns ermöglicht, mit neuen Situationen umzugehen und uns kreativ auf sie einzustellen. Sie erlaubt es uns, im jeweiligen situativen Kontext das Wesentliche zu erkennen, sodass sich Muster herausbilden, wir eine Sache logisch durchdenken und neu auftretende Probleme lösen können.

Kristalline Intelligenz. Sie verleiht uns die Fähigkeit, unsere Erfahrungen und unser erworbenes Wissen zu nutzen. Unser gesammelter Wortschatz und unsere sämtlichen Kenntnisse fallen in ihren Bereich. Sie wächst mit dem Alter, da wir mit den Jahren an Wissen und Erfahrung gewinnen.

Die meisten IQ-Tests, wie etwa der populäre HAWIE-Test (Hamburg-Wechsler-Intelligenztest für Erwachsene) messen sowohl die fluide als auch die kristalline Intelligenz. Obwohl es sich hier um unterschiedliche Formen von Intelligenz handelt, stehen sie doch miteinander in Zusammenhang.

Das Zusammenspiel der mentalen Funktionen

Die mentalen Funktionen erlauben es dem Menschen, tagein, tagaus sein komplexes Leben mitsamt all den vielfältigen Beziehungen, Aufgaben, Wünschen, Wahrnehmungen, Erinnerungen, Fantasien und Gedanken zu organisieren. Wir nehmen diese erstaunlichen geistigen Höhenflüge gemeinhin als gegeben hin, dabei statten sie jeden gewöhnlichen Sterblichen mit einem Kopf aus, der zu außergewöhnlichen Verstandesleistungen fähig ist und es ihm erlaubt, sich in hochkomplexen inneren und äußeren Welten zurechtzufinden.

Die verschiedenen mentalen Funktionen stehen in dynamischer Interaktion. Für einen reibungslosen Ablauf der exekutiven Funktionen etwa müssen bestimmte Fähigkeiten miteinander koordiniert werden. Das Arbeitsgedächtnis ist gefragt, um mehrere Faktoren gleichzeitig im Kopf behalten und damit so jonglieren zu können, dass es möglich ist, verschiedene Entwicklungen durchzuspielen. Es bedarf der fluiden Intelligenz, um mit neuen Situationen umzugehen, und der kristallinen Intelligenz, um bei der Lösung von Problemen auf das angesammelte Wissen zurückzugreifen. Die emotionale Regulation erlaubt es uns, bei einer Sache zu bleiben, indem sie konkurrierende Wünsche und Impulse unterdrückt, sodass wir uns auf das jeweils anstehende Problem konzentrieren können. Während all dieser mentalen Prozesse werden das Kurz- und das Langzeitgedächtnis laufend in Anspruch genommen.

Das Gedächtnis ist die Organisationsmatrix, die hinter all diesen Abläufen steht. Manchmal funktioniert es still im Hintergrund und hält verschiedene Möglichkeiten bereit. Ein andermal tritt es in den Vordergrund und bringt entsprechend der sich verändernden Situation aktiv neue Faktoren ein, die bis dahin zurückgehalten wurden. Es ist wie eine Art Kitt, der die Vielfalt der mentalen Funktionen zusammenhält.

Am deutlichsten tritt diese Tatsache zutage, wenn das Gedächtnis versagt. Bei leichten kognitiven Beeinträchtigungen (LKB; auch MCI vom Englischen *mild cognitive impairment*) zeigt das Gedächtnis erste Schwächen, doch der Mensch kann im Alltag noch relativ gut funktionieren. Geht mehr Gedächtnisleistung verloren, löst sich jedoch auch alles andere auf, und der Betreffende rutscht allmählich in die Demenz. Es kommt zu einem Verlust der exekutiven Funktionen, der emotionalen Regulation, des Arbeitsgedächtnisses, der Aufmerksamkeit und der Konzentration. Baut das Gedächtnis noch weiter ab, wie dies bei der Alzheimerkrankheit geschieht, begreift der Mensch womöglich irgendwann nicht einmal mehr, wer er ist; er kann Familienmitglieder, Freunde und vielleicht sogar sich selbst nicht mehr erkennen.

Das Gedächtnis ist von entscheidender Bedeutung. Das Gedächtnis vermittelt uns laufend einen in Zeit und Raum kontinuierlichen Selbstbegriff. Mit seinem Verlust zerbröckelt unser Selbst, und unser Gefühl von Kontinuität löst sich auf. Demenz ist die Folge. Das Wort geht auf die lateinischen Silben »de« (weg, fort) und »mens« (Geist im Sinne von Ratio oder Verstand), also: »ohne Verstand« oder »geistlos«, zurück. Er beschreibt den vollständigen Verlust der kognitiven Fähigkeiten und mentalen Funktionen.

Der Hippocampus organisiert neue Gedächtnisinhalte

Der Hippocampus ist für die Organisation neuer Gedächtnisinhalte zuständig. Gleichzeitig funktioniert er als eine Art Datenverarbeitungszentrum für die Bildung neuer Erinnerungen. Er ermöglicht eine Verschiebung von Inhalten aus dem Kurz- ins Langzeitgedächtnis. Ohne den Hippocampus ist es unmöglich, neue explizite Erinnerungen zu formen.

Der Hippocampus ist dasjenige System im Gehirn, das neue Gedächtnisinhalte organisiert und konsolidiert, und damit er dies auf hohem Niveau leisten kann, ist die Neurogenese von essenzieller Bedeutung. Sowohl bei der Alzheimerkrankheit als auch bei leichten kognitiven Beeinträchtigungen kommt es zu einer Schrumpfung dieses Hirnareals. Um dies zu vermeiden und unser Gedächtnis und unseren Geist fit zu halten, bedarf es einer hohen Neurogenese-Rate. Die Neurogenese und das Gedächtnis gehen Hand in Hand. Die Neurogenese zu steigern heißt, das Gedächtnis und die kognitiven Funktionen zu verbessern. Mäuse mit gesteigerter Neurogenese-Rate zeigen gegenüber normalen Mäusen deutlich bessere Leistungen im Hinblick auf Kognition und Gedächtnis.

Verbesserung und Abbau von kognitiven Funktionen mit dem Alter

Die oben aufgeführten mentalen Funktionen verändern sich mit dem Alter. Ist das Gehirn erst einmal ausgewachsen, was in einem Alter von Anfang bis Mitte 20 der Fall ist, verbessern sich manche, während andere abgebaut werden.

Die kristalline Intelligenz und die emotionale Regulation, der Wortschatz und die Sprachfertigkeiten, die Fähigkeit, Dinge aus verschiedenen Blickwinkeln zu betrachten, die Fähigkeit zur Durchdringung von komplexen Gedankengängen und die Einsicht in die Begrenztheit des menschlichen Wissens wachsen im Allgemeinen mit jedem neuen Lebensjahrzehnt. Es gibt hier jedoch große individuelle Unterschiede, denn manche Menschen vernachlässigen ihren Geist, sodass ihre Fähigkeiten sich nicht entwickeln können oder sogar abnehmen. Im Allgemeinen aber wächst bei diesen mentalen Funktionen mit dem Alter das Niveau.

Andererseits lassen die fluide Intelligenz, die Verarbeitungsgeschwindigkeit, die konzentrierte Aufmerksamkeit und das Arbeitsgedächtnis allmählich nach, sodass wir ein wenig von unserer Fähigkeit einbüßen, neue, komplexe Informationen zu verarbeiten. Auch hier gibt es eine große individuelle Bandbreite. Wer einige dieser Fähigkeiten wie konzentrierte Aufmerksamkeit, Impulshemmung und Flexibilität übt, kann sogar Verbesserungen erzielen.

Untersuchungen zur »durchschnittlichen«, »normalen« Alterung zeigen einen allmählichen Abbau dieser Fähigkeiten, der von nachlassender Neurogenese begleitet ist. Andererseits hat sich gezeigt, dass die mentalen Funktionen durchaus bis ins hohe Alter auf hohem Niveau erhalten bleiben können und die Neurogenese auf beeindruckende Weise gesteigert werden kann.

Auch hier stoßen wir wieder an die eingeschränkten Möglichkeiten zur Übertragung von Forschungsergebnissen aus Experimenten mit nicht-menschlichen Säugetieren. Diese lassen nun einmal nur Aussagen innerhalb eines begrenzten Rahmens zu, denn nur der Mensch liest, dividiert mehrstellige Zahlen und plant seinen Ruhestand.

Um herauszufinden, ob Lesen die Neurogenese fördert, stehen den Wissenschaftlern als Möglichkeiten einzig bildgebende Verfahren, Messungen der Durchblutungsrate, Leistungstests und Post-mortem-Analysen zur Verfügung. Damit lässt sich zwar sehen, ob eine Neurogenese stattfindet bzw. stattgefunden hat oder nicht, doch die gelieferten Beweise sind immer indirekt. Dennoch deutet alles darauf hin, dass mentale Aktivität in bestimmten Lernfeldern eine neurogene Wirkung hat.

»Vermindertes Wahrnehmungsvermögen« und »MCI« –
was heißt das?
Wir nehmen unsere mentale Leistungskraft so lange als gegeben hin, bis ein Mensch in unserem Umfeld an Alzheimer erkrankt. Dann erleben wir auf einmal, wie zentral sie für das gesamte Selbst ist. Funktioniert der Kopf nicht mehr, zersetzt sich damit auch der Selbstbegriff. Dieser Vorgang vollzieht sich normalerweise in Stufen.[3]

Unter einem Abbau der kognitiven Funktionen verstehen wir einen allmählichen Verlust der mentalen Fähigkeiten. Bei einer leichten kognitiven Beeinträchtigung, in der Fachsprache meist MCI vom Englischen *mild cognitive impairment* genannt, handelt es sich um ein Zwischenstadium zwischen dem altersgemäß »normalen« Abbau der kognitiven Funktionen und dem schwerwiegenderen Verfall, wie er bei einer Demenz eintritt. Typisch hierfür sind Probleme mit dem Gedächtnis, der Sprachfindung und dem Sprechen, der Urteilskraft und dem Denken.

MCI wird heute als Übergangsstadium zwischen Alzheimer und anderen Formen der Demenz angesehen. Nicht bei jedem der Betroffenen vollzieht sich jedoch der Schritt hin zur Demenz.

Je nach Studie gerät etwa die Hälfte von ihnen innerhalb von drei bis fünf Jahren in den Bereich der Alzheimerkrankheit, was einer MCI-Demenz-Umwandlungsrate von 10 bis 15 Prozent entspricht.[4] Einige der Betroffenen sterben, bevor eine weitere Verschlechterung ihres Zustands eintritt, und bei manchen werden andere Krankheiten diagnostiziert, deren erfolgreiche Behandlung gleichzeitig die MCI-Symptome zum Verschwinden bringt. Bei denen, die zehn Jahre überleben, wird in über 90 Prozent der Fälle Alzheimer bzw. eine andere Art von Demenz diagnostiziert.

Das weitverbreitetste MCI-Symptom ist der Gedächtnisverlust, das sogenannte amnestische MCI. Es ist diese Form, die in der Regel degenerativ ist und zu Alzheimer führt.

Der Abbau der kognitiven Funktionen erfolgt in folgenden Stadien:

Erstes Stadium: normale Funktion (keine Beeinträchtigung bzw. kein Gedächtnisverlust)

Zweites Stadium: Sehr leicht gemindertes Wahrnehmungsvermögen. Man spricht auch von altersbedingt normaler Vergesslichkeit. Der Betreffende vergisst Namen und wo er bestimmte Dinge hingelegt hat, aber es liegt kein Funktionsverlust vor. Seit Kurzem weiß man, dass als Erstes die Fähigkeit verloren geht, sich Namen zu merken. Die Anfälligkeit gerade in diesem Bereich hat damit zu tun, dass die Namensgebung ein rein willkürlicher Akt ist. Um einen bestimmten Namen einem bestimmten Gesicht zuzuordnen, kann man keinen logischen Assoziationen folgen. In diesem Stadium erlebt der Mensch den einen oder anderen »Seniorenmoment«, aber er ist dadurch in seinem Alltag nicht beeinträchtigt.

Drittes Stadium: Leicht gemindertes Wahrnehmungsvermögen oder frühes Verwirrtheitsstadium. In dem Maße, wie der Abbau voranschreitet, kommt es zu ersten Beeinträchtigungen im Beruf und im gesellschaftlichen Miteinander. Wenn Meetings,

Kunden oder Kundenanliegen vergessen werden, werden die Defizite erstmals für Außenstehende offensichtlich. Der Betreffende fängt an, sich zu beunruhigen, und strengt sich besonders an, um Aufgaben zu erledigen, die ihm zu komplex und schwierig scheinen. Etwa 40 Prozent aller Menschen gelangen über diesen Punkt nicht hinaus, und es genügt, wenn sie sich aus allzu komplizierten Situationen zurückziehen. Sie sterben, bevor eine weitere Verschlechterung eintritt. Aber bei 60 Prozent schreitet der Abbau voran, und aus MCI wird Alzheimer oder eine andere Form von Demenz.

Viertes Stadium: Mäßig gemindertes Wahrnehmungsvermögen. In dieser Phase zeigen sich erste Alzheimer-Symptome. Routinetätigkeiten wie Einkaufen oder das Erledigen von Bankgeschäften werden zur Überforderung. Die Fähigkeit, komplexere Rechenaufgaben zu bewältigen, etwa das Rückwärtszählen von 100 bis 1, ist beeinträchtigt. Der Betreffende vergisst Ereignisse in seiner persönlichen Vergangenheit und neuere Ereignisse; mitunter wird er launisch oder zieht sich in sich zurück.

Fünftes Stadium: Mittelschwer gemindertes Wahrnehmungsvermögen oder mittelschweres Alzheimer-Stadium. In dieser Phase wird Hilfe bei der Bewältigung von alltäglichen Verrichtungen benötigt. Manche der Betroffenen wissen zum Beispiel nicht mehr, auf welche Schule sie gegangen sind oder wie ihre Adresse lautet. In Zweierschritten von 20 rückwärts zu zählen wird schwierig. Selbstständig zu essen oder zur Toilette zu gehen ist noch möglich, aber sich der Jahreszeit oder Situation entsprechend anzuziehen dürfte ohne fremde Hilfe nicht mehr zu schaffen sein.

Sechstes Stadium: Schwer gemindertes Wahrnehmungsvermögen oder mittelschweres Alzheimer-Stadium. In dieser Phase büßt der Betroffene die Fähigkeit ein, seine Umgebung wahrzunehmen. Er neigt dazu, ziellos in der Gegend umherzuwandern und sich zu verlaufen, hat einen Großteil seiner eigenen Vergangenheit vergessen und kann sich manchmal nur unter Mühen daran erinnern, wie sein Ehepartner oder das Pflegepersonal heißt. Oft kommt es auch zum Verlust der Kontrolle über die Blase, und zum Ankleiden wird meist Hilfe benötigt.

Siebtes Stadium: Sehr schwer gemindertes Wahrnehmungsvermögen oder spätes Alzheimer-Stadium. In dieser letzten Phase des mentalen Verfalls ist der Betroffene nicht mehr imstande, auf sein Umfeld zu reagieren oder ein Gespräch zu führen. Seine Alltagskompetenz ist so stark eingeschränkt, dass er umfassende Hilfe benötigt – vom Essen bis zum Toilettengang. Sich allein aufzusetzen oder auch nur zu lächeln wird unmöglich. Interessanterweise gehört die Musik zu den Dingen, die zuallerletzt verloren gehen. Manche der Betroffenen haben noch in diesem Stadium Freude an den Melodien und Liedern ihrer Kindheit, auch wenn sie am Leben sonst keinerlei Anteil mehr nehmen.

Vorbeugen ist tausendmal besser als heilen

Alzheimer, Demenz und andere Endstadien des kognitiven Verfalls bieten kein schönes Bild. Nach heutiger Auffassung ist das Gehirn beim Auftreten der ersten Symptome bereits so stark geschädigt, dass es nicht mehr repariert werden kann. Es hat sich selbst als trügerische Hoffnung erwiesen, dem Zerstörungsprozess Einhalt zu gebieten. Der Sog der Abwärtsspirale ist einfach zu stark, als dass die derzeit bekannten Medikamente das Voranschreiten der Demenz mehr als ein paar Monate hinauszögern könnten.

Es kommt darum entscheidend darauf an, so früh wie möglich damit zu beginnen, sich zu einer neurostimulierenden Lebensweise zu entschließen. Vorbeugung ist die bessere Strategie – vielleicht sogar die einzige. Selbst die Früherkennung setzt nach Ansicht mancher Experten bereits zu spät an. Der Einstieg sollte erfolgen, bevor die Abwärtsspirale sich zu drehen beginnt. Das heißt, es sollte zu einem möglichst frühen Zeitpunkt im Leben damit begonnen werden, die Neurogenese zu stimulieren und kognitive Reserven aufzubauen.

Noch wurde keine Möglichkeit gefunden, Alzheimer zu heilen, verloren gegangene Hirnfunktionen zurückzugewinnen oder selbst schleichende Einbußen des Wahrnehmungsvermögens wiedergutzumachen. Das heißt aber nicht, dass dies unmöglich wäre. Es gibt noch keine klinischen Untersuchungen zur Wirksamkeit einer auf allen Ebenen – Körper, Herz, Geist und Bewusstsein – ansetzenden, integrierten, holistischen Kombination von Ernährung, Bewegung und Methoden, die auf die Schaffung einer anregenderen Umgebung abzielen. Dies liegt vor allem daran, dass mit natürlichen Behandlungsansätzen, die ohne patentierte bzw. patentierfähige Medikamente auskommen, kein Geld zu verdienen ist.

Eine kleine, mit Fördermitteln der in Kalifornien ansässige gemeinnützigen Buck Foundation durchgeführte Pilotstudie, die in diese Richtung ging und von der bereits in Kapitel 2 die Rede war, hat mit einem nicht-medikamentösen Therapieansatz Verbesserungen bei Alzheimer-Patienten nachweisen können. Darin kamen die in diesem Buch beschriebenen Ernährungs- und Bewegungsprinzipien zum Einsatz. Die Betroffenen absolvierten etwa vier- bis sechsmal pro Woche ein Bewegungsprogramm, nahmen Omega-3-Fettsäuren, Melatonin und Vitamin D ein, verzichteten auf Zucker, ergriffen Maßnahmen zur Verbesserung des Nachtschlafs und praktizierten Intervall-Fasten. Im Oktober 2014 wurde im Online-Magazin *Aging* darüber berichtet. Dies ist die erste auf diesem Gebiet durchgeführte Untersuchung, die einen holistischen Ansatz verfolgt, und die Ergebnisse waren großen Tageszeitungen eine Schlagzeile wert. Es steht zu hoffen, dass dies erst der Anfang einer breiteren Erforschung ganzheitlicher Methoden zur Heilung und Gesunderhaltung des Gehirns ist.

Kognitive Reserve als Schutz für das Gehirn

Eine erprobte Möglichkeit zum Ausbau der kognitiven Funktionen besteht im Aufbau einer sogenannten kognitiven Reserve. Dabei wird das Gehirn durch mentale Übungen trainiert: lesen, schreiben, studieren, lehren oder in beruflichen oder sonstigen Zusammenhängen komplexe Dinge tun. Hierdurch werden im Zuge einer lebenslangen Stimulation der Neurogenese mehr Synapsen und Verbindungen zwischen unterschiedlichen Hirnarealen gebildet.

Das Konzept der kognitiven Reserve entstand im Hinblick auf die verblüffenden Ergebnisse einer frühen Studie an den postmortal untersuchten Gehirnen älterer Ordensschwestern. Die Forscher fanden heraus, dass diejenigen unter den Nonnen, die als Lehrerinnen tätig gewesen waren, die geringsten Alzheimer-Raten aufwiesen. Das Überraschende war, dass ihre Gehirne ebenso viele amyloide Plaques und neurofibrilläre Bündel aufwiesen wie die von Nonnen mit Alzheimer in fortgeschrittenem Stadium.

Die Gehirne der Lehrerinnen ließen sich rein optisch also nicht von den Gehirnen der Alzheimer-Patientinnen unterscheiden. Aber, so die Theorie, da die Frauen dieser Gruppe ihr Gehirn ein Leben lang durch Lesen, Schreiben und Lehren trainiert hatten, war darin eine größere Vernetzung zwischen den einzelnen Hirnregionen entstanden. Sie hatten eine kognitive Reserve aufgebaut, auf die sie als Back-up-System zurückgreifen und sich so einen weitaus größeren Anteil ihrer Hirnfunktionen bewahren konnten. Als würde man im Internet auf alternative Glasfaserleitungen zur Übertragung von Daten ausweichen, verfügte das Gehirn dieser Ordensschwestern über multiple Leitbahnen und Verbindungen, die Botschaften selbst dann weitertransportieren konnten, wenn andere durch amyloide Plaques blockiert waren.

In der Zwischenzeit sind diese Erkenntnisse in weiteren Untersuchungen bestätigt worden, und das Konzept der kognitiven Reserve steht mittlerweile für die Fähigkeit des Kopfes, Gehirnschäden auszugleichen. Vergleicht man Menschen mit und ohne kognitive Reserve, zeigen sich die Symptome von Alzheimer bei identischer Belastung mit amyloiden Plaques bei Ersteren bereits Jahre oder Jahrzehnte früher. Gehirne mit einem höheren Maß an kognitiver Reserve weisen ein höheres Gewicht, mehr Neuronen und komplexere Verbindungen zwischen den verschiedenen Hirnarealen auf.

Wenn sich bei Menschen mit höherer kognitiver Reserve irgendwann tatsächlich Symptome von Demenz oder Alzheimer zeigen, verfallen sie sehr viel schneller, da die Kompensations- und Back-up-Systeme zu diesem Zeitpunkt bereits ausgereizt sind. Der Weg bis zum Tod ist in solchen Fällen meist kürzer, doch durch den rascheren Verlust der Wahrnehmungsfähigkeit bringen diese Patienten deutlich weniger Zeit in den einzelnen Stadien der Demenz zu.

Wie lässt sich die kognitive Reserve aufbauen?

Es überrascht nicht, dass die Dinge, die zum Aufbau von kognitiver Reserve dienen, gleichzeitig auch die Neurogenese stimulieren. Menschen mit weniger kognitiver Reserve weisen einen kleineren, Menschen mit mehr kognitiver Reserve einen größeren Hippocampus auf. Dessen Größe steht direkt mit dem Niveau der Neurogenese in Zusammenhang.

Die folgenden Faktoren tragen nachweislich zur Bildung von kognitiver Reserve bei:

> Bildung (insbesondere ein Studium)
> Berufstätigkeit (Lehrer, Experten, höherrangige Führungskräfte und andere Menschen in Tätigkeiten, die komplexe Denkvorgänge erfordern)
> Hirngröße (steht in Zusammenhang mit der Nutzung kognitiver Fähigkeiten)
> Sport und körperliche Aktivität
> Ernährung

Eine 2012 veröffentlichte Studie ergab, dass der Aufbau von kognitiver Reserve ab einem frühen Lebensstadium die Bildung von amyloiden Plaques, des Schlüsselproteins der Alzheimerkrankheit, verhindert. Die Forscher nahmen dabei unterschiedliche Formen des Schreibens (z. B. Briefe, Notizen oder E-Mails) und Lesens (Bücher, Zeitschriften und Zeitungen) unter die Lupe. Wie oft jemand sich mit Lesen und Schreiben beschäftigte, und zwar insbesondere in den frühen und mittleren Lebensjahren, wirkte sich direkt auf die Menge der Beta-Amyloid-Ablagerungen im Gehirn aus. Je geringer die mentale Aktivität ausfiel, desto mehr amyloide Plaques wurden gefunden, und je mehr eine Person las und schrieb, desto weniger waren davon vorhanden.[5]

Den stärksten Beitrag zur Schaffung von kognitiver Reserve leistet wohl die Bildung. Eine Metaanalyse des US National Institute of Health aus dem Jahr 2010 kam zu dem Schluss, dass sie insofern eine schützende Wirkung auf das Gehirn hat, als sie die Anzahl der Alzheimer-Erkrankungen senkt: Je höher das Bildungsniveau, desto geringer der altersbedingte Abbau von kognitiven Funktionen.

Dies mag gut und schön für jene sein, die den formalen Bildungsweg beschritten haben. Was aber ist mit den Menschen, die keine entsprechende Laufbahn hinter sich haben? Mit jenen, die angesichts der Probleme und eingeschränkten Möglichkeiten unseres heutigen Bildungswesens zwischen die Räder kamen und vorzeitig ausgestiegen sind und die Schule oder das Studium abgebrochen haben?

Es ist zu betonen, dass unter Bildung nicht unbedingt die formale schulische oder akademische Laufbahn zu verstehen ist. Ja, es kann eine gute Idee sein, noch einmal die Schulbank zu drücken, um einen Abschluss zu machen oder ein Zweitstudium zu absolvieren, selbst oder vielleicht ganz besonders dann, wenn dies erst nach dem Renteneintritt erfolgt. Was die einschlägigen Studien unterstreichen, ist die Bedeutung des lebenslangen Lernens.

Hierzu aber sind weder Universitätsbesuch noch formale Schulbildung erforderlich. Die Disziplin, die für ein Studium aufzubringen ist, mag manchen Menschen helfen, doch Disziplin ist auch außerhalb von Hörsälen erforderlich, wenn es darum geht, den Kopf zum Lesen, Studieren, Denken und Formulieren des Gelernten zu gebrauchen. Jedem stehen heute im Internet unerschöpfliche Ressourcen zur Weiterbildung zur Verfügung.

Bücher, Artikel, Tutorials, Webinare, Konferenzen, Blogs, Diskussionsgruppen, Video-Vorlesungen, YouTube, iTunes U, MOOCs, Podcasts und eine Vielzahl anderer technologischer Neuentwicklungen machen Computer, Tablet oder Smartphone zu einer Bildungsquelle, die jeder Universitätsbibliothek überlegen ist.

Angesichts der Welt der Möglichkeiten, die da draußen auf uns wartet, schauen wir uns nun an, welche Arten von geistiger Herausforderung wir brauchen, um die Neurogenese anzuregen.

Mentale Praktiken zur Steigerung der Neurogenese

Es ist offensichtlich, dass das Trainieren des Verstands das beste Mittel zu dessen Gesunderhaltung ist. Neue Dinge zu lernen, den Kopf zum Lesen, Zuhören, Forschen und Hinterfragen zu nutzen – dies ist die Essenz der geistigen Stimulation. Aber während Übereinstimmung im Hinblick auf den generellen Nutzen der Arbeit an mentalen Herausforderungen herrscht, scheinen sich die Experten erstaunlich uneins darin, welche Aktivitäten genau hilfreich sind.

Ich gebe zu, dass ich, als ich für dieses Kapitel zu recherchieren begann, damit gerechnet hatte, gut aufgebaute, reproduzierbare Studien zu finden, die zeigen, dass sich mit dieser oder jener Tätigkeit eine weiter reichende, generell im gesamten Gehirn wirksame kognitive Verbesserung erzielen lässt. Aber ich entdeckte nichts dergleichen. Was ich stattdessen vorfand, war eine Forschungsszene, die eher an den Wilden Westen erinnerte. Konkurrierende Unternehmen, manche davon von geschäftstüchtigen Neurowissenschaftlern und Finanzinvestoren gegründet, sprangen auf den Karren der »Hirngesundheit« auf, um ihre speziell entwickelten Computerspiele und andere Waren unter dem Deckmantel der Wissenschaftlichkeit an den Mann zu bringen. In vielen der einschlägigen Publikationen sind Behauptungen zu lesen, die dem tatsächlichen Erkenntnisstand weit vorauseilen und den Anschein erwecken, man könne mit den angepriesenen Produkten den IQ steigern und verloren gegangene Hirnfunktionen wiederbeleben, ohne dies mit den entsprechenden Beweisen zu untermauern.

Die meisten Spiele oder Aktivitäten verbessern die mentale Fähigkeit, ebendieses Spiel zu spielen bzw. diese Aktivität auszuführen, haben jedoch keine generelle, weiter reichende Wirkung auf das übrige Gehirn. Kreuzworträtsel zum Beispiel fordern den Geist in einem sehr begrenzten Rahmen heraus. Eine generelle Verbesserung auch von anderen als den dabei angesprochenen kognitiven Funktionen ist aber ebenso wenig feststellbar wie ein nennenswerter Stimulationseffekt, der über die ersten paar Dutzend Rätsel hinausreicht.

Ähnliches trifft auf das Trainieren des Arbeitsgedächtnisses zu. In einem Experiment trainierte ein Student, sich Zahlen zu merken, die man ihm laut vorlas. Er tat dies eineinhalb Jahre lang drei- bis fünfmal pro Woche eine Stunde lang. Am Ende dieses Zeitraums war er in der Lage, sich 29 Ziffern in der korrekten Reihenfolge zu merken. Als man sein Arbeitsgedächtnis jedoch daraufhin testete, ob er sich statt Zahlen auch Buchstaben merken konnte, behielt er von Letzteren nicht mehr als sechs gleichzeitig im Kopf.[6]

Die meisten Untersuchungen zur Erweiterung des Arbeitsgedächtnisses haben Ähnliches ergeben. Zwar zeigten sich in manchen Studien, bei denen das Arbeitsgedächtnis mithilfe von diversen Spielen oder Aufgaben trainiert wurde, unmittelbar nach dem Training leichte Verbesserungen. Nach drei Monaten aber waren diese nicht mehr feststellbar. Eine Metaanalyse der auf diesem Gebiet durchgeführten Untersuchungen kam zu demselben Schluss, ungeachtet dessen, was privatwirtschaftliche Unternehmen in ihrer Werbung auch versprechen mögen.[7] Bei grünem Tee wurde zwar eine gewisse positive Wirkung auf den Arbeitsspeicher festgestellt, aber die meisten Forscher gehen heute davon aus, dass dessen Größe fest programmiert ist, und sind überzeugt, dass sich die kognitiven Funktionen insgesamt nicht allein mithilfe von mentalem Training verbessern lassen.[8]

Die meisten kognitiven Aufgaben erfordern spezielle Fähigkeiten. Beim Rechnen etwa werden die Bereiche des Gehirns stimuliert, die für die Verarbeitung mathematischer Prozesse zuständig sind. Andere Hirnregionen profitieren hiervon nicht. Darin liegt im Augenblick die Schwierigkeit, mit der sich die Entwickler von Methoden zur Verbesserung der Hirnleistung konfrontiert sehen. An spezialisierten Tätigkeiten ist zwar an und für sich nichts auszusetzen, sie bleiben aber ohne Wirkung auf andere Hirnareale und fördern nicht das Gehirn insgesamt. Die Vorteile der Auseinandersetzung mit herausfordernden mentalen Aktivitäten wirken sich nur in dem begrenzten Bereich aus, der jeweils angesprochen ist.[9]

Darum haben so gut wie alle Programme zum Aufbau von kognitiver Reserve, zur Förderung der Hirngesundheit und zur Anregung der Neurogenese nur einen begrenzten Nutzen. Einige neuere Untersuchungen verweisen auf kleinere Übertragungseffekte, die sich mit Videospielen für ältere Erwachsene erzielen lassen und die die Aufmerksamkeit beim Autofahren etwas verbessern, aber diese Wirkungen sind minimal.

Die Lösung liegt darin, sich mit einer Vielzahl von geistig stimulierenden Aktivitäten zu beschäftigen, die eine breite Palette von mentalen Funktionen beanspruchen. Die Stimulation muss die rechte und die linke Gehirnhälfte gleichermaßen ansprechen.

Wir müssen an unserem Wortschatz arbeiten, Sachverhalte durchdenken und Aufgaben lösen, die das Arbeitsgedächtnis fordern. Wir brauchen Herausforderungen im visuell-räumlichen, musikalischen und intuitiven Bereich. Die exekutiven Funktionen müssen ebenso gefordert und erweitert werden wie unsere Aufmerksamkeit und Konzentration. Kurzum, wir müssen unseren Verstand mit einem großen Angebot an unterschiedlichen mentalen Aktivitäten trainieren.

Steigert Kreativität die Neurogenese?
Als man mit dem Gedanken zu spielen begann, dass es bei manchen Tierspezies die Möglichkeit einer Neurogenese geben könnte, gelang der Nachweis ihres tatsächlichen Vorhandenseins erstmals bei Vögeln. Das Bemerkenswerte an dieser Entdeckung ist, dass das Phänomen mit der Fähigkeit der Tiere in Verbindung stand, ihr Gesangsrepertoire zu erweitern. Vögel komponieren in der Tat laufend neue Lieder, Melodien und Variationen zu Klangsequenzen, und um dies zu tun, brauchen sie neue Neuronen (sprich: Neurogenese). In dieser einen Hinsicht wurde also tatsächlich ein Zusammenhang zwischen Kreativität und Neurogenese hergestellt.

Die nächste Frage lautet: Trifft dies auch auf den Menschen zu? Stimuliert Kreativität die Neurogenese? Wir wissen es zurzeit noch nicht. Es ist interessant festzustellen, dass sportliche Aktivität sowohl die Neurogenese als auch die Kreativität anregt. Ob und inwieweit sich beide in Abhängigkeit zueinander entwickeln, wäre ein interessantes Thema für eine Studie.

Ein weiterer Punkt, in dem sich Mensch und Tier unterscheiden, liegt in unserer Fähigkeit zu sinnhaftem Tun. Inwiefern wirkt sich ein Gefühl von Sinnhaftigkeit auf die Neurogenese aus? Empfinden wir unsere Arbeit oder unser Tun als zutiefst bedeutsam, ist dies ein wirksamer Puffer gegen Stress. Dies könnte für eine indirekte positive Wirkung auf die Neurogenese sprechen.

Sehen wir einen tieferen Sinn in dem, was wir tun, können selbst Dinge, die wir als anstrengend erleben, lohnenswert erscheinen oder sogar Spaß machen. Haben wir dagegen das Gefühl, dass ein Unterfangen zwecklos ist, kommt es zur Entfremdung, und die wiederum verstärkt den Stress. Wie im Hinblick auf die Kreativität können wir auch hier zwar noch nicht sagen, ob in der einen oder anderen Richtung ein direkter Einfluss auf die Neurogenese besteht. Trotzdem würde ich darauf wetten, dass es so ist.

Hirntötend

Eine Aktivität, von der eindeutig eine destruktive Wirkung auf das Gehirn ausgeht, ist der übermäßige Fernsehkonsum. Täglich mehrere Stunde passiv vor dem TV-Gerät zuzubringen wird mit einem um 20 Prozent gesteigerten Risiko für kognitive Beeinträchtigungen in Zusammenhang gebracht.[10] Der durchschnittliche US-Amerikaner sieht vier Stunden am Tag fern. Das ist nicht gut für die Hirngesundheit.

Ein Mensch, der krank im Bett liegt oder das Haus nicht verlassen kann, mag Fernsehen womöglich als mental stimulierender erleben, als stundenlang auf die Wand zu starren. Aber selbst in diesem Fall ist es besser für das Gehirn, die Zeit mit aktiven Tätigkeiten wie Lesen, Musikhören, Reden und zwischenmenschlichen Kontakten zuzubringen. Bewahrt man Menschen mit beeinträchtigter Hirnfunktion in Krankenhäusern oder Altersheimen auf, mag es humaner und vielleicht sogar stimulierender sein, sie vor den Fernseher zu setzen. Jeder gesunde Mensch aber, der etwas für die Gesundheit seines Gehirns tun möchte, sollte den TV-Konsum auf ein Minimum beschränken.

Es ist Ihr Kopf!

Jedes Gehirn ist einzigartig. Welche mentalen Praktiken für uns am besten sind, hängt von jedem Einzelnen ab. Auch hier gibt es kein Patentrezept zur Neurogenese-Stimulation und Förderung der Hirngesundheit, das für alle gleichermaßen passt. Jeder muss selbst herausfinden, was für ihn persönlich am vorteilhaftesten ist. Jedes Gehirn will auf seine eigene Weise genährt sein, und wir müssen mit unterschiedlichen Aktivitäten experimentieren, um herauszufinden, was bei uns funktioniert, was uns Spaß macht und bei welcher Sache wir uns optimal engagieren.

Wählen wir eine mentale Herausforderung, die zu schwierig für uns ist, sind wir frustriert und geben auf. Ist eine Aufgabe zu leicht, wird uns langweilig und wir steigen ebenfalls aus. Es geht also darum, im Hinblick auf die mentale Stimulation unsere Zone des optimalen Engagements zu entdecken, in der wir mit so viel Interesse und Begeisterung bei der Sache sind, dass wir dabeibleiben.

Es ist klar, dass das Aneignen von neuen Lerninhalten die Neurogenese anregt.[11] Um diesen Vorteil maximal auszuschöpfen, müssen wir bei der mentalen Stimulation aus verschiedenen Richtungen ansetzen. Es kommt maßgeblich darauf an, dass wir Freude dabei haben. Wir können nicht alles tun, uns jedes Wissen aneignen oder jedes Feld beherrschen. Befassen wir uns lieber mit den Themen, die uns ansprechen. Lebenslanges Lernen wird immer dann als erfüllend und lohnend erlebt, wenn wir unseren Interessen folgen und die Dinge tun, die uns faszinieren.

Übungen zur Steigerung der geistigen Fitness

Suchen Sie sich aus den folgenden breit angelegten Kategorien von mentalen Übungen diejenigen heraus, die Sie ansprechen und die Ihrem Geist die ideale Herausforderung bieten.

> Lesen: Wählen Sie vielfältigste Quellen, wie etwa: Belletristik (Romane und Kurzgeschichten; ein Neurowissenschaftler sagt, er sei süchtig nach Krimis), Sachbücher (einschließlich Biografien, Memoiren, Ratgebern, Inspirationsliteratur, Reisebüchern, Büchern zu spezifischen Themen wie Wissenschaft, Ge-

schichte oder Neurogenese), Lyrik, Zeitungsartikel und Zeitschriften, Blogs, Posts auf Facebook und in anderen sozialen Medien, Twitter-Nachrichten usw.

> Schreiben: Dies kann in den unterschiedlichsten Formen geschehen, wie etwa: Tagebuchschreiben (einmal am Tag oder einmal in der Woche die eigenen Gedanken und Gefühle zu Papier bringen), Verfassen von Briefen und E-Mails, Texten, Geschichten, Notizen, Gedichten, Artikeln, Werbeanzeigen oder Marketing-Materialien, Bloggen und Posten auf Facebook. Je länger die Texte, desto besser.

> Probleme lösen: Dies kann beim Rätseln, Brett- oder Kartenspielen ebenso geschehen wir beim Nachdenken über Reparaturen im Haus, berufliche Problemstellungen oder Schwierigkeiten, die das Leben im Allgemeinen mit sich bringt.

> Aufmerksamkeits- und Konzentrationsübungen: Die Aufmerksamkeitsspanne wächst eher, wenn wir lernen, uns mit einer Aufgabe über mehrere Stunden hinweg konzentriert zu befassen und uns auf ein bestimmtes Problem zu fokussieren, anstatt laufend Multitasking zu betreiben und uns von allen möglichen Dingen ablenken zu lassen. Die Vertiefung in eine einzelne wie auch immer geartete Tätigkeit unterstützt uns dabei. Meditation, auf die wir im nächsten Kapitel noch näher eingehen werden, trainiert ebenfalls unsere »Aufmerksamkeitsmuskeln«.

> Aufgaben zur Schulung der exekutiven Funktionen: Hierzu gehört das Organisieren, Planen, Ausführen, Durchziehen und Beenden von komplexen Aufgaben. Dies kann im Rahmen der beruflichen Tätigkeit geschehen (etwa bei der Durchführung eines speziellen Projekts oder der Bewältigung von anderen fordernden Aufgaben im Job) oder auch bei einfachen alltäglichen Verrichtungen wie dem Einkaufen, dem Hausputz, der Vorbereitung einer Party usw. Wenn nach dem Eintritt in den Ruhestand die Herausforderungen weni-

ger werden, müssen wir uns bewusst dazu durchringen, uns auch weiterhin aktiv mit komplexen Aufgaben zu beschäftigen, die die exekutiven Funktionen fördern. Sie könnten zum Beispiel kochen lernen, wenn Sie davon bisher keine Ahnung hatten. Befassen Sie sich mit einem Gebiet, das Ihnen völlig neu ist!

> Diskussionsgruppen: Unsere eigenen Gedanken zu formulieren und zum Ausdruck zu bringen, uns gleichzeitig die Meinungen anderer anzuhören, über deren Standpunkte nachzudenken und dabei in das Geben und Nehmen des konstruktiven Dialogs einzutauchen trägt zur Entwicklung der mentalen Flexibilität bei.

> Musizieren: Ein Musikinstrument zu lernen trägt zum Aufbau der rechten Gehirnhälfte und jener Hirnareale bei, die von der jeweiligen Art des Spielens angesprochen werden. Das visuell-räumliche Gedächtnis wird dabei ebenso geübt wie unsere Fähigkeit, neue Informationen aufzunehmen und uns an sie anzupassen.[12]

> Videospiele: In dieser Hinsicht weisen die Forschungen in unterschiedliche Richtungen. Manche Untersuchungen geben zu bedenken, dass es nach dem Spielen von gewaltverherrlichenden Videospielen zu vermehrter Gewaltbereitschaft und Aggressivität kommt. Andere Studien zeigen dagegen, dass bestimmte Spiele einen leichten Übertragungseffekt haben und die Fähigkeit zur Verarbeitung von verschiedenen visuellen Signalen stärken.

> Bildung: Das Aneignen von neuen Lerninhalten verstärkt die Neurogenese, wie in einer Vielzahl von Studien nachgewiesen wurde. Dabei ist es dem Gehirn egal, ob dies in einem formellen oder informellen Rahmen geschieht.

Die Verantwortung für die Gesunderhaltung unserer kognitiven Funktionen zu übernehmen heißt, unseren Kopf zu trainieren.

Jeder von uns muss herausfinden, welcher Weg dabei für ihn der Beste ist.

Die Resultate sprechen für sich: Wer seinen Kopf gebraucht, um zu lernen, zu lesen, zu schreiben, logisch zu denken, Probleme zu lösen, zu musizieren, seine Aufmerksamkeit zu schulen und sein Arbeitsgedächtnis zu verbessern, stimuliert die Neurogenese, baut eine kognitive Reserve auf und schützt sich gegen Alzheimer und Beeinträchtigungen des Wahrnehmungsvermögens. Lassen wir unsere mentalen Möglichkeiten brachliegen, bremst das die Neurogenese, beschleunigt den kognitiven Verfall und das Schwinden des Gedächtnisses und erhöht das Risiko, an Alzheimer zu erkranken. Die Entscheidung liegt bei uns.

Vision für die Zukunft

Wenn Krebs, Herzkrankheiten, Diabetes und andere verbreitete Krankheitsbilder erst einmal heilbar geworden sind, wird sich die durchschnittliche Lebenserwartung auf 110 Jahre erhöhen. Viele Menschen werden die 120 und einige auch die 130 erleben. Es wird zum Normalfall werden, dass Menschen bis Anfang 100 ein erfülltes, produktives Leben führen, und man wird sie als Vorbilder an Weisheit und als Leitfiguren schätzen, statt sie in Altersheime abzuschieben, wie dies im dunklen Zeitalter des frühen 21. Jahrhunderts noch der Fall war.

Sobald in der Gesellschaft der Gedanke Fuß fassen konnte, dass es im Sinne des Gemeinwohls ist, das Gehirn eines jeden Menschen maximal zu entwickeln und auf eine optimale Neurogenese-Rate zu bringen, wird ein für die Allgemeinheit zugängliches, kostenloses öffentliches Bildungssystem jedem Einzelnen erlauben, auf seinen eigenen, ganz persönlichen Bildungsweg zu gehen und diesen so weit fortzusetzen, wie es ihm und seinen Veranlagungen gemäß ist. Lernen wird ein lebenslanger Prozess sein, und Menschen aller Altersstufen werden alle möglichen Schulen besuchen. Es wird dabei nicht nur um die Ziele einer höheren Bildung gehen, sondern auch Unterrichtsangebote zu Spezialthemen geben, wie zum Beispiel Kochen, Autos reparieren, Gärtnern, Kreativität und Kunst, Sporterziehung, Gefühlsbildung, Computerprogrammierung und Lehrausbildung. Manche Schulen werden sich auf Schüler in den Altersgruppen 60, 70, 80 und 90 spezialisieren. Viele Menschen werden im Laufe des Lebens zwei oder drei Studienabschlüsse machen, in denen sich die stete Weiterentwicklung ihrer Interessen spiegelt.

In der Vergangenheit machten Physiker und in anderen technischen Wissenschaften tätige Forscher ihre wichtigsten Entdeckungen vor ihrem 35. Geburtstag. Da sich die Neurogenese in dieser Altersphase in Zukunft nicht mehr verlangsamen wird, sondern über das gesamte Leben hinweg auf hohem Niveau funktioniert, müssen die großen Durchbrüche nicht mehr in die frühen Dekaden eines Wissenschaftlerlebens fallen. Selbst mit 90 oder 100 Jahren können Forscher noch bedeutende Entdeckungen machen, was der Menschheit eine Flut von neuen bahnbrechenden Erkenntnissen bescheren und sie massiv voranbringen wird.

Da die Neurogenese eine in der gesamten Geschichte nie dagewesene Dimension erreicht, werden Menschen auf einem höheren Leistungsniveau funktionieren und damit den Boden dafür bereiten, die Welt in ein Goldenes Zeitalter zu führen. Da der Geist auf die vielfältigste Weise kultiviert wird, kann man den Problemen der Welt mit einem bislang unbekannten Maß an Kreativität begegnen, sodass diese sehr schnell zu schrumpfen beginnen, da sich neue Lösungen abzeichnen.

ZUSAMMENFASSUNG

Die Schulung des Geistes durch die Beschäftigung mit den unterschiedlichsten Formen von mentaler Stimulation fördert die Neurogenese und trägt dazu bei, einen wachen Verstand zu bewahren. Es gibt kein schnelles Patentrezept dafür, wie wir dieses Ziel erreichen können. Keine einzelne Übung und kein Videospiel können verhindern, dass unsere Wahrnehmungsfähigkeit nachlässt. Die meisten Formen der mentalen Stimulation wirken spezifisch und haben keinen generellen Einfluss auch auf andere Teile der kognitiven Funktionen. Darum müssen wir unseren Geist auf möglichst vielfältige Weise fördern: lesen, Probleme lösen, Gedächtnisinhalte abrufen, diskutieren, schreiben, musizieren, die Aufmerksamkeit trainieren.

Bauen wir durch das lebenslange Fordern des Geistes die kognitive Reserve auf, ist das wie eine Lebensversicherung gegen Alzheimer und Demenz. Ganz gleich, in welchem Alter wir beginnen, mentales Training verbessert die Neurogenese und erweitert unseren Horizont.

KAPITEL 7

BEWUSSTSEIN

Der materialistischen Orientierung weiter Teile der Wissenschaft ist die Tatsache geschuldet, dass es nur wenige Forschungen zum Thema Spiritualität gibt. Vor Kurzem aber haben Neurowissenschaftler die Wirkung spiritueller Praktiken auf das Gehirn untersucht. Was sie herausgefunden haben, ist keine Überraschung für jene, die eigene Erfahrungen in diesem Bereich haben.

Auch wenn es bei oberflächlicher Betrachtung so scheinen mag, dass während der Meditation oder des Gebets – beim stillen Sitzen – nichts passiert, werden solche Praktiken im Inneren als außerordentlich dynamisch und kreativ erlebt. Und just diese innere Dynamik scheint die Neurogenese stark anzuregen.

Die Anfänge der wissenschaftlichen Erforschung

Dr. med. Herbert Benson von der Harvard University war der Erste, der die Erforschung der Meditation zum Thema machte. Seine ersten Studien aus den 1970er- und 1980er-Jahren zeigten, dass sie Stress reduziert und einen Entspannungszustand hervorruft. Der erste Forschungsgegenstand, dem er sich widmete, war eine Mantra-Meditation, die sogenannte Transzendentale Meditation (kurz TM. Hierbei handelt es sich um eine von Maharishi

Mahesh Yogi propagierte Methode. Doch beinahe alle religiösen Traditionen kennen irgendeine Form von Mantra-Meditation, bei der im Stillen unentwegt ein Wort oder Satz wiederholt wird.).

Benson fand heraus, dass regelmäßiges Meditieren im Körper eine Reaktion auslöst, die zur Aktivierung des vegetativen Nervensystems führt. Obwohl er sich zunächst mit Mantra-Meditationen befasste, weitete er seine Untersuchungen in der Folgezeit auf allerhand andere Formen der spirituellen Praxis aus. Die jeweilige Übung musste lediglich einen Fokus haben, auf den die Aufmerksamkeit gelenkt wird: Mantra, Atem oder Mitgefühl. Im Verein mit anderen Wissenschaftlern fand Benson sehr bald heraus, dass sich mit den meisten Meditationsformen eine Stressreduktion und Entspannungsreaktion bewirken lassen. Einem geringeren Spiegel an Glucocorticoiden und anderen Stresshormonen standen höhere Konzentrationen an Melatonin und eine verbesserte Immunabwehr gegenüber.

Er fasste seine Erkenntnisse in seinem 1975 erschienenen, bahnbrechenden Buch *Gesund im Stress. Eine Anleitung zur Entspannungsreaktion* zusammen und bereitete damit den Boden zur weiteren Erforschung verschiedener Meditationstechniken, bei der spezifischer auf die physiologischen Auswirkungen der einzelnen Praktiken auf Körper und Gehirn eingegangen wurde.[1] Gleichzeitig trat er eine Welle von Forschungsarbeiten zur Einheit von Körper und Bewusstsein los, die zeigten, welche gravierenden Einflüsse von »geistigen«, »emotionalen« oder »spirituellen« Ereignissen auf den Körper und das Gehirn ausgehen.

Anna

Anna war gerade in den Ruhestand gegangen. Die Welt der Großkonzerne war ihre Bühne gewesen, und als ausgesprochene Macherin hatte sie viel bewegt. Mit Mitte 40 hatte sie es zur Vizepräsidentin eines bedeutenden Unternehmens geschafft, und mit 65 zog sie sich mit einem angemessenen Ruhestandssalär aus dem Berufsleben zurück. Zwei Jahre später jedoch fühlte Anna sich auf einmal niedergeschlagen. »Ich habe das Gefühl, mein Gehirn funktioniert nicht mehr so gut wie früher«, sagte sie bei unserer ersten Sitzung. »In meinem Leben ist es viel ruhiger geworden als während meiner Berufstätigkeit, aber wenn ich morgens aufwache, bin ich manchmal so niedergeschlagen, dass ich mich kaum überwinden kann aufzustehen.«

Anna versuchte, aktiv zu bleiben, und angesichts ihres gut funktionierenden sozialen Lebens konnte sie sich nicht erklären, warum sie auf einmal so deprimiert war. Während unserer gemeinsamen Arbeit stellte sich heraus, dass es in ihrem Leben zwar ausreichend mentale und emotionale Stimulation gab, sie aber nie lang genug bei einer Sache blieb, um wirklich Freude daran zu empfinden. Sie war begeisterte Golferin. Auf dem Green war sie mit dem Golfmobil unterwegs. Als erste Sofortmaßnahme ließ sie das Gefährt stehen und bewältigte den 18-Loch-Parcours von nun an dreimal pro Woche zu Fuß. Auf diese Weise verschaffte sie sich etwas von der dringend benötigten Bewegung.

Über die Trauer, die sie über ihr Ausscheiden aus der Berufstätigkeit empfand, fanden wir Zugang zu ihrem Gefühlsleben. Sie entdeckte, dass ihre Depressionen mit der tiefen Traurigkeit darüber zusammenhingen, just das verloren zu haben, was ihr im Leben am meisten Sinn gegeben hatte – ihre Karriere. Daraufhin konnte sie das Ende dieser Lebensphase betrauern. In dem Maße, wie sie sich auf diese Gefühle einließ, stieg Trauer über andere, nicht bearbeitete Verluste in ihr auf. Als sie sich diesem Schmerz

stellte, fingen die Mauern, die sie um ihr Herz errichtet hatte, allmählich zu bröckeln an, und eine neue emotionale Verletzlichkeit
kam zum Vorschein. In ihrem Beruf hatte sie sich nie sicher genug
gefühlt, ihre schwache Seite zu zeigen. Aus der Öffnung ihres
Herzens schöpfte sie neue Vitalität und Hoffnung. Gleichzeitig
erwachte ihr alter christlicher Glaube, und sie erinnerte sich an
manche Sehnsucht aus ihrer Kindheit.

Durch verschiedene herzzentrierte Gebetspraktiken fand sie in
sich selbst eine tiefere Quelle des Friedens. Beim Experimentieren
mit den Achtsamkeitspraktiken, die ich ihr zeigte, fand sie einen
ganz neuen Zugang zu ihrer Lebendigkeit. »Ich bin in meinem
Leben immer so schnell unterwegs gewesen, dass ich mir nie die
Zeit genommen habe, mir beim Golfen den Himmel und die Bäume
anzuschauen«, meinte Anna. »Jetzt sehe ich, dass für mich die Zeit
gekommen ist, den Duft von Rosen zu genießen und im gegenwärtigen Augenblick zu sein.« In dem Maße, wie sich ihre Depressionen
legten und ihre Lebensgeister zurückkehrten, bezog Anna aus der
Schönheit eines jeden neuen Tags eine starke Motivation, morgens
aufzustehen.

Welche Art von spirituellen Praktiken funktioniert?

Aus all den vielen Religionen, die es auf der Welt gibt, stehen Hunderte verschiedener Formen von spiritueller Praxis zur Wahl. Im
Zuge der laufenden Forschungen haben sich im Wesentlichen
zwei Methoden als unterstützend für die Hirnfunktionen erwiesen. Da die Wissenschaft auf diesem Gebiet noch in den Kinder-
schuhen steckt, werden zweifellos in der Zukunft noch zahlreiche
andere hinzukommen.

Die beiden wichtigsten Praktiken, die die Hirnfunktionen anregen, scheinen auch die Neurogenese zu fördern. Es handelt sich

dabei um Achtsamkeitspraktiken und Meditationen über Hingabe oder Mitgefühl.

Welche Methoden sind das, wie funktionieren sie, und wie lässt sich ihre positive Wirkung auf die Neurogenese erklären? Um diese Fragen zu beantworten, lassen Sie uns einen kurzen Ausflug in die Traditionen unternehmen, aus denen sie hervorgegangen sind. Das hilft uns zu verstehen, was sie so wirksam macht.

Zwei spirituelle Strömungen in der Welt

Spiritualität dient beinahe in jeder Kultur der Menschheitsgeschichte als leitende Vision. Dieses Universum und alles, was es darin gibt, werden letztlich als spirituelle Schöpfung betrachtet, und nur wenn wir unser Leben mit dieser göttlichen Wirklichkeit in Einklang bringen, finden wir Frieden, Liebe und Erfüllung. Geht uns diese Ausrichtung verloren, erleben wir Schmerz, Leid und Entfremdung.

Im Laufe der Menschheitsentwicklung haben sich nach Auffassung der Philosophia perennis (lateinisch für »immerwährende« bzw. »ewige Philosophie«) rings um den Globus zwei spirituelle Strömungen herauskristallisiert. In der integralen Philosophie (einer Richtung der Philosophia perennis) wird zwischen Traditionen unterschieden, in denen der Gottesbegriff personifiziert, und solchen, in denen er nicht personifiziert ist.

Die immerwährende Philosophie befasst sich mit den wesentlichen Übereinstimmungen zwischen allen Weltreligionen.[2] Es ist nicht etwa so, dass diese alle das Gleiche sagen. Dies zu behaupten wäre schlichtweg falsch. Aber sie haben doch viele Gemeinsamkeiten, und es gibt große Überschneidungen.

Die westlichen Kulturen haben sich überwiegend unter dem Einfluss von Traditionen mit personifiziertem Gottesbegriff entwickelt. Die Hauptströmungen von Christentum, Judentum und

Islam betrachten das Göttliche als personifizierte Wesenheit. Im Westen stellt man sich diese meist männlich vor. In Indien hingegen sieht man sie mal männlich, mal weiblich, mal beides gleichzeitig oder keines von beidem – aber stets betrachtet man sie als höchste göttliche Instanz. In den nicht-dualen Traditionen gilt jede Einzelseele als Teil dieser göttlichen Wesenheit.

In diesen Traditionen existiert unsere menschliche Seele in einer Beziehung der Liebe zu diesem höheren Bewusstsein, und spirituelle Übungen zielen darauf ab, diese Kraft zu nutzen, um sie einer Verschmelzung mit dem Göttlichen näherzubringen. Die Seele ist unsere über das Ego hinausreichende spirituelle Individualität, ein von Freude und Frieden durchdrungenes Zentrum der Liebe und des Lichts.

Unsere Seele strebt nach der Vereinigung mit dem göttlichen Geliebten, und durch die spirituelle Praxis wird unsere äußere Natur so gereinigt, dass die tiefere Liebe und das Licht unserer Seele hindurchscheinen können. Liebe ist der Weg, und spirituelle Übungen tragen dazu bei, das Herz für diese Liebe zu öffnen. Im Mittelpunkt stehen Praktiken der Liebe, der Andacht, der Hingabe und des Mitgefühls. In manchen traditionellen Texten des Vedanta wird die Seele im Herzen verortet, und zwar unmittelbar hinter dem Herzchakra auf einer inneren Ebene.

Die meisten östlichen Kulturen hingegen sind von Traditionen ohne personifizierten Gottesbegriff geprägt. Im Buddhismus, Advaita Vedanta und Taoismus wird das Göttliche nicht als Wesenheit, sondern als reines Sein definiert – als ein grenzenloses, nicht personifiziertes Bewusstsein, das auf dreifache Weise zum Ausdruck kommt: Existenz, Bewusstsein, Glückseligkeit *(sat, chit, ananda)*. Unsere fundamentale Identität ist in diesen Traditionen identisch mit der Buddha-Natur, auch Atman (Selbst) oder der Brahman (das Göttliche) genannt.

Spirituelle Übungen zielen hier auf verschiedene Formen von Achtsamkeit ab: Die Urteilskraft des Bewusstseins wird eingesetzt, um eine Befreiung von falschen Identifikationen (mit dem Ego und seinen Anhaftungen) zu bewirken, sodass schließlich das reine Bewusstsein zum Vorschein kommt, das universell und in seiner essenziellen Natur mit allem eins ist.

Wichtig ist zu verstehen, dass die Weltreligionen ausnahmslos sehr komplex sind und in der Regel die ganze Bandbreite spiritueller Erfahrung umfassen. Der christliche Mystizismus, die Kabbala und der Sufismus sprechen von einer nicht personifizierten Göttlichkeit, obwohl in der Hauptrichtung der jeweiligen Traditionen die Betonung auf einem personifizierten Gottesbegriff liegt. Auf ähnliche Weise steht in den meisten östlichen Traditionen der nicht personifizierte Aspekt im Vordergrund, obwohl auch hier bei den meisten Traditionen ebenfalls das Element des personifizierten Göttlichen zu finden ist.

Auch sprechen alle Weltreligionen von einer Zwischenebene des Seins zwischen unserer materiellen Welt und dem Göttlichen – eine Welt der Engel und Dämonen, Geister und verstorbenen Seelen, feinstofflichen Energien, Auren und geistigen Wesenheiten. Der Schamanismus bewegt sich auf diesem Gebiet, wenngleich schamanische Kulturen sich selbst im Bereich des personifizierten Gottesbegriffs verorten.[3]

Allen Traditionen die Ehre erweisen

Während diese beiden spirituellen Strömungen von jeher in Konkurrenz zueinander stehen und Uneinigkeit darüber herrscht, wer nun im Besitz der »ultimativen Wahrheit« sei, haben aus einer ganzheitlichen Perspektive heraus alle zwei gleichermaßen ihre Berechtigung. Das Göttliche ist sowohl persönlich als auch unpersönlich, und kein Glaube ist dem anderen überlegen.

Diese Sichtweise ermöglicht es uns, unsere spirituelle Identität in all ihren Aspekten zu leben – Bewusstsein und Seele. Wir sind sowohl universales Bewusstsein (Atman, Buddha-Natur) und damit sowohl mit allem eins als auch einzigartige, individuelle

Seelen, die sich hin zu größerer Reinheit und Einheit mit dem Göttlichen bewegen.

Achtsamkeit und Herzlichkeit

Beide Richtungen haben spirituelle Praktiken hervorgebracht, die darauf abzielen, unsere tiefere spirituelle Identität – je nach Tradition Bewusstsein oder Seele genannt – zu entschleiern. Traditionen mit nicht personifiziertem Gottesbegriff konzentrieren sich auf verschiedene Achtsamkeitsansätze, um zum spirituellen Wesenskern unseres Seins vorzudringen. Bei Traditionen mit personifiziertem Gottesbegriff hingegen steht etwas im Mittelpunkt, das man als »Herzlichkeit« oder »Herzenergie« bezeichnen könnte: Übungen in Liebe, Andacht, Mitgefühl oder Hingabe. Ziel ist hier, unseren Seelengrund zu entdecken.

Es ist wichtig, keine allzu rigide Abgrenzung zwischen diesen Praktiken vorzunehmen. In der Tat sind sie beide in irgendeiner Form in allen zwei Richtungen anzutreffen, auch wenn die Betonung jeweils eine andere ist. In den Traditionen ohne personifizierten Gottesbegriff, die die Achtsamkeit in den Mittelpunkt stellen, werden Mitgefühl und liebevolle Güte als vorbereitende Übungen betrachtet, denn wir können nur in dem Maß achtsam sein, wie unser Herz offen ist. Auf ähnliche Weise legen Traditionen mit personifiziertem Gottesbegriff ihr Hauptaugenmerk auf das andächtige Gebet und die *Bhakti*-Meditation, sehen aber im Zurruhekommen des Geistes (das durch Achtsamkeit erreicht werden kann) eine vorbereitende Übung zur Öffnung des Herzens.

Beide Formen von Praxis scheinen die Neurogenese anzuregen. Schauen wir uns einmal den Stand der Forschung an.

Die Grenzen von Tierversuchen

Ein Großteil der Studien zum Phänomen der Neurogenese basiert auf der Arbeit an nicht-menschlichen Säugetieren. Auf der körperlichen Ebene ist die Sache ziemlich klar: Die meisten Karzinogene lösen bei Mäusen, Affen und Menschen Krebs aus; Menschen haben die gleichen Neurotransmitter wie andere Säugetiere, und ihr Gehirn ist gleich organisiert, sodass durch eine bestimmte Ernährungsform oder die Einnahme von Medikamenten verursachte Veränderungen auf dieser Ebene speziesübergreifend auftreten. Es gibt zwar auch hier gewisse Ausnahmen, aber in der Regel kann man sich darauf verlassen, dass die Ergebnisse übertragbar sind.

Wie bereits an anderer Stelle beschrieben, gibt es auch auf der emotionalen Ebene ein großes Maß an Überschneidungen. Doch der Mensch verfügt über eine weitaus größere emotionale Komplexität, sodass die mit Säugetieren gewonnenen Daten im Hinblick auf den Menschen mit einer gewissen Vorsicht und Zurückhaltung zu behandeln sind. Dies gilt insbesondere im Hinblick auf die Fähigkeit zur emotionalen Regulation, die beim Menschen deutlich ausgeprägter ist.

Was die mentale Ebene anbelangt, bedürfen die an Tieren gewonnenen Daten bereits einer umfassenderen Untermauerung durch Forschungen am Menschen. Das Lernen von neuen Inhalten wirkt sich auf das Gehirn von Mäusen und Affen ebenso positiv aus wie auf das Gehirn des Menschen. Doch nur Letzterer kann sich intellektuell mit Mathematik, Sprachen und Musik auseinandersetzen, da hierzu kognitive Fähigkeiten erforderlich sind, über die Tiere schlichtweg nicht verfügen.

Wenn wir zu den spirituellen Praktiken kommen, begeben wir uns auf ein Gebiet, auf dem im Tierversuch gewonnene Daten keinerlei Aussagekraft mehr haben. Nach allem, was bekannt ist, meditieren und beten Mäuse und Affen nun einmal nicht. Sämtliche der in diesem Kapitel vorgestellten Daten stammen also aus Studien am Menschen, sodass sie in einem höheren Grad Auslegungssache sind. Wir haben bereits an anderer Stelle von dem Dilemma gesprochen: Es ist in diesem Fall einfach nicht möglich, das Gehirn im Anschluss an ein Experiment zu sezieren, um zu sehen, was darin passiert ist. Wie in vielen Bereichen der Wissenschaft fehlen hier klare Kriterien zur Einordnung, und es kann sehr unterschiedliche Interpretationen geben.

Mittlerweile aber stehen uns immerhin klare Parameter zur Verfügung, anhand derer sich die Neurogenese bemessen lässt. Biomarker wie etwa ein vergrößerter Hippocampus oder dessen stärkere Durchblutung, eine höhere Glukose-Stoffwechselrate, verbesserte kognitive Leistungen, ein geringerer Spiegel an Stresshormonen, weniger Depressionen und ein besser funktionierendes Gedächtnis sind allesamt Begleiterscheinungen der Neurogenese. Sind sie zu beobachten, ist in der Regel auch davon auszugehen, dass die Neubildung von Neuronen angeregt ist. Und genau auf diese Parameter schauen wir in diesem Kapitel.

Was ist Achtsamkeitsmeditation?

Achtsamkeitsmeditation ist eine Praxis, bei der wir unser Bewusstsein trainieren, zunehmend ins Hier und Jetzt zu kommen. Eine Arbeitsdefinition des Begriffs Achtsamkeit lautet: »absichtlich aufmerksam sein«. Mit verschiedenen Achtsamkeitspraktiken wird das Bewusstsein darin geschult, sich nicht wie üblich mit gewöhnlichen Gedanken und Tagträumen zu beschäftigen, sondern aufzuwachen und voll und ganz im gegenwärtigen Augenblick anzukommen.

Manche Übungen erreichen dies durch die zielgerichtete Konzentration auf den Atem. Sobald die Gedanken zu wandern beginnen, bringt der Meditierende sie sanft zu den körperlichen Empfindungen zurück und beobachtet, wie der Atem ein- und wieder ausströmt. Diese Fähigkeit der Aufmerksamkeitslenkung wird dann auf den Alltag übertragen.

Bei anderen Praktiken steht die Konzentration auf Gefühle oder Gedanken im Mittelpunkt. Es gibt zum Beispiel Übungen, bei denen man Gedanken oder Gefühle einfach als solche etikettiert und dann loslässt. Durch die zunehmende Bewusstheit kommt es zu einem schrittweisen »Aufwachen« im Hier und Jetzt. Parallel dazu stellt sich die Erkenntnis ein, wie viel von unserem Alltag wir in einer Art halb bewusster Trance verbringen, die uns beinahe schlafwandlerisch durchs Leben gehen lässt.

Wieder andere Praktiken konzentrieren sich auf den gesamten Bewusstseinsinhalt – Gedanken, Gefühle, Empfindungen, Bilder. Wir halten sie mühelos gegenwärtig, indem wir sie aufsteigen und wieder gehen lassen, statt uns in das sonst übliche Melodrama hineinziehen zu lassen. Während wir diesem Kommen und Gehen zuschauen, als wären es am Himmel vorüberziehende Wolken, entdecken wir tief in uns den Kern unserer Identität. Durch die Konzentration auf das Bewusstsein an sich und nicht auf dessen Inhalt setzt sich der Staub in uns. Wir werden wacher und gelangen so in einen Zustand, der mehr in der Gegenwart zentriert ist.

Variationen dieses Themas finden wir in der vedantischen Tradition. Hier besteht die Praxis darin, sich in ein stilles Beobachterbewusstsein zurückzuziehen, das von den umherwirbelnden Gedanken, Gefühlen und Empfindungen losgelöst ist. Aus dieser friedvollen Warte des inneren Beobachters heraus entsteht eine Disidentifikation mit den Inhalten unseres Bewusstseins, und eine tiefere Seinsebene erschließt sich.

Die »Achtsamkeitsmeditation« und viele der unter diesem Begriff zusammengefassten Praktiken stammt zwar aus der buddhistischen Tradition, doch da diese ohne metaphysische Glaubensinhalte auskommt, kann jeder unabhängig von seiner religiösen Prägung damit arbeiten. So beziehen etwa auch katholische Nonnen und Mönche die Achtsamkeitsmeditation in ihre spirituelle

Praxis mit ein, und es gibt in anderen Traditionen analoge Übungen, auch wenn diese meist anders bezeichnet werden.

Mithilfe all dieser verschiedenen Übungen lernt der Meditierende, ins »Sein« zu kommen und inmitten des Alltagsgetriebes und des unablässigen »Tunmüssens« Zugang zu seinem inneren Zentrum des Friedens und der Ruhe zu finden. Dies ist Stressreduktion vom Feinsten!

Achtsamkeitsmeditation und Neurogenese

Achtsamkeitsmeditation ist eine der am umfassendsten untersuchten Formen von spiritueller Praxis. Große Universitäten, darunter Harvard, Yale, Stanford, die Universität in Berkeley und die UCLA, die Universität in Los Angeles, Kalifornien, unterhalten eigene Forschungszentren, die sich diesem Thema widmen.

Eine der ersten eingehend erforschten Einsatzmöglichkeiten war die Stressreduktion und das Schmerzmanagement. Dr. Jon Kabat-Zinn von der University of Massachusetts lieferte den Nachweis, dass ein Training in Achtsamkeitsmeditation eine stark stressmindernde Wirkung hat und bei chronisch Kranken zudem eine effiziente Schmerzlinderung bewirken kann.[4] Seine Arbeiten wurden in weiteren Untersuchungen bestätigt und dahingehend erweitert, dass sich damit in einer Vielzahl unterschiedlicher Bevölkerungsgruppen Stress und Ängste reduzieren lassen.[5]

Nachdem sich die Methode bei Stress und im Schmerzmanagement bewährt hatte, wurde sie bei Depressionen eingesetzt. Die Ergebnisse waren beeindruckend.[6] Seither findet sie breite Verwendung in der Psychotherapie, und es gibt mittlerweile Hunderte von Studien, die ihre Wirksamkeit bei Störungen wie ADS, ADHS, zur Stärkung der Empathie, in der Paartherapie, bei Borderline-Patienten, zur Förderung der emotionalen Regulation und der exekutiven Funktionen, zur Reduktion negativer Affekte, zur Verbesserung des Selbstwertgefühls, Senkung der Schmerzempfindlichkeit und generellen Verbesserung des psychischen Wohlbefindens beweisen.[7]

Dem aufmerksamen Leser mag aufgefallen sein, dass manche der genannten Störungen mit einer reduzierten Neurogenese einhergehen. Depressionen, Stress, Ängste, negative Affekte und verminderte exekutive Funktionen treten alle infolge einer verringerten Neubildung bzw. Überlebensrate von Neuronen auf. Wenn sich bei diesen Symptomatiken mit Achtsamkeitsmeditation Verbesserungen erzielen lassen, erscheint es da nicht plausibel zu vermuten, dass gleichzeitig die Neurogenese zunimmt?

Andere Studien deuten darauf hin, dass dies tatsächlich der Fall ist. Eine der Begleiterscheinungen einer vermehrten Neurogenese ist die Vergrößerung des Hippocampus. Wie bereits an anderer Stelle erwähnt, nimmt dieser manchmal auf der für das Gedächtnis und die kognitiven Fähigkeiten zuständigen Seite an Umfang zu, während er ein andermal (etwa beim Einsatz von Antidepressiva) auf der Seite wächst, über die die emotionale Regulation – und hier speziell die Stress- und Depressionsregulation – abgewickelt wird.

Achtsamkeitsmeditation führt zu einer Vergrößerung des Hippocampus auf seiner gesamten Länge. Gleichzeitig verdicken sich die kortikalen Strukturen in anderen Hirnarealen, insbesondere dem präfrontalen Cortex. Am auffälligsten aber ist das Wachstum des Hippocampus, das darum im Mittelpunkt der Forschungen steht.[8] Eine Zunahme der grauen Substanz (Neuronen) im Hippocampus und Parahippocampus führt global zu einem vergrößerten Hippocampus-Volumen und lokal zu größeren Radialabständen. Außerdem verbessert sich die Konnektivität in den Leitungsbahnen der weißen Substanz.[9] All dies könnte ein Hinweis darauf sein, dass mehr synaptische Verbindungen geschaffen wurden, aber die dramatische Vergrößerung des Hippocampus lässt vermuten, dass wahrscheinlich mehr geschieht als nur das. Sie deutet stark in Richtung Neurogenese.

Besonders ausgeprägt war die Zunahme des Hippocampus-Volumens bei Langzeitmeditierenden. Aber selbst bei Menschen, die im Rahmen eines achtwöchigen Trainingsprogramms 30 Minuten täglich geübt hatten, war eine Vergrößerung nachweisbar.

Die Forscher hatten nicht damit gerechnet, dass sich innerhalb von so kurzer Zeit tatsächlich etwas Messbares tun würde. Das zeigt, wie schnell sich das Gehirn adaptieren und verändern kann.[10]

Noch auffallender waren die Messergebnisse bei Langzeitmeditierenden. Die Zunahme an grauer Substanz im Hippocampus war direkt proportional zur Anzahl von Jahren, die ein Proband mit der regelmäßigen Praxis von Achtsamkeitsmeditation zugebracht hatte. Auch in anderen Hirnarealen, die mit dem Selbstbewusstsein und der Empathie in Verbindung stehen, fand man mehr graue Substanz. Andererseits war diese in der Amygdala verringert, jenem Teil des Gehirns, der in Erwartung von angstmachenden oder traumatischen Stimuli ständig in Habachtstellung ist. Letztere Veränderungen werden mit einer geringeren inneren Unruhe, Angst- und Stressbelastung erklärt.

Damit Neurogenese geschehen kann, brauchen die heranwachsenden Neuronen eine zusätzliche Blutversorgung zur Bereitstellung der erforderlichen Nährstoffe. Eine weitere indirekte Möglichkeit, ihr Vorhandensein nachzuweisen, ist also, sich den Blutzufluss ins Gehirn und insbesondere den Hippocampus anzuschauen. Mithilfe von Neuroimaging-Verfahren kann man sehen, dass dieser nach Übungen in Achtsamkeit tatsächlich stärker durchblutet ist – genau das ist es, was man bei stattfindender Neurogenese erwarten würde.

Ein weiteres mögliches Indiz, das auf das Vorhandensein von Neurogenese schließen lässt, ergibt sich aus Studien zur Achtsamkeit und zur Verbesserung des Arbeitsgedächtnisses sowie des autobiografischen Erinnerungsvermögens. Wie wir im Abschnitt »Übungen zur Steigerung der geistigen Fitness« gesehen haben, ist es gerade im Hinblick auf das Arbeitsgedächtnis außerordentlich schwierig, Leistungssteigerungen zu erreichen. So gut wie alle Programme, mit denen sich das angeblich bewerkstelligen lässt, wirken sich nur auf spezifische Gedächtniszentren aus und nicht auf das Arbeitsgedächtnis insgesamt. Durch Achtsamkeitsübungen hingegen lassen sich in diesem Bereich nachgewiesenermaßen Verbesserungen erzielen. Gleichzeitig wurde berichtet, dass das autobiografische Erinnerungsvermögen an Präzision gewinnt.[11]

All diese Biomarker stehen eindeutig mit der Neurogenese in Zusammenhang, sind jedoch kein Beweis. Der kann erst nach dem Tod einer gewissen Zahl von Langzeitmeditierenden erbracht werden, die ihr Gehirn posthum der Wissenschaft zur Verfügung stellen. Was es zurzeit gibt, sind sehr starke Hinweise darauf, dass die Achtsamkeitspraxis die Neurogenese anregt.[12]

Übungen in Hingabe und Mitgefühl

Eine weitere bedeutende Form von spiritueller Praxis, die die Weltreligionen hervorgebracht haben, zielt auf die Verstärkung von Gefühlen der Liebe und Hingabe, des Mitgefühls und der Empathie für alle Lebewesen ab. Diese Übungen können uns in unterschiedlicher Gestalt begegnen.

Eine in der christlichen, muslimischen und vedischen Tradition häufig anzutreffende Praxis sieht vor, ein Objekt der Liebe oder Hingabe – etwa Jesus, Baby Krishna oder die göttliche Mutter – zu wählen und darauf Gefühle von Liebe, Andacht, *Bhakti*, Hingabe, Bewunderung, Wertschätzung und Verehrung zu projizieren. Gleichzeitig wird eine Disidentifikation mit negativen Gefühlen und Impulsen praktiziert. Mit der Zeit entwickeln sich Liebe und Hingabe aus ihrer unreinen Form hin zu mehr Reinheit, Intensität und Selbstlosigkeit. Die tiefere Seele im Inneren scheint durch die äußere Natur hindurch und ruft das Göttliche mit dem Ziel der

Vereinigung an, während der Frieden, das Licht und die Liebe der Seele das äußere Selbst durchströmen.

Eine andere Variante sieht vor, sich mit einem bestimmten Gefühl – Liebe, Andacht, Hingabe oder Sehnsucht nach dem Göttlichen – auf das Herz zu konzentrieren und alle anderen Gefühle und Gedanken nicht zu beachten. Die Sehnsucht (nicht zu verwechseln mit dem vitalen Verlangen) ist ein stilles, friedvolles Gefühl der Hingezogenheit der Seele zum Göttlichen. Aus ihr spricht die Stimme der sich entfaltenden Seele. Die Kraft der Sehnsucht oder Liebe – *Bhakti* – schließt ebenso wie die Hingabe die Tore des inneren Herzens auf. In dem Maße, wie sich diese Gefühle intensivieren, öffnet sich das Herz einer tiefen Innerlichkeit und Freude, Frieden und die Liebe der Licht-Seele und der Gegenwärtigkeit des Göttlichen strömen hervor.

Bei einer weiteren umfassend untersuchten Praxis aus der buddhistischen Tradition beginnt der Meditierende bei sich selbst und dehnt sein Mitgefühl und seine liebevolle Güte zunächst auf Freunde und Familienmitglieder aus; dann auf andere, denen Leid widerfährt oder gegenüber denen er negative Gefühle empfindet; und schließlich auf die ganze Welt.

»Möge ich glücklich sein.

Möge ich frei von Leid sein.

Möge ich Freude und Leichtigkeit des Seins empfinden.«

Diese Sätze spricht man zunächst für die eigene Person, dann für Freunde und Familienmitglieder, dann für jene, denen Leid widerfährt oder gegenüber denen man negative Gefühle empfindet, und schließlich für alle Lebewesen auf dieser Erde – in einem Kreis des Mitgefühls, der sich immer weiter nach außen dehnt.

Es besteht insofern große Ähnlichkeit zwischen diesen Praktiken, da sie allesamt darauf abzielen, mehr Liebe, Mitgefühl, Empathie und Fürsorglichkeit für andere und den Planeten zu schaffen.

Neurogenese und Übungen in Hingabe und Mitgefühl

Man hat gerade erst damit begonnen, diese Praktiken wissenschaftlich zu untersuchen, und sie sind weniger erforscht als die traditionellen Achtsamkeitspraktiken. Dennoch gibt es umfassende Beweise dafür, dass sie die Neurogenese stimulieren.

Auch Übungen in Hingabe und Mitgefühl bringen den Hippocampus zum Wachsen, verstärken die Durchblutungsrate, erzeugen positivere Gefühle und Empathie und reduzieren Stress, Ängste und Depressionen.[13] All diese Wirkungen sind auch zu erwarten, wenn Neurogenese stattfindet, und dass sie eintreten, haben Studien hinlänglich bestätigt. Ziehen wir außerdem die hormonellen Neurogenese-Stimulatoren in Betracht, ist die Beweislage, die für eine Anregung der Neurogenese durch Übungen in Hingabe spricht, sogar noch überzeugender als im Hinblick auf die Achtsamkeitspraktiken.

Eine weitere Untersuchungsreihe wurde am Institute of Heart-Math unweit von Santa Cruz, Kalifornien, durchgeführt. Über Jahre hinweg durchgeführte Studien zur Herzenergie und positiven Emotionen wie Liebe, Fürsorglichkeit, Dankbarkeit und Wertschätzung zeigen, dass diese eine stark stressmindernde Wirkung haben und gleichzeitig das Immunsystem und die Kohärenz der Gehirnwellen stärken.[14]

Liebe, das ultimative Mittel gegen Stress

Wenn Liebe der höchste Wert im Leben ist, wie spirituelle Lehrer seit Tausenden von Jahren sagen, erscheint es da nicht logisch, dass sie gut für uns ist – auf der spirituellen, emotionalen und physischen Ebene, indem sie unser Gehirn durch Neurogenese erneuert? In allen spirituellen Traditionen sind Liebe und damit verwandte Gefühle wie Dankbarkeit, Hingabe und Wertschätzung

Merkmale der spirituellen Entwicklung. Wissenschaftler des Heart-Math Institute haben Folgendes herausgefunden:

> Sich 20 bis 30 Sekunden auf den Bereich des Herzens zu konzentrieren führt zu einer verbesserten Kohärenz des Herzrhythmus und der Gehirnwellenmuster.
> Sich auf Gefühle von Liebe, Hingabe, Wertschätzung oder Dankbarkeit zu konzentrieren und dabei im Herzen zentriert zu sein verbessert die Kohärenz zwischen Herz und Gehirn.
> Es stärkt die Immunantwort des Körpers, wie sich anhand eines höheren IgA-Werts ablesen lässt, eines Biomarkers der Immunfunktion.
> Es vermindert Stress, wie sich anhand niedrigerer Glucocorticoid-Werte und eines niedrigeren Blutdrucks nachweisen lässt.
> Es erhöht die Ausschüttung des sogenannten Jugendhormons DHEA.[15]

Im Kapitel »Ernährung« haben wir gesehen, dass DHEA die Neurogenese stimuliert. Je höher der Spiegel, desto mehr wird sie angeregt.

Außerdem wissen wir, dass Gefühle der Liebe die Ausschüttung von Oxytocin fördern, das eindeutig die Neurogenese anregt. Praktiken, die Liebe und liebevolle Gefühle (wie Andacht, Hingabe, Sehnsucht, *Bhakti*, Bewunderung) verstärken – und genau dies wird mit Übungen in Liebe und Hingabe bewirkt –, sollten darum auch die Neurogenese stimulieren.

Es ist hinlänglich erwiesen, dass Meditation die Ausschüttung von Melatonin anregt.[16] Auch Melatonin steigert die Neurogenese, sodass sich hier ein weiterer Weg zur Neubildung von Neuronen eröffnet.

Mit Oxytocin, Melatonin und DHEA sind drei hormonelle Neurogenese-Stimulatoren im Spiel, die bei Übungen in Demut und Mitgefühl verstärkt ausgeschüttet werden. Dass sich der Spiegel aller drei Substanzen erhöht, lässt das Vorhandensein einer gesteigerten Neurogenese extrem wahrscheinlich erscheinen. Die Beweise sprechen stark für eine Beteiligung biochemischer und hormoneller Mechanismen an der verstärkten Neubildung von Neuronen. Es mag andere, bisher noch unbekannte Praktiken geben, die durch das Schaffen von Zuständen der Liebe, des Mitgefühls und der Hingabe ebenfalls eine neurogene Wirkung entfalten.

Erneuerung des Bewusstseins

Die spirituellen Traditionen der Welt vertreten eine radikale Einstellung zum Thema Gesundheit und Erneuerung. Sie betrachten die Verwirklichung des achtsamen Gewahrens und der Liebe als permanente Seinszustände, in denen die alltäglichen Verrichtungen auf einer höheren Ebene von Frieden und Freude ausgeführt werden – im Licht der Liebe, die der Seele innewohnt, losgelöst von äußeren Umständen oder Ereignissen.

Achtsamkeit im Alltag bringt uns ins ewige Jetzt, in dem wir dem, was ist, mit Frieden und freimütiger Akzeptanz begegnen. Dies nimmt uns den Stress, der entsteht, wenn wir die Realität zu leugnen versuchen oder uns Belastungen größer vorstellen, als sie tatsächlich sind. Wie ein buddhistischer Lehrer einmal sagte: »Schmerz mal Widerstand ist gleich Leid.« Öffnen wir uns achtsam den Erfahrungen des Augenblicks, lösen sich der Widerstand und der von ihm ausgelöste Stress auf.

Liebe und Fürsorglichkeit in unseren zwischenmenschlichen Beziehungen zu empfinden ist ein essenzieller Teil des »guten Lebens«, und im Kapitel »Herz« wurde bereits ausführlich darauf eingegangen, warum das so ist. Aber spirituelle Traditionen gehen noch weiter.

Spiritualität birgt das Versprechen, in einem ununterbrochenen Zustand der Liebe zu leben, der über jede Beziehung zu bestimmten Menschen hinausreicht – eine Liebe für die gesamte Schöpfung.

Auf ihn bereitet uns die spirituelle Praxis vor, indem wir allmählich unser Wesen von den dichten Energien unseres gegenwärtigen Erlebens (Wünsche, Anhaftungen, negative Gefühlszustände) reinigen, um auf eine höhere Schwingungsebene zu gelangen, die in Einklang mit Freude, Frieden, Liebe und Dankbarkeit steht.

Die Erneuerung der Liebe umfasst die Erneuerung unseres Gehirns. In einer zugewandten Atmosphäre, die von jener Form von Frieden, Freude und Stresslosigkeit geprägt ist, wie sie aus der tiefen Versenkung in die Liebe entsteht, blüht unser Gehirn auf. Aus einem solchen Zustand heraus erkennen wir, dass viele von unseren Problemen und Belastungen das Ergebnis unserer begrenzten Wahrnehmung und unserer eingeschränkten Sichtweisen sind.

In der erweiterten Perspektive, die uns in Zuständen tiefer Liebe zuteilwird, lösen sich viele unserer alltäglichen Probleme auf, oder es tritt eine Lösung zutage. Die engen Zustände der Nicht-Liebe schaffen just die Probleme, die uns Stress bereiten. Liebe entspricht unserer ureigenen Identität. Sobald wir diese gefunden haben, bewegen wir uns über die Ängste und den Stress hinaus, die einen so großen Teil unseres Alltags ausmachen.

Die Neurowissenschaft scheint im Begriff zu stehen, uns zu zeigen, dass uns die großen Wahrheiten der spirituellen Traditionen just das zu bieten scheinen, was wir für die Gesundheit und Erneuerung unseres Gehirns so dringend brauchen.

Visionen für die Zukunft

Mit dem Eintritt der Menschheit in ein Goldenes Zeitalter wird der Einzelne die ausschließliche Identifikation mit dem Körper überwinden und seine tiefere, innere, spirituelle Identität entfalten. Dann werden wir alle von einem Gefühl der Einheit und Liebe getragen sein. Gleichzeitig wird es eine stärkere Individuation geben, sodass die Einzigartigkeit einer jeden Seele und das Einssein mit anderen und dem Kosmos nebeneinander bestehen.

Unfälle und Schmerzen werden weiterhin Teil des Lebens sein, doch da jeder bereits während der Kindheit zu meditieren gelernt hat, verstehen alle, sich solchen Erfahrungen innerlich nicht zu widersetzen, sodass deren Stresspotenzial sinkt. Alle Menschen werden Kinder des Göttlichen sein; Brüder und Schwestern mit einem gemeinsamen, aber individuell ausdifferenzierten Bewusstsein.

An die Stelle der Nationalstaaten wird eine Weltregierung treten, die Krieg, Nahrungsmittelknappheit, Umweltverschmutzung und unersättlicher Gier ein Ende bereitet. Soziale Ungerechtigkeiten werden kein Thema mehr sein, da sich die Menschheit in einem Zustand der Liebe und Fürsorglichkeit jedem Einzelnen gegenüber befinden wird, in dem Fairness, Gerechtigkeit und der gesunde Menschenverstand Leitschnur für jegliches Handeln sind. Unterschiedliche Auffassungen werden mithilfe von fortschrittlichen Schlichtungsverfahren gelöst und münden nicht mehr in Zwist und Streit, sodass mehr Harmonie und ein tieferes gemeinsames Verständnis entstehen.

Dank eines Gefühls von grenzenlosem innerem Frieden wird jeder neue Tag im lebendigen achtsamen Gewahrsein des Augenblicks zu einem Wunder. Das Gehirn aller Menschen wird im Angesicht eines tiefen Daseinsglücks und einer allumfassenden Liebe für die gesamte Schöpfung voll zur Entfaltung kommen. Die Freude am Leben wächst unter dem Eindruck der gemeinsam mit anderen geschaffenen Harmonie, während jeder Einzelne im Laufe seines langen produktiven Lebens in sich laufend neue Tiefen und Potenziale entdeckt.

ZUSAMMENFASSUNG

Zwei Formen von spiritueller Praxis scheinen die Neurogenese besonders anzuregen:
Achtsamkeitspraktiken wie die Meditation
herzzentrierte Praktiken mit Fokus auf Liebe, Sehnsucht,
Bhakti, andächtigem Gebet oder Mitgefühl.

Mit der Dauer der Praxis scheint sich deren Wirksamkeit zu erhöhen, aber es genügt schon, acht Wochen lang
täglich eine halbe Stunde zu meditieren, um messbare
Ergebnisse zu erzielen. In dem Maß, wie das Gebiet
der Spiritualität mehr und mehr erforscht wird, könnten
durchaus weitere spirituelle Praktiken entdeckt werden,
die die Neurogenese anregen.

KAPITEL 8

BITTE NICHT BREMSEN: SO BESCHLEUNIGEN SIE DIE NEUROGENESE

Wir wissen nun, wie wir die Neurogenese und damit unsere kognitiven Leistungen und unsere emotionale Widerstandskraft massiv verbessern können. Doch um den größtmöglichen Nutzen aus den sich uns bietenden Möglichkeiten zu ziehen, müssen wir auch die Dinge im Blick behalten, die diesem Ziel im Wege stehen. Es macht schließlich nicht besonders viel Sinn zu versuchen, gesund zu leben, wenn wir uns gleichzeitig vergiften. Unsere Strategie muss also in beide Richtungen gehen:

1. Die Neurogenese-Rate und den BDNF-Spiegel erhöhen.
2. Vermeiden, was die Neurogenese-Rate und den BDNF-Spiegel senkt.

Setzen wir nicht auf beiden Seiten an, wäre das in etwa so, als würden wir beim Autofahren gleichzeitig auf das Gas- und das Bremspedal treten. Auf diese Weise kämen wir nirgendwo schnell hin.

Die vier Gifte:
Chronische Entzündungen
Chronischer Stress
Schädigung durch äußere Einwirkungen
Deprivation

Die Wissenschaft ist nicht nur der Frage nachgegangen, was die Neurogenese verstärkt, sondern hat auch erforscht, was sie verzögert und den BDNF-Spiegel senkt. Im überwiegenden Teil dieses Buchs haben wir uns damit beschäftigt, welche Lebensmittel und Aktivitäten neurostimulierend sind. In diesem Kapitel schauen wir uns die Faktoren an, die neurotoxisch wirken und die wir möglichst vermeiden sollten, um nicht wieder zu verlieren, was wir an Boden gutgemacht haben.

Neurotoxine können sehr unterschiedlich sein. Sie können als emotionale Belastungen auftreten, die die Neurogenese vermindern und Neuronen abtöten. Sie können im Rahmen der körpereigenen, an und für sich schützenden Entzündungsreaktion entstehen. Und sie können uns in Form einer kargen, verarmten Umgebung begegnen, die nur minimale sensorische und intellektuelle Stimulation und emotionale Nahrung bietet. All diese Faktoren verlangsamen die Neurogenese und senken den BDNF-Spiegel im Gehirn drastisch ab. Auch schädliche äußere Einwirkungen auf den Körper wie eine Quecksilbervergiftung oder ein fester Schlag auf den Kopf können für das Gehirn massive negative Konsequenzen haben.

Die oben aufgeführte Liste der vier Gifte ist nicht vollständig. Genannt sind lediglich diejenigen, die uns im Alltag hauptsächlich begegnen. Schauen wir sie uns im Einzelnen an.

Gift Nr. 1: Entzündungen

Entzündungen sind eine gesunde Reaktion des Körpers auf Verletzungen oder Infektionen. Hitze, Schwellungen und Rötungen sind Zeichen für das Greifen der körpereigenen Selbstschutzmechanismen. Wenn wir uns zum Beispiel in den Finger schneiden und die Wunde sich entzündet, schickt der Körper weiße Blutkörperchen (Makrophagen) dorthin, um die eindringenden Bakterien aufzuspüren und abzutöten. Rötung und Schwellung zeugen davon, dass der Körper dabei ist, die Eindringlinge abzuwehren. Diese vom Immunsystem vorgenommene Heilungsaktion beschützt uns vor den Angriffen marodierender Erreger, und sobald diese abgetötet sind und aus dem Organismus ausgestoßen wurden, klingt die Rötung wieder ab.

Es gibt zwei Arten von Entzündungen: akute und chronische. Akute Entzündungen sind ein kurzfristiges Geschehen. Sie beginnen mit einer lokal begrenzten Infektion oder der Notwendigkeit, eine Wunde zu heilen, und enden, sobald die Infektion bzw. Verletzung geheilt ist. Akute Entzündungsreaktionen sind für unsere Gesundheit von essenzieller Bedeutung. Mit ihnen gehen die Abwehrkräfte des Körpers gezielt gegen ein bestimmtes Problem vor.

Chronische Entzündungen hingegen entstehen, wenn die schützende Kaskade nicht endet, zu intensiv wird oder sich nicht gegen die Eindringlinge von außen, sondern gegen den Körper selbst wendet. In dem Moment werden sie ungesund. Bei chronischen Entzündungen laufen die Abwehrmechanismen des Körpers Amok, und der Körper greift sich selbst an.

Chronische Entzündungen gelten mittlerweile als ernste Bedrohung für die Gesundheit. Sie bilden den Hintergrund für oder sind beteiligt an sieben der führenden Todesursachen in den USA: Krebs, Schlaganfall, Diabetes, Nephritis, Alzheimer und chronische untere Atemwegserkrankungen.[1] Sie gehören zu den Hauptverursachern von Herzerkrankungen und spielen eine zentrale Rolle bei Autoimmunkrankheiten wie rheumatoider Arthritis und Lupus sowie bei Chorea Huntington, ALS (amyotrophe Lateralsklerose) und der parkinsonschen Krankheit. Selbst multiple Sklerose (MS) entsteht infolge einer chronischen Entzündung von Nervengewebe.[2]

Ein großes Problem bei chronischen Entzündungen ist, dass sie meist unerkannt bleiben. Man bezeichnet sie als den »leisen Tod«, weil sie sich im Verborgenen unterhalb der Bewusstseinsschwelle vollziehen. Da man sie nicht bemerkt, können sie jahrelang unter der Oberfläche schwelen und allmählich Teile des Körpers oder des Gehirns zerstören.

Warum Entzündungen neurotoxisch sind
Als Teil der Entzündungskaskade verfügt der Körper über eine Reihe von Zellen, die darauf ausgelegt sind, von außen eindringende Mikroorganismen aufzuspüren und anzugreifen. Diese sogenannten Makrophagen sind wie Soldaten mit dem Auftrag »suchen und vernichten«: Sie übermannen körperfremde Partikel und neutralisieren sie. Bei Autoimmunerkrankungen wie Lupus und rheumatoider Arthritis läuft der Prozess in die Irre und wendet sich gegen den Körper selbst.

Im Gehirn nennt man diese Soldaten Mikrogliazellen, und ihre Aufgabe ist es, durch Verletzungen oder Infektionen abgestorbene Neuronen zu beseitigen. Ihre Waffen sind Neurotoxine und freie Radikale, die auf ziemlich effiziente Weise tote Nervenzellen und eindringende Bakterien, Viren und schädliche Substanzen neutralisieren. Nach getaner Arbeit wirkt die entzündliche Abwehrreaktion leider oftmals weiter, und dieselben Neurotoxine und freien Radikale greifen gesunde Hirnzellen an.

Ein Hinweis auf eine chronische Entzündung im Gehirn ist ein hoher Spiegel an Mikrogliazellen, und genau dies gehört zu den Symptomen von neurodegenerativen Erkrankungen wie Alzheimer, Parkinson, Chorea Huntington, MS und ALS.[3] Andere Faktoren, die ebenfalls chronische Entzündungen verursachen können, sind erhöhte Blutzuckerwerte sowie emotionaler und oxidativer Stress (freie Radikale).[4]

Die Alzheimer-Forschung macht zwar Fortschritte, doch vieles ist noch immer nicht geklärt. Man weiß, dass Beta-Amyloid-Plaques eine Entzündungskaskade unter Beteiligung von Zytokinen auslösen, bei der Mikrogliazellen und andere Signalmechanismen aktiviert werden. Dabei werden mit der Zeit große Mengen an Nervenzellen abgetötet, und zwar insbesondere Neuronen im Hippocampus. Solche Entzündungsprozesse führen zu Gedächtnisschwund, Lernunfähigkeit, Demenz und letztlich zum Tod.

Mit dem Alter nehmen chronische Entzündungen zu. Der Abbau der kognitiven Funktionen im Alter steht in enger Relation zu steigenden Entzündungswerten. Chronische Entzündungen sind nicht nur neurotoxisch, sie vermindern auch die Neurogenese und hemmen die neurale Plastizität.

Eine Möglichkeit zur Bestimmung der allgemeinen Entzündungswerte im Körper bietet ein Bluttest auf das sogenannte C-reaktive Protein (CPR). Es empfiehlt sich, diesen beim jährlichen Gesundheitscheck mit durchführen zu lassen. Erhöhte CPR-Werte deuten auf starke Entzündungen hin und werden mit einem geringeren Hirnvolumen und einer Einbuße von kognitiven Funktionen in Verbindung gebracht.[5] Selbst chronische Entzündungen im Zahnfleischbereich (Periodontitis) werden mit einer Verminderung der Wahrnehmungsfähigkeit assoziiert.[6]

Bei chronischen Entzündungen greift der Körper seine eigenen Hirnzellen an, was eine Schrumpfung der Hirnmasse und eine verminderte Neurogenese zur Folge hat. Entzündungen müssen unbedingt zurückgedrängt werden. Schauen wir also, welche Ursachen diese haben und wie wir uns davor schützen können.

Was verursacht chronische Entzündungen?
Viele Dinge, die uns im normalen Leben begegnen, verursachen chronische Entzündungen. Hierzu gehören:

> toxische Chemikalien wie Smog, Pestizide und Quecksilber in Fisch
> Rauchen, Alkoholtrinken
> Insulinresistenz und hohe Blutzuckerwerte
> freie Radikale (Oxidation)
> Fettleibigkeit und zu viel Fett

> chronischer Stress jeglicher Art, einschließlich physischem und emotionalem Stress
> physischer Stress, etwa durch Schlafentzug, Erkältungen, Zahnfleischerkrankungen
> emotionaler Stress, etwa durch innere Unruhe, Angst, Einsamkeit, Depressionen, Isolation, Streitbeziehungen, übergriffige Beziehungen, *Bullying*, Zurückweisung, Arbeitslosigkeit oder Armut, Diskrimination, ständiges Online-Sein und fehlende Auszeiten, um zur Ruhe zu kommen, Unsicherheiten am Arbeitsplatz oder übergriffige Chefs oder Kollegen

Um es auf den Punkt zu bringen: Viele der Faktoren, die uns im Alltag Stress bereiten, rufen die Entzündungen hervor, die uns mit zunehmendem Alter mehr und mehr belasten.

Dies wäre ziemlich deprimierend, wenn wir nichts dagegen ausrichten könnten. Aber wir können eine Menge tun, um das Maß an chronischen Entzündungen zu reduzieren und unser Gehirn zu schützen.

Vermeiden oder reduzieren Sie erstens Nahrungsmittel, Substanzen und Situationen, die entzündungsfördernd sind. Essen Sie zweitens wie im Kapitel »Ernährung« erläutert anti-inflammatorische Lebensmittel, Gewürze und Nahrungsmittel, um ihre allgemeinen Entzündungsparameter zu senken. Reduzieren Sie chronischen Stress, meiden Sie übermäßigen Fettkonsum und Toxine wie Nikotin und Alkohol. Wenn Sie einmal im Jahr zum Arzt gehen, um sich durchchecken zu lassen, prüfen Sie anhand der Biomarker für chronische Entzündungen, ob sich Ihre Entzündungswerte verbessert haben: CPR, Homozystein und Fibrinogen.

Gift Nr. 2: Chronischer Stress

Wir haben gesehen, dass *akute* Entzündungen eine gesunde Heilreaktion bei Infektionen oder Verletzungen sind, während *chroni-*

sche Entzündungen genau das Körpergewebe zerstören, das sie eigentliche schützen sollten. Stress funktioniert auf die gleiche Weise. *Akuter* Stress setzt in uns die Energie frei, die wir brauchen, um mit einer Krise umzugehen. *Chronischer* Stress hingegen schadet sowohl dem Körper als auch dem Gehirn.

Körperlicher und emotionaler Stress mögen uns als zwei sehr verschiedene Dinge erscheinen, doch der Körper geht mit beiden auf die gleiche Weise um: *Er löst eine Stressreaktion aus, um mit dem Auslöser der Belastung fertigzuwerden.*

Stress ist nicht gleich Stress: Es gibt guten und schlechten
Bei akutem Stress handelt es sich um einen evolutionsbedingten Anpassungsmechanismus. Er pumpt Energie in unsere »Kampf- oder Flucht«-Kreisläufe. Wenn wir durch die afrikanische Savanne wandern und einen Löwen auf uns zukommen sehen, beschleunigt die Stressreaktion unseren Puls, schärft unsere Sinne und schüttet Glukose aus, damit wir genug Energie in den Muskeln haben, um uns auf einen Baum zu retten. Für unsere Vorfahren war dies überlebenswichtig. Sobald der Löwe abzog, konnten sie vom Baum heruntersteigen und sich wieder entspannen. Unser Körper kann hervorragend mit dieser Art von kurzfristigem Stress umgehen.

Kurzfristiger Stress stärkt uns. Wenn wir unsere Muskeln nicht durch Bewegung fordern – ihnen also Stress zumuten –, erschlaffen sie. Wenn wir unserem Geist nicht zumuten, neue Dinge zu lernen, verkümmert er. Sehen wir uns mit einer schwierigen emotionalen Herausforderung konfrontiert, fördert das neue Ressourcen in uns zutage, und unsere Persönlichkeit reift an der Aufgabe. Guter Stress hilft uns, stärker zu werden. Wenn der Stress dann vorüber ist, kehrt unser Körper in seine homöostatische Balance zurück. Wir entspannen uns, und es kehrt wieder Ruhe ein.

Guter Stress verstärkt die Neurogenese. Es ist, als würde der Körper dem Gehirn bei gutem (also kurzfristigem, moderatem)

Stress signalisieren: »Hallo! Wach auf! Es gibt da etwas, um das wir uns kümmern müssen! Stell mal ein paar neue Gehirnzellen bereit, damit wir die Sache in den Griff kriegen. Aber schnell!«

Guter, kurzfristiger, moderater Stress (im Verein mit den ihn begleitenden Stresshormonen) ist unser Freund. Es greift zu kurz zu sagen, dass wir den Spiegel an Stresshormonen im Körper senken müssen. Ein gewisses Maß davon brauchen wir, weil es in uns Kräfte mobilisiert (und manchmal die Neurogenese stimuliert).[7] Stresshormone tun uns gut. Nur wenn der Prozess chronisch wird, tun sie es nicht mehr.

Schlechter Stress

Wird Stress chronisch und baut sich nicht ab, hat er eine stark destruktive Wirkung auf Körper und Gehirn. Schlecht ist ununterbrochener, fortgesetzter Stress, der den Körper dauerhaft daran hindert, in seine natürliche homöostatische Balance zurückzufinden.

Es gibt drei verschiedene Formen von Stress, die unseren drei »Gehirnen« entsprechen. Allen Tieren begegnet körperlicher Stress, von angreifenden Löwen bis zu mangelnder Nahrung. Das menschliche Reptiliengehirn, auch Stammhirn genannt, reagiert darauf, indem es den »Kampf- oder Flucht«-Mechanismus in Gang setzt. Zieht der Löwe wieder ab oder wird Nahrung gefunden, endet der Stress, und unser Körper findet in die Balance zurück.

Bei Primaten gibt es eine weitere Form: den sozialen Stress. Der Affe, der am unteren Ende der Hierarchieleiter steht, bekommt am meisten davon ab. Uns Menschen gibt unser hoch entwickeltes limbisches System (unser zweites »Gehirn«) ein gutes Gefühl dafür, wann wir in vergleichbaren Situationen die Flucht antreten oder uns dem Kampf stellen sollten, ganz gleich, ob wir uns im Rahmen einer Highschool-Party oder eines Firmenmeetings bewegen. Auch nach solchen Episoden kehrt der Körper wieder in seine homöostatische Balance zurück.

Der Mensch kennt darüber hinaus jedoch noch eine dritte Form: den psychischen Stress. Dieser dringt über unser drittes »Gehirn«, den Neocortex, zu uns durch, der es uns erlaubt, zukünftige Entwicklungen vorherzusehen und an Vergangenem festzuhalten. Viele Menschen geben an, dass es ihnen mit am meisten Stress bereitet, sich innerlich auf eine Rede vor Publikum vorzubereiten. Aber selbst wenn der Auftritt vorbei ist, können wir uns noch lange darüber den Kopf zermartern, was für eine klägliche Figur wir abgegeben haben, und auf diese Weise den Stress noch sehr lange in uns lebendig halten. Psychischer Stress wird zu chronischem Stress.

Der Neocortex ist darüber hinaus für das Selbstgefühl oder Ego zuständig. Wenn wir aus dem Supermarkt kommen, lauert uns nur selten ein angriffslustiger Löwe auf. Aber wir erleben täglich die verschiedensten Angriffe auf unser Selbstbild. Und wird das bedroht, verursacht das Stress, und zwar ziemlich massiven.

Da so gut wie niemand über ein so festgefügtes, integriertes, in sich stimmiges Selbstgefühl verfügt, das völlig immun gegenüber solchen täglichen Seitenhieben ist, wird die zwischenmenschliche Welt zu einer laufenden Stressquelle. »Bin ich gut genug?«, »Ob ich es wohl schaffe, meine Arbeitsziele zu erreichen?«, »Ob dieser Mensch mich mag?«, »Ob ich die Stelle bekomme?«, »Geht meine Firma pleite, sodass ich meinen Job verliere?«, »Werden mich die schlechten oder peinlichen Dinge, die ich früher einmal getan habe, irgendwann einholen?«, »Ob mich die Leute mögen?«, »Ob ich diesen speziellen Verlust verkraften kann?«, »Wird es mir in der Zukunft gut gehen?«, »Werde ich einen Partner finden, den ich liebe?«

Der Neocortex, die Meisterleistung der Evolution, der wir Menschen unsere hervorragendsten Fähigkeiten verdanken, kann unser Leben gleichzeitig zur chronischen Stresshölle machen.

Unser Gehirn hat im Laufe der Entwicklungsgeschichte gelernt, die ersten beiden Stressformen ziemlich gut zu verkraften.

Unsere Primaten-Vorfahren mussten sich jedoch nie Gedanken über anstehende Mietzahlungen oder drohenden Jobverlust machen. Chronischer psychischer Stress ist für unseren Körper und seine Systeme eine neue Erfahrung, und die meisten von uns können noch nicht wirklich gut damit umgehen.

Im Überblick: wie Stress unserer Gesundheit schadet
Nach Angaben der US National Academy of Sciences sind *70 bis 80 Prozent aller Arztbesuche von Stress oder stressbedingten Erkrankungen motiviert.* Es gibt mittlerweile solche Unmengen an Beweisen dafür, dass chronischer Stress gesundheitsschädlich ist, dass man ganze Bände füllen könnte, um die zugrunde liegenden Abläufe auf molekularer und zellulärer Ebene zu beschreiben. Die Beweislast ist erdrückend: *Chronischer Stress ist der größte Killer unserer Zeit.*

Wenn wir gestresst sind, werden im Körper Hormone freigesetzt: verschiedene Corticosteroide wie Adrenalin, Noradrenalin, Cortisol und andere Glucocorticoide. Kurzfristig helfen diese dem Organismus, mit der Situation fertigzuwerden. Langfristig aber wirken sie schädlich. Die möglichen Folgen sind:

> Das Immunsystem wird in Mitleidenschaft gezogen (dass es eher darauf eingestellt ist, die freigesetzten Energien zu nutzen, um vor dem Löwen zu flüchten, als auf die Jagd nach Krebszellen zu gehen, die erst nach Jahren ihre tödliche Wirkung entfalten, erklärt die steigenden Krebsraten) und wird anfälliger für Autoimmunerkrankungen wie Asthma und Lupus.
> Bluthochdruck, erhöhte Cholesterinwerte, Herz-Kreislauf-Erkrankungen, Schlaganfall, Herzinfarkt
> Diabetes und Insulinresistenz[8]
> Fortpflanzungsprobleme und verminderte Libido bei Männern und Frauen, da die Ausschüttung von Sexualhormonen unterdrückt wird

> Osteoporose bei Frauen
> Schädigung des Muskelgewebes und Muskelverspannungen und infolgedessen Kopf-, Rücken- und andere Muskelschmerzen
> Zahnfleischerkrankungen
> Wachstumshemmung
> Magen- und Darmprobleme bis hin zu Geschwüren, chronischer Darmentzündung (Colitis) und Reizdarmsyndrom
> Gewichtszunahme durch Frustessen
> Psychische Probleme, insbesondere Ängste, Depressionen und Gedächtnisprobleme

Wie chronischer Stress das Gehirn schädigt
Chronischer Stress bringt das Gehirn zum Schrumpfen, lässt Neuronen verkümmern, vermindert die Neurogenese, senkt den BDNF-Spiegel und hat eine ganze Palette an weiteren neurotoxischen Wirkungen. Er scheint Nervenzellen sogar unmittelbar abzutöten, wie im Tierversuch eindeutig nachgewiesen wurde.[9]

Der Hippocampus, von dem in diesem Buch als wichtiger Neurogenese-Schauplatz so viel die Rede ist, verfügt über mehr Glucocorticoid-Rezeptoren als jedes andere Gehirnareal. Darum wird er von Stress am allermeisten in Mitleidenschaft gezogen.

Aus evolutionärer Perspektive macht es Sinn, den Hippocampus bei Stress in Alarmbereitschaft zu versetzen, damit Erinnerungen und emotionale Reaktionen im Gehirn eingespeichert werden können und so für zukünftige ähnliche Bedrohungen besser gerüstet sind. Wenn mein Gehirn weiß, dass in diesem Teil des Waldes Löwen unterwegs sind, und ich mich auf einen Baum retten kann, könnte mir dieses Wissen früher oder später das Leben retten.

Ein unglaublich geschrumpftes Gehirn
Das Problem entsteht, wenn Stress *chronisch* wird. Unter dem Einfluss der dabei entstehenden Dauerstimulation durch Glucocorticoide schrumpft der Hippocampus drastisch und büßt damit an

Funktionsfähigkeit ein. Studien an Menschen, die unter schwerem chronischem Stress leiden (etwa bei manchen Formen von posttraumatischer Belastungsstörung), zeigen, dass sein Volumen um bis zu 25 Prozent der normalen Größe reduziert ist.[10] Wenn der Hippocampus ein Viertel kleiner ist, führt das zu einer Einschränkung der kognitiven Funktionen und der Gedächtnisleistung und zu emotionaler Verletzlichkeit.

Bis vor Kurzem war in Forscherkreisen zwar bekannt, dass Stress Gedächtnisprobleme auslöst, aber man wusste nicht, warum. Inzwischen konnte durch MRI- und CT-Gehirnscans herausgefunden werden, dass es in Fällen der extremen Stressbelastung und bei Fehlen eines Viertels der Hippocampus-Substanz wesentlich schwerer ist, neue Erinnerungen zu bilden und mit den eigenen Emotionen fertigzuwerden. Unter dem Einfluss von chronischem Stress verkümmern die Dendritenverzweigungen der Neuronen, sodass das Verbindungsnetz zwischen diesen ausgedünnt wird. Die Neubildung von Nervenzellen ist ebenso verzögert wie das Zellwachstum, und der gesamte Hippocampus ist insgesamt nicht mehr aktiv genug, um neue Gedächtnisinhalte zu formen.[11]

Des Weiteren haben die von chronischem Stress ausgelösten erhöhten Glucocorticoidwerte eine toxische Wirkung auf Neuronen, vor allem auf diejenigen im Bereich des Hippocampus. Während die Flutung des Gehirns mit Glucocorticoiden bei akutem Stress das Gedächtnis anregt, verkehrt sich dieser Effekt nach nur einer halben Stunde ins Gegenteil und unterbindet die Einspeicherung von Gedächtnisinhalten.[12]

Das Ganze wird dadurch noch verschlimmert, dass der Hippocampus an der Regulierung des Glucocorticoidspiegels beteiligt ist. Ist er in seiner Funktion beeinträchtigt, kann er also just die Substanzen nicht mehr kontrollieren, die ihm schaden. Da ihm die Steuerungsfähigkeit abhandenkommt, ist er nicht mehr in der Lage, die Glucocorticoid-Ausschüttung zu drosseln oder zu stoppen. Damit gerät das ganze System aus den Fugen, und das Gehirn wird mit immer mehr toxischen Hormonen geflutet, sodass es abermals schwieriger wird, die toxische Belastung unter Kontrolle zu bringen und so weiter und so fort in einer Endlosspirale, die geradewegs in den Abgrund führt. Je schlechter es uns geht, desto schlimmer entwickelt sich das Ganze weiter. (Eine ähnliche Negativspirale steht im Hintergrund der Alzheimerkrankheit.)

Chronischer Stress verstärkt die Entzündungsneigung
In den letzten Jahren haben Forscher herausgefunden, wie chronischer Stress die Entzündungsneigung verstärkt. Dies kann auf verschiedene Weise geschehen. Stresshormone haben zunächst eine anti-inflammatorische Wirkung. Mit der Zeit aber stumpfen die Immunzellen des Körpers ab und werden unempfindlich gegenüber der entzündungsregulierenden Wirkung von Cortisol. Unter dem Einfluss von Stress werden entzündungsfördernde Zytokine ausgeschüttet, und selbst das Gehirn kann eine stressbedingte Entzündungsreaktion auslösen.[13]

Stress und Depressionen
Genau dieselben Mechanismen sind dafür verantwortlich, dass Stress so oft in Depressionen mündet. Wenn wir beim Autofahren das Gaspedal bis zum Anschlag durchtreten, ist der Tank bald leer. Chronischer Stress ist, als würden wir laufend Gas geben: Wir brauchen sehr viel Treibstoff. Außerdem bekommt der Körper nie Gelegenheit, sich auszuruhen und seine Reserven wieder aufzufüllen. Über kurz oder lang reicht es ihm. Wir brechen zusammen und verfallen in Depressionen.

Tierversuche haben klare, eindeutige Beweise erbracht. Setzt man ein Säugetier kurzzeitigem Stress aus, löst dies rasch eine klassische Stressreaktion aus. Bleibt der Stress bestehen und wird chronisch, wird das Tier schon bald depressiv und zeigt typische Symptome wie Lethargie, Appetitmangel, Schlafstörungen, Gewichtszunahme oder -verlust, mangelndes Interesse an seiner Umgebung, am Geschlechtsakt oder anderen, eigentlich freudvollen Dingen sowie Verlust des Forschungstriebs.

Welche biologischen Abläufe genau hinter der Auslösung von Depressionen durch Stress stehen, ist noch nicht bis ins Detail geklärt, aber der grobe Rahmen steht:

> Die meisten Depressionen werden von stresshaften Ereignissen ausgelöst.

> Bei Tier und Mensch führen hohe Corticosteroidwerte zu einem Anstieg des Depressionsrisikos. Depressive Menschen haben einen erhöhten Corticosteroidspiegel.

> Hohe Spiegel an Stresshormonen wie Corticosteroiden führen zu einer körperlichen Gewöhnung, sodass das Gehirn deren Ausschüttung nicht mehr richtig steuern kann.

> Stress vermindert die Neurogenese, und eine reduzierte Neurogenese ist ein zentraler Faktor im Depressionsgeschehen.

> Stress senkt den BDNF-Spiegel, und geringere BDNF-Werte gehören wie die verminderte Neurogenese zu den Schlüsselfaktoren bei Depressionen.

> So wie das Kranksein Stress bereitet, verursachen auch Depressionen Stress. Hierdurch wird eine weitere biochemische Kaskade von zusätzlichen Stresshormonen ausgelöst, die die Depression weiter vertiefen. Und durch mehr Ängste und Stress vertieft sich die Depression abermals.

> Depressionen werden mit chronischen Entzündungen in Zusammenhang gebracht. Durch die bei Depressiven erhöhte Entzündungsneigung wird die Neurogenese zusätzlich beeinträchtigt, was ebenfalls noch tiefer in die Depression führt. Entzündungen zurückzudrängen wird mittlerweile als wichtige Maßnahme in der Behandlung von Depressionen betrachtet.

Die Bedeutung der Neurogenese-Rate und des BDNF-Spiegels wurde erstmals im Zusammenhang mit der Erforschung von Depressionen erkannt. Sind beide hoch, scheint das Auftreten einer Depression unwahrscheinlich. Außerdem werden Depressionen nicht nur mit einer verminderten Neurogenese, sondern, wie zu vermuten war, auch mit einem Abbau der kognitiven Funktionen in Zusammenhang gebracht.[14]

Eine verminderte Durchblutung beeinträchtigt das Denkvermögen

Neben diesen Ursachen für eine stressbedingte Verminderung der Hirnleistung wirkt sich Stress auf die Durchblutung des Gehirns aus. Unter seinem Einfluss gelangt mehr Blut in den mit Fragen des Überlebens befassten unteren Teil des Gehirns. Weniger gut versorgt werden hingegen der Neocortex und die für Kreativität, höhere Denkprozesse und Selbstkontrolle zuständigen Hirnareale. Dass die Zentren im oberen Teil des Gehirns bei Stress schlechter durchblutet werden, heißt, dass wir buchstäblich schlechter denken können.[15]

Sind wir entspannt und fühlen uns sicher, wird unser Denken intuitiver, kreativer und offener. Wir sehen den größeren Zusammenhang. Die meisten unter uns – ausgenommen sind hier lediglich einige wenige Überflieger – haben unter Stress die Tendenz, sich zu drosseln und entlang stereotyper Bahnen zu denken, was zu hastigen, unklugen Entscheidungen führt, die uns noch weiter in den Stress hineintreiben, statt diesen zu lindern. Denken unter Stress lässt uns weitere schlechte Entscheidungen treffen, was wiederum den Stress erhöht, was die Gedanken noch schlimmer macht und uns in noch tiefere Depressionen fallen lässt. Stress schafft mehr Stress.

Und jetzt eine Nachricht, die richtig Angst macht
Was dies alles wirklich alarmierend macht, ist die Vorstellung, was diesen ganzen Stress verursacht. Wenn wir es nur mit einem Löwen zu tun hätten, der alle paar Tage durchs Revier streift, oder dem Angriff eines benachbarten Stammes, der im Abstand von mehreren Jahren zu erwarten ist, könnten wir uns zwischendrin erholen und zu unserer Homöostase zurückfinden. Unser Gehirn zu schützen wäre in diesem Fall ziemlich einfach. Womit wir uns aber konfrontiert sehen, ist wesentlich beängstigender.

Führen wir uns noch einmal vor Augen, dass Menschen nicht nur jener Art von Stress ausgesetzt sind, wie sie uns über das Reptiliengehirn oder das limbische System erreicht: Wirklich problematisch ist der vom Neocortex produzierte Stress. Er hat die Tendenz, chronisch zu werden.

Die meisten Menschen erleben ihren Alltag als stressig. Eine Umfrage aus dem Jahr 2013 hat ergeben, dass 66 Prozent der Frauen zwischen 18 und 29 täglich »beträchtlichen bis mäßigen« Stress empfinden. Was noch schlimmer ist: 54 Prozent gaben an, dass ihre Stressbelastung im letzten Jahr zugenommen hat. Von der Generation der »Millennials« bezeichnet sich die Hälfte der Befragten als so gestresst, dass sie nachts nicht schlafen kann, und 39 Prozent sind überzeugt, dass ihre Stressbelastung im letzten Jahr zugenommen hat.[16]

In unserer Gesellschaft regiert der Stress, und er wird zusehends größer. Wirtschaftliche Unsicherheit; Stress am Arbeitsplatz (und noch stressiger: Arbeitslosigkeit); dominante Kräfte, denen wir uns beugen müssen, ohne sie kontrollieren zu können; Diskrimination; die Kultur des Immer-online-Seins und der ständigen Handy-Präsenz; iPads, Computer und das weitgehende Fehlen von Auszeiten, was den Rhythmus des Lebens immer schneller und schneller macht – dies sind nur einige leicht auszumachende Ursachen für chronischen Stress. Aber es gibt weitere, die noch heimtückischer sein können.

Stressauslösende Beziehungen – hierzu gehören:

> schlimme Chefs, die dominant und kontrollierend sind, keine Empathie haben, sich auf einem Machttrip befinden oder einfach inkompetent oder schlecht drauf sind
> schikanöse Beziehungen
> feindselige oder von Streit geprägte Beziehungen
> persönliche (also keine beruflichen) Beziehungen, die emotional kalt oder distanziert sind und in denen es kaum zwischenmenschliche Nähe gibt
> »So tun als ob«-Beziehungen, die vorgeben, mehr zu sein, als sie sind
> unauthentische Beziehungen
> für andere das »Mädchen für alles« sein
> co-abhängige Beziehungen
> Beziehungen, in denen viele unterschwellige Verletzungen oder Enttäuschungen mitschwingen
> übergriffige Beziehungen

Diese Liste ließe sich über viele Seiten fortsetzen, aber Sie verstehen, worum es geht. Der Existenzialist und Philosoph Jean-Paul Sartre hat es in seinem berühmten Spruch auf den Punkt gebracht: »Die Hölle, das sind die anderen.« (Kein Wunder, dass er eine derart depressive Philosophie hervorgebracht hat.) Dieser »Beziehungsstress« wird mit höheren Sterberaten in Zusammenhang gebracht.[17] Die davon ausgehenden Belastungen im Alltag fordern einen hohen Tribut.

Und nun die gute Nachricht

Bevor wir uns von dem Gedanken allzu sehr stressen lassen, dass Stress uns umbringt, sollten wir uns klarmachen, dass wir es so gut wie immer selbst in der Hand haben, diese Dinge zu steuern und zu verändern. *Es kommt wesentlich darauf an, wie wir mit stressigen Situationen umgehen.*

Die Art und Weise, wie Menschen auf Stress reagieren, ist extrem unterschiedlich. Man kann ihn so transformieren, dass er zum guten Stress wird. Im Kapitel »Herz« ist im Einzelnen aufgeführt, wie sich Stress so umwandeln lässt, dass er die Hirnfunktion anregt, statt sie zu beeinträchtigen.

Gift Nr. 3: Schädigung durch äußere Einwirkungen

Das Gehirn ist extrem empfindlich und komplex und darum in hohem Grad anfällig für Stoßverletzungen im Kopfbereich, wie sie etwa bei Autounfällen oder Stürzen entstehen. Solche heftigen äußeren Einwirkungen erschüttern die innere »Verdrahtung« und bringen die komplizierten Verbindungen zwischen den Nervenzellen durcheinander. Dr. med. Kristine Yaffe, Forscherin an der University of California, San Francisco, stellte bei der Alzheimer's Association International Conference 2011 eine Studie vor, derzufolge sich das Risiko eines Menschen, im späteren Leben an Alzheimer oder einer anderen Hirnstörung zu erkranken, durch eine einzige Gehirnerschütterung verdoppelt.[18]

Das Gehirn vor Schädel-Hirn-Traumata zu schützen gehört mit zu einer umfassenden Gesundheitsvorsorge. Im Kapitel »Körper« ist beschrieben, wie selbst alltägliche Aktivitäten wie das Laufen oder Fahrradfahren auf hirnschonende Weise gestaltet werden können. Schädliche äußere Einwirkungen können uns auch in Form von Chemikalien und Umweltgiften begegnen. Quecksilber, das sich in vielen Fischarten anreichert, ist für die Nervenzellen die zweitgiftigste Substanz nach Plutonium. Selbst kleinste Mengen des Schwermetalls genügen, um Neuronen zu zerstören. In mikroskopischen Videoaufnahmen (auf YouTube anzusehen) kann man beobachten, wie diese bei minimalstem Kontakt mit wenigen Quecksilbermolekülen binnen kurzer Zeit in sich zusammenschrumpfen und absterben.

Blei ist ein weiteres Umweltgift, dessen Grenzwerte unlängst in den Richtlinien der US-Umweltbehörde EPA herabgesetzt wurden, jedoch erst, nachdem Millionen von Kindern und Erwachsenen genug davon zu sich genommen haben, um ihren IQ und die Leistungsfähigkeit ihres Gehirns dauerhaft zu senken. Für Kinder geht ein besonderes Risiko von Substanzen wie Blei und Quecksilber aus, da ihr Gehirn sich noch in der Entwicklung befindet und die verursachten Schäden diejenigen im erwachsenen Gehirn bis zum Zehnfachen übersteigen können.

Weitere schädliche äußere Einwirkungen auf das Gehirn sind größere oder kleinere Schlaganfälle. Größere führen, wenn nicht zum Tod, so oftmals zu schweren bleibenden Beeinträchtigungen. Weitaus häufiger treten kleinere, sogenannte »mikrovaskuläre Hirninfarkte« auf, die von den Betreffenden nicht bemerkt werden, im Laufe der Jahre aber ernst zu nehmende Schäden im Gehirn verursachen und die kognitiven Leistungen reduzieren.

Der hohe Energiebedarf des Gehirns

Oxidativer Stress ist eine weitere Form der schädlichen äußeren Einwirkung auf das Gehirn. Er gehört zum normalen, laufend voranschreitenden Abnutzungsprozess. Das Gehirn macht nur 2 Prozent des Körpergewichts aus, verbraucht aber 20 Prozent des Blutes und 20 bis 30 Prozent der verfügbaren Energie (Sauerstoff und Glukose). Zur Bewältigung all der vielfältigen Aufgaben, die es uns erlauben, unseren Alltag zu bestreiten und unsere Körperfunktionen aufrechtzuerhalten, muss es mit massiven Mengen an Glukose versorgt werden. Bei einer solch hohen Stoffwechselrate werden in großer Zahl freie Radikale gebildet, die das Gehirn schädigen können, wenn es uns an Antioxidanzien fehlt. Die Stärkung der antioxidativen Abwehr mithilfe der in diesem Buch beschriebenen Ernährungsweise ist eine weitere Möglichkeit, die Nervenzellen zu schützen.

Gift Nr. 4: Deprivation

Setzt man Ratten einer kargen, reizarmen Umgebung aus, in der es an Stimulation fehlt – Fachleute bezeichnen diesen Mangel als »Deprivation« –, sinken die Neurogenese-Rate und der BDNF-Spiegel drastisch ab. Was bedeutet »karg« für ein Nagetier? Und die noch wichtigere Frage: Was bedeutet es für den Menschen?

Bei Ratten versteht man unter einer kargen Umgebung einen kleinen Käfig, in dem nur eben das zur Versorgung Allernotwendigste – Futter und Wasser – zur Verfügung steht. Es gibt weder Laufräder noch irgendwelche Dinge zu erforschen, keine sozialen Interaktionen mit Artgenossen, bunte Farben, Geräusche oder andere sensorische Reize, keine Nestbaumaterialien und Abwechslung in der täglichen Routine des Alleinseins. Jegliche Möglichkeit zur Bewegung, zum Austausch oder zur Erkundung des Umfelds fehlt. Für Ratten ist dies die Hölle. Tiere, die so gehalten werden, verfallen in Depressionen und Lethargie, die Neurogenese kommt praktisch zum Erliegen, und die BDNF-Werte sacken in den Keller.

Bei Experimenten mit Primaten zeigte sich dasselbe Bild. Obwohl es diesbezügliche Autopsie-Untersuchungen an Menschen gibt, die ebenfalls sehr Ähnliches ergaben, sind die Forschungen hier noch nicht abgeschlossen. Trotzdem kann man bereits jetzt sagen, dass auch im menschlichen Gehirn ein durch ein karges, reizarmes Umfeld ausgelöstes, identisches Verfallsmuster festzustellen ist.

Entsteht die Deprivation während der Säuglingsphase oder der Kindheit, sind die Folgen noch verheerender. Affen, die man ohne mütterliche Fürsorge aufwachsen ließ, leiden lebenslang unter Ängsten, hoher Stressanfälligkeit, sozialer Isolation und einer Störung von Hirnsystemen, selbst wenn sich die Haltungsbedingungen später ändern.

Kinder, die jahrelang in schlecht betreuten Waisenhäusern zubringen mussten, haben diese Art von Deprivation erlebt. Bei ihnen zeigen sich auffällige Verzögerungen in der kognitiven und sozialen Entwicklung, die sich mit den im Tierversuch gewonnenen Erkenntnissen exakt decken. Die Fälle von Autismus schießen in die Höhe, die Sprachentwicklung leidet auf eine Weise, dass sich die Defizite mitunter selbst mit entsprechender Unterstützung nicht mehr ausgleichen lassen, und die Hirnaktivität ist in Schlüsselarealen reduziert, so im Hippocampus, in der Amygdala, im präfrontalen Cortex und im Stammhirn.[19]

Es steht fest, dass eine karge, reizarme Umgebung der Neurogenese und der Gesundheit des Gehirns insgesamt großen Schaden zufügt. Die Extremform einer solchen Deprivation wäre die Einzelhaft im Gefängnis. Diese ist nicht nur schlecht für das Gehirn, sondern wirkt auf viele Menschen auch emotional destabilisierend. Während es manchen Insassen gelingt, unter solchen Bedingungen zu überleben, indem sie ihr Gehirn durch Lesen oder Schreiben stimulieren, tragen andere langfristige Schäden davon.

Die Situation, in der sich viele allein lebende Senioren oder Patienten in stationärer Krankenhausbehandlung oder anderen Pflegeeinrichtungen befinden, unterscheidet sich gar nicht allzu sehr von der oben beschriebenen. Es kommt hier zwar zu einer minimalen Form von sozialem Kontakt, aber es gibt kaum Anregung für das Gehirn. Manchmal dient der Fernsehapparat als einzige sensorische und kognitive Stimulation. Fernsehen mag zwar eine Hilfe sein, kann aber nie die reale Welt als Erfahrungsraum mit anderen Menschen, der Natur und neuen Erlebnissen ersetzen.

Deprivation kann uns auf allen Persönlichkeitsebenen begegnen – physisch, emotional, mental und spirituell:

> Zur physischen Deprivation gehören Bewegungsmangel, schlechte Ernährung sowie fehlende sensorische Stimulation in Form von Farben, Musik usw.
> Emotionale Deprivation beinhaltet Isolation und Einsamkeit sowie zwischenmenschliche Kontakte, die rein oberflächlich

bleiben und in denen es an echtem Interesse und persönlicher Bindung fehlt.

> **Mentale Deprivation** ist gleichbedeutend mit einem Mangel an intellektueller Stimulation, etwa wenn ein Mensch zu wenig liest oder sich über Ideen austauscht und keine Gelegenheit hat, Neues zu lernen oder sich neuen Dingen auszusetzen.

> **Spirituelle Deprivation** heißt, dass die Seele verhungert, weil die tiefere Sehnsucht nach Bewusstseinserweiterung unerfüllt bleibt, die Zugehörigkeit zu einer religiösen oder spirituellen Gemeinschaft fehlt, es kein Gefühl von Sinnhaftigkeit gibt und kein Zugang zu Ritualen, Meditation oder spirituellen Praktiken bzw. Menschen besteht.

Deprivation auf einer dieser Ebenen kann die Neurogenese verlangsamen und zu einer Schrumpfung des Gehirns führen.

Stimulation ist ein Lebenselixier für das Gehirn

Use it or lose it – nutzen oder verlieren. Dies ist das Motto, von dem sich jeder ältere Mensch leiten lassen sollte, der gut altern möchte. Doch selbst in der Kindheit braucht das Gehirn Stimulation, um sich zu entwickeln. Und sobald das Erwachsenenalter erreicht ist, wird diese unverzichtbar, um die Neurogenese und den BDNF-Spiegel auf hohem Niveau zu halten.

In Laborstudien an Mäusen und Affen hat sich gezeigt, dass eine anregende Umgebung zu einem drastischen Anstieg der Neurogenese-Rate und der BDNF-Werte führte. Wie bereits an anderer Stelle erwähnt, überlebt nicht einmal die Hälfte der neu gebildeten Nervenzellen lang genug, um in unserem Gehirn ihre Arbeit zu verrichten. In einer anregenden Umgebung aber überleben 80 bis 100 Prozent der neuen Neuronen und integrieren sich in den produktiven Prozess.

Hier einige der Auswirkungen, die eine anregende Umgebung auf Mäuse, Ratten, Primaten und andere Säugetiere hat:

> verstärkte Neurogenese[20]
> verstärkte Synaptogenese
> Zunahme der Großhirnrinde und 25 Prozent mehr Synapsen[21]
> stärkeres Längenwachstum und höhere Komplexität der Dendritenverzweigungen, an denen sich die Synapsen bilden
> komplexere höherrangige Dendriten[22]
> verbesserte Gehirndurchblutung mit größerer Kapillardichte und -breite[23]
> Energieschub für das Gehirn durch ein um 20 Prozent größeres Volumen an neuronalen Mitochondrien (die die Zellen mit Energie versorgen)[24]
> Vermehrung der Gliazellen um 12 bis 14 Prozent und Vergrößerung von deren Zellkernen um 37,5 Prozent[25]

Diese Verbesserungen im Hinblick auf die Neubildung und Überlebensrate von Neuronen, die Durchblutung und Energieversorgung sowie den Aufbau von glialen Stützstrukturen und Synapsen sind atemberaubend. Gäbe es irgendeine Substanz, die Ähnliches bewirken könnte, würde sie bald zu den kostbarsten der Welt gehören. Dabei kann jeder von uns, wenn er will, diese Veränderungen in seinem Gehirn aus sich selbst heraus bewirken.

In den vorangegangenen fünf Kapiteln haben wir uns darauf konzentriert, was wir tun können, um die Neurogenese anzuregen. In diesem Kapitel ging es um die ebenso wichtige Frage, was wir vermeiden müssen, um sie zu verlangsamen.

Visionen für die Zukunft

In der Zukunft werden die Regierungen der Welt die Umwelt, die Ozeane, die Luft und die Erde von Verschmutzungen reinigen. Es wird sicher sein, jede Art von Fisch zu essen, ohne Angst vor einer Quecksilbervergiftung haben zu müssen. In Zivilisationen rings um den Globus wird die Hirngesundheit der Bevölkerung einen hohen Stellenwert genießen, und man wird viel Geld in Bildung investieren, damit jeder Einzelne so viel wie möglich lernen kann. Das Umweltbewusstsein wird hoch sein, und keiner wird auch nur den Versuch unternehmen, Lobbyarbeit im Hinblick auf höhere Grenzwerte für Quecksilber und Blei zu leisten, weil jede Firma sich schämen würde, finanzielle Gewinne auf Kosten der heranreifenden Gehirne von Kindern zu erzielen.

Die Menschen werden eine entzündungshemmende, antioxidanzienreiche Kost zu sich nehmen. Schnellrestaurants werden sich für ein gesundes Speiseangebot entscheiden und Frittiertes oder stark Zuckerhaltiges von ihren Speisekarten streichen. Firmen und Konzerne werden ihren Angestellten Stress-Check-ups anbieten, um sicherzustellen, dass keiner zu hart arbeitet oder über seine Leistungsgrenzen hinausgeht. Es wird für jeden Menschen zum festen Bestandteil des Alltags gehören, sich die Auszeiten zu nehmen, die der Körper braucht, um immer wieder in sein homöostatisches Gleichgewicht zurückzufinden und den Spiegel an Stresshormonen zu senken.

 ZUSAMMENFASSUNG

In diesem Kapitel haben wir uns die vier wichtigsten Gifte für das Gehirn angesehen. Wer weiß, was neurotoxisch wirkt, kann die Dinge, die die Neurogenese behindern, teilweise oder ganz meiden. Die Hauptschuldigen sind:

> chronische Entzündungen
> chronischer Stress
> eine Schädigung durch äußere Einwirkungen (Hirnverletzungen oder Belastungen mit Toxinen wie Quecksilber und Blei)

> Deprivation (Mangel an sensorischer oder geistiger Stimulation, Fehlen von emotionaler oder spiritueller Bindung)

Um die Neurogenese anzuregen und das Gehirn gesund zu erhalten, kommt es wesentlich darauf an, chronische Entzündungen und chronischen Stress zurückzudrängen. Das Gehirn muss vor Schädigungen durch äußere Einwirkungen geschützt werden, und es darf ihm nicht die optimale Stimulation vorenthalten werden, die es zur Nährung braucht.

KAPITEL 9

FAZIT:
WEGE ZUM NEUROGENEN
LEBENSSTIL

Die Neurogenese zu verbessern ist ein Lebensstil. Die Ernährung und den Alltag nach neurogenen Gesichtspunkten auszurichten heißt, die Neurogenese zu fördern und gleichzeitig die Dinge zu meiden, die sie verlangsamen. Um das Bestmögliche aus unserem Leben zu machen, müssen wir das Bestmögliche aus unserem Gehirn machen.

In diesem Buch geht es darum, im Sinne einer verbesserten Neurogenese alle Ebenen der Persönlichkeit – Körper, Herz, Geist, Bewusstsein – so in das »Projekt Hirngesundheit« einzubeziehen, dass die vorhandenen Potenziale vollständig ausgeschöpft werden. Unser Gehirn erneuert sich, wenn wir auf die Welt zugehen, unsere Fähigkeiten und Talente entfalten, unsere körperlichen Fähigkeiten nutzen, unsere emotionale Kraft für die Schaffung von Nähe, Liebe und Empathie einsetzen, unseren Geist fordern und unser Bewusstsein wecken.

Dies ist der Pfad zur dauerhaften Erneuerung: Die Neurogenese wird langfristig stimuliert, indem wir unsere Fähigkeiten und uns selbst verwirklichen. Wir müssen unser Gehirn auf allen Ebenen herausfordern. Das Gehirn auf ein höheres Niveau zu bringen heißt, unser Leben insgesamt auf ein höheres Niveau zu bringen.

Ist es nicht großartig? Wir brauchen nur das, was uns gegeben ist, voll und ganz auszuschöpfen. Das Wachstum und die Gesundheit unseres Gehirns stellen sich dann als natürliche Folge ein. Wir blühen auf, wenn wir nutzen, was wir haben.

Was wir nicht nutzen, verkümmert und geht verloren, ob es Neuronen sind, die gekappt werden, Muskeln, die schwinden, oder Fähigkeiten, die einrosten. Die gute Nachricht lautet: Es ist nie zu spät. Das Gehirn verändert sich laufend. Selbst zu einem späten Zeitpunkt im Leben können wir viele Dinge tun, um die Neurogenese und neues Wachstum anzuregen.

Je früher wir unser Leben nach neurostimulierenden Gesichtspunkten ausrichten, desto mehr profitieren wir langfristig. Studien zeigen eindeutig, dass die Wirkung auf die Hirngesundheit umso größer ist, je früher im Leben wir mit der Stimulierung der Neurogenese beginnen. Bei Tieren, die in einer anregenden Umgebung leben, ist der Hippocampus dicker und weist mehr Neuronen und Dendritenverbindungen auf. Interessanterweise bleibt die Neurogenese-Rate selbst dann erhöht, wenn die anregende Umgebung wegfällt. Es scheint auf der Hand zu liegen, dass sich eine neurogene Lebensweise umso stärker auf unser Gehirn und unser Leben auswirkt, je früher wir damit beginnen.

Je früher wir etwas unternehmen, desto stärker wirkt sich dies auf die Entwicklung von Körper und Gehirn aus. Aber unser Gehirn erneuert sich, solange wir leben. Fangen wir in mittleren Jahren an, unser Umfeld anregender zu gestalten, führt dies im Alter zu einer fünfmal stärkeren Neurogenese.[1] Bisher gibt es nur wenige Forschungen dazu, wie sich die Einführung einer stimulierenden Umgebung im Alter auswirkt. Wenn wir mit 70 oder 80 Jahren anfangen, aktiv etwas für die Erneuerung unseres Gehirns zu tun, führt das zu beeindruckenden Ergebnissen. Es ist viel besser, etwas zu tun und unser Leben zu bereichern, indem wir uns engagieren, statt nichts zu tun und mit anzusehen, wie der Verfall voranschreitet. Solange wir leben, können wir den Erneuerungsprozess fördern. Die Vorzüge eines »aktiven Lebens« für ältere Erwachsene sind offensichtlich. Neurogenese findet immer statt, und wir können ihre Rate jederzeit erhöhen. Der Gedanke, den eigenen Lebensstil so umzugestalten, dass die Neurogenese und Hirngesundheit profitieren, mag anfangs womöglich etwas erschreckend erscheinen. Angesichts der Fülle an Dingen, die wir tun können, fühlt sich manch einer vielleicht überfordert.

Fangen Sie mit dem an, was Ihnen leichtfällt. Die anderen Schritte können dann nach und nach folgen. Machen Sie zunächst das, was Ihnen leichtfällt, ob Sie bestimmte Nährstoffe zu nehmen beginnen, sich regelmäßiger zu bewegen anfangen oder Maßnahmen ergreifen, um besser und länger schlafen zu können. Alles ist hilfreich. Viele fangen so an: mit ein paar wenigen ersten Schritten hin zu einem neurostimulierenden Lebensstil. Jeder Schritt hin zu mehr Gesundheit ist zu begrüßen und sollte nicht geringgeschätzt werden. Ein Schritt führt zum nächsten.

Sich der Sache wie dem Speiseangebot in einem Selbstbedienungsrestaurant zu nähern fordert die geringsten Widerstände heraus. Mehr von dem zu tun, was Sie bereits machen, mit Aktivitäten zu beginnen, die Sie schon länger ausprobieren wollten, oder Nahrungsergänzungsmittel zu nehmen, die sich leicht in Ihre Ernährung einbeziehen lassen – all dies sind einfache Einstiegsmöglichkeiten. In dem Maße, wie diese Veränderungen zur Gewohnheit und Routine werden, dürfen auch andere Aktivitäten oder Nährstoffe hinzukommen, und es fällt weniger schwer, mit neuen Stimulationsmöglichkeiten für Körper, Herz, Geist oder Bewusstsein zu experimentieren.

Das Beste aus dem zu machen, was uns in diesem Leben gegeben ist, heißt, unser Dasein mit den Möglichkeiten unseres Gehirns im Hinblick auf Erneuerung und Neurogenese in Einklang zu bringen. Ein neurogener Lebensstil stimuliert die Neurogenese und meidet die Dinge, die sie verlangsamen. Führen wir uns noch einmal vor Augen, dass der Ansatz in beide Richtungen geht.

Ein neurogener Lebensstil ist etwas, das wir uns allmählich zu eigen machen müssen. Er entspringt nicht einfach so in voller

Größe wie Athene aus dem Kopf ihres Vaters Zeus. Es ist eher so, als wollten wir den Kurs eines Ozeanriesen verändern. Es braucht Zeit, unsere gewohnten Lebensmuster zu durchbrechen und uns in eine neurostimulierende Richtung zu bewegen. Aber je mehr wir uns auf dieses Ziel hinbewegen, desto besser fühlen wir uns. Und je besser wir uns fühlen, umso mehr sehen wir uns darin bestärkt, weitere Veränderungen vorzunehmen.

Fangen Sie an der Stelle an, an der Sie gerade stehen. Wenn Sie nicht in der Lage sind zu laufen, dann gehen Sie; danach gehen Sie allmählich mehr und schneller. Wenn es in Ihrem Leben sehr viel Stress gibt, fangen Sie an, ihn zu reduzieren. Wenn Sie wenig schlafen, versuchen Sie, mehr zu schlafen. Positive Veränderungen ziehen positive Veränderungen nach sich.

Im Laufe der Zeit merkt jeder, dass sich ein neurostimulierender Lebensstil gut anfühlt. Und dann ist es nur natürlich, mehr tun zu wollen. Sie brauchen sich zu nichts zu zwingen und sich nicht mit »du solltest« zu quälen. Wenn Sie sich in Einklang mit Ihrem innersten Wesen befinden, wird alles mühelos. Ihre natürlichen Neigungen treten zutage und tragen Sie voran, sodass alles ganz leicht wird. Und bevor Sie sich umschauen, stellen Sie fest, dass Sie sich dank eines neurostimulierenden Lebensstils stärker an der Gesundheit Ihres Gehirns orientieren.

Das gute Leben

Unser Potenzial maximal auszuschöpfen heißt, unser Gehirn voll und ganz zu nutzen – physisch, emotional, geistig und spirituell. Es bedeutet, die Chancen, die uns das Leben bietet, zu ergreifen und uns im Alltag jeweils für die neurostimulierenden und nicht die neurotoxischen Alternativen zu entscheiden.

Wenn wir unser Potenzial brachliegen lassen, fühlen wir uns schlecht. Es gibt eine Art von Seelenleid, das sich einstellt, wenn unser inneres Selbst frustriert ist, egal, ob die Hindernisse innerer oder äußerer Natur sind. Üben wir unsere Macht nicht aus oder können wir die Dinge, die in greifbarer Nähe sind, nicht erforschen, fühlt sich das nicht gut an. Kann sich ein Teil von uns, etwa der Geist oder Körper, nicht entfalten, empfinden wir eine tiefe innere Enttäuschung. Es fühlt sich so an, als würde etwas in uns vertrocknen und dahinwelken. Nicht aus uns herausgehen zu können verursacht einen ganz eigenen Schmerz. Die Seele leidet. Obwohl es einen Zusammenhang mit Depressionen gibt, geht dieser Zustand darüber hinaus. Vielleicht geht der tiefe Schmerz, den wir empfinden, vom Nachlassen der Neurogenese aus. Es ist der Schmerz des vergeudeten Potenzials.

Andererseits fühlt es sich so gut an, unserem Selbst die Gelegenheit zu geben, aus der Deckung zu kommen und zu spielen, sein Potenzial zu entfalten und seine Möglichkeiten zu erforschen. Die Neurogenese beschleunigt sich in dem Maß, wie unsere physische, emotionale, mentale und spirituelle Seite erblüht. Bei einer hohen Neurogenese-Rate fühlen wir uns in der Regel richtig gut. Selbst wenn schlimme Dinge passieren, verfügen wir über mehr innere Ressourcen, um damit umzugehen.

Die gute Nachricht lautet: Was für unser Gehirn optimal ist, ist auch optimal für uns. Unser Gehirn will, dass wir Freude haben, auf das Leben zugehen und uns darin verwirklichen. Wenn wir tun, wozu wir gemacht sind, bringen wir unser höheres Selbst zum Vorschein, und wir erneuern uns gleichzeitig.

Im Gehirn zu expandieren heißt, im Leben zu expandieren. Bringen wir im Leben all das zum Ausdruck, was in uns steckt, finden wir Liebe, Gesundheit, Glück und Erfüllung. Das Ende dieses Buchs ist nur der Anfang …

ANHANG

Ein kurzer Rundgang durchs Gehirn

Werfen wir einen Blick auf einige der wichtigsten zerebralen Strukturen und die vier Schlüsselaspekte, über die wir uns ihnen nähern können, um einen Eindruck von der außergewöhnlichen physisch-emotional-mental-spirituellen Dimension des Gehirns zu gewinnen:

1. Die drei Systeme oder »Gehirne«, die sich im Laufe der Entwicklungsgeschichte herausgebildet haben: Reptilienhirn, Säugetierhirn und Menschenhirn.
2. Die rechte und die linke Gehirnhälfte, die uns die Welt jeweils auf andere Weise betrachten lassen und die miteinander in Interaktion stehen.
3. Die zentrale Rolle von Emotionen für die Hirnfunktionen, und wie diese die verschiedenen Hirnsysteme in Einklang und unsere Lebenserfahrungen in Zusammenhang bringen.
4. Die Bedeutung des Hippocampus für die Gesundheit und das optimale Funktionieren des Gehirns.

1. Das dreieinige Gehirn

Das menschliche Gehirn ist ein Meisterwerk der Evolution. Es mag viele mögliche Begrifflichkeiten dafür geben, eine der hilfreichsten jedoch wurde von dem Neurowissenschaftler Paul MacLean in seinem Buch *The triune brain in evolution (Das dreieinige Gehirn in der Evolution)*[1] entwickelt und später von Carl Sagan populär gemacht.

Der entwicklungsgeschichtlich älteste Teil des Gehirns ist das Reptilien- oder Stammhirn, das unsere grundlegenden Körperfunktionen und primitiven Überlebensinstinkte steuert. Es sorgt dafür, dass Puls, Atmung, Verdauung, Schwitzen, Ausscheidung und andere Körperprozesse ablaufen können, selbst wenn das übrige Gehirn nicht funktioniert (etwa wenn jemand für »hirntot« erklärt wird).

Im Reptilien- oder Stammhirn sind die Überlebensschaltkreise angesiedelt, die die »Kampf oder Flucht«-Reaktion des autonomen Nervensystems auslösen. Auch dessen beiden Zweige, der Sympathikus und Parasympathikus, sind hier angesiedelt.

Stellen wir uns vor, wir wären auf der Autobahn unterwegs. Plötzlich schert ein Auto vor uns aus, und der Fahrer tritt voll auf die Bremse. Wir spüren sofort, wie uns das Adrenalin und andere Stresshormone in die Adern schießen, während wir reagieren. Hier ist das sympathische Nervensystem in Aktion. Es bringt uns in Zeiten der Bedrohung oder bei Stress auf Trab. Später, wenn wir sicher zu Hause angekommen sind, können wir wieder zur Ruhe kommen und uns allmählich entspannen. Dies verdanken wir dem parasympathischen Nervensystem, das uns zur Homöostase zurückfinden lässt und uns ein Gefühl von Ruhe, Entspannung und Sicherheit vermittelt.

Die beiden Systeme steuern gemeinsam das Zusammenspiel von Anspannung und Entspannung. Zu viel Anspannung bedeutet, dass wir permanent gestresst, unruhig, übererregt, ängstlich oder vielleicht sogar in Panik sind. Bei zu viel Entspannung sind wir lethargisch, langsam und gedämpft. Ideal ist, wenn sich beide in optimaler Balance befinden.

Das Reptilien- oder Stammhirn ist dasjenige, das sich im Uterus als Erstes herausbildet. Die nächste evolutionsgeschichtliche Entwicklung war das Säugetierhirn, limbisches System genannt. Das limbische System ermöglicht es uns, Emotionen zu haben und Bindungen einzugehen. Säugetiere bauen Bindungen zu ihrem Nachwuchs auf. Reptilien tun dies nicht. Manche fressen ihre Jungen sogar auf.

Mäuse, Ratten, Pferde, Elefanten, Löwen, Menschen und andere Säugetiere verfügen alle über ein gleichgeartetes limbisches System, das es ihnen erlaubt, sich emotional mit anderen verbunden zu fühlen – mit Menschen wie mit Säugetieren. Wenn wir in die warmen Augen eines Elefanten oder Rehs oder Hundes schauen, schafft dies eine emotionale Bindung, die über die äußere Form hinausreicht.

Das limbische System greift den Überlebensschaltkreis des Reptilien- oder Stammhirns auf und erweitert ihn stark. Die auf Kampf oder Flucht ausgelegte Stressreaktion des Reptilienhirns veranlasst das limbische System, diese zu verstärken, und ruft insbesondere dann eine Struktur namens Amygdala auf den Plan, wenn Angst oder Wut im Spiel sind. Sie spielt eine Schlüsselrolle in allen emotionalen Lernprozessen. Wie wir gleich sehen werden, spielen Emotionen eine wichtige Rolle in der Art und Weise, wie das Gehirn funktioniert. Das limbische System ist das zweite Hirnsystem, das sich ebenfalls bereits im Mutterleib entwickelt.

Das dritte Hirnsystem ist unsere jüngste entwicklungsgeschichtliche Errungenschaft und das letzte, das sich im Uterus herausbildet: der Neocortex. Der Neocortex ist die Quelle von Sprache, abstraktem Denken und einem Großteil dessen, was wir als »menschlich« empfinden. Er gibt uns Sprache, Musik, Wissenschaft, Geschichte und Kultur und erlaubt einer Generation, von der vorhergehenden zu lernen und auf deren Wissen und Erfahrungen aufzubauen.

Es ist das große Volumen des Neocortex, das uns Menschen von allen anderen Säugetieren unterscheidet. Während er bei uns 30 Prozent des Gehirns einnimmt, sind es beim Hund 7, bei Katzen 3 und bei Schimpansen 11 Prozent.[2] Vögel besitzen gar keinen Neocortex, weshalb man es gemeinhin als beleidigend empfindet, ein »Spatzenhirn« genannt zu werden. Dem Neocortex verdanken wir die größten Errungenschaften der menschlichen Zivilisation. Er stellt das höchste Gut dar, das die Evolution je hervorgebracht hat.

Das Kronjuwel des Neocortex ist der sogenannte präfrontale Cortex. Manche nennen ihn das »vierte Gehirn«, da hier die höchsten Leistungen, zu denen der Mensch fähig ist, ihren Ursprung haben. Er ist verantwortlich für Kreativität, Empathie, Einsicht, Moral und die exekutiven Funktionen: unsere Fähigkeit zu planen, unsere Emotionen zu regulieren und die unmittelbare Befriedigung unserer Bedürfnisse im Hinblick auf zukünftige Ziele hintanzustellen. Der präfrontale Cortex entwickelt sich erst nach der Geburt.[3]

Drei Gehirne in einem

Diese drei »Gehirne« oder Systeme liegen in Schichten übereinander, die beim Menschen eine vertikale Einheit bilden.

Jedes von ihnen hat sich im Hinblick darauf entwickelt, die Einschränkungen seines Vorgängers zu überwinden, gleichzeitig aber die von ihm gelieferten Informationen mit einzubeziehen. Der Neocortex, und insbesondere der präfrontale Cortex, ist unter den dreien die einende Kraft und Führungsinstanz.

Damit sich das Gehirn voll entwickeln kann, bedarf es eines sicheren, nährenden Umfelds. Die Größe und Qualität des Gehirns eines Säuglings hängt vom emotionalen Zustand der Mutter ab. Fühlt sich eine schwangere Frau genährt und sicher, bringt sie ein Baby mit größerem Neocortex und kleinerem Reptilienhirn zur Welt. Dieses Gefühl von Sicherheit während der Schwangerschaft bietet dem Gehirn ideale Wachstumsbedingungen, sodass sich die höheren Hirnsysteme entfalten können.

Ist die werdende Mutter hingegen ängstlich, isoliert oder gestresst, bringt sie ein Baby mit größerem Reptilienhirn und kleinerem Neocortex zur Welt. Es ist, als würde die Angst die Überlebensschaltkreise aktivieren und alles andere abschalten. Die Natur muss zuerst das Überleben sichern, bevor sich die höheren Fähigkeiten des Gehirns entfalten können. Ein solches Kind kommt mit einem neuralen Nachteil zur Welt; es verfügt über eine geringere Planungsfähigkeit und Impulskontrolle, kann Dinge weniger gut durchdenken und ist nicht so kreativ.

Noch mehrere Jahre nach der Geburt hat der emotionale Zustand der Mutter dramatische Auswirkungen auf die Entwicklung des kindlichen Gehirns. Bei Kindern von gestressten, ängstlichen, traumatisierten oder depressiven Müttern bleibt die Entwicklung des präfrontalen Cortex zurück, während die Überlebensschaltkreise des Reptilienhirns überdurchschnittlich wachsen.[4] Im späteren Leben können sich solche frühen Entwicklungsdefizite ausgleichen, aber da 90 Prozent des Hirnwachstums in die ersten beiden Lebensjahre fallen, weiß man noch nicht, bis zu welchem Grad dies überhaupt möglich ist.[5]

Ein optimal entwickeltes Gehirn eröffnet uns den Zugang zu unserem tierischen Erbe – dem Reptilienhirn mit seinen Überlebensschaltkreisen und der Fähigkeit der Säugetiere, Emotionen zu empfinden – und gleichzeitig zu Vernunft und Intelligenz.

Der Entwicklungsbogen

Diese drei Gehirne entwickeln sich im Laufe unseres Lebens, und jede Phase, die es dabei durchläuft, hat ihre Vor- und Nachteile. Während der Kindheit geht es darum, die drei Systeme zu entfalten und deren Zusammenarbeit zu organisieren. Der Neocortex, insbesondere der präfrontale Cortex, ist erst mit Anfang 20 voll ausgebildet. Darum neigen Jugendliche zu solcher Impulsivität – sie verfügen einfach noch nicht über die zur Impulsmodulation und -regulierung notwenige, komplett ausgereifte Hirnstruktur.

Erst mit Anfang 20 ist unser Gehirn voll ausgebildet. Aber damit ist die Entwicklung des Gehirns noch nicht beendet. Sie vollzieht sich, solange wir leben.

Das junge, voll ausgebildete Gehirn von Menschen mit 20 und 30 Jahren zeichnet sich durch hohe Verarbeitungsgeschwindigkeiten und ein besseres Arbeitsgedächtnis aus. Die Fähigkeit, schnell Neues zu lernen, ist auf ihrem Höhepunkt; auch können neue, hochkomplexe Informationen rasch verarbeitet und umgesetzt werden. Sich in neuen Situationen Problemlösungen einfallen zu lassen funktioniert sehr gut. Die Reflexe sind schnell. Gleiches gilt für die Anpassung an unbekannte Umgebungen.

Ein solch junges Gehirn hat jedoch auch Nachteile. Seine Hemisphärenspezialisierung ist größer, das heißt, es verlässt sich stärker mal auf die eine, mal auf die andere Gehirnhälfte. Es neigt zu »Schnellschüssen«, bevor alle Fakten auf dem Tisch liegen. Die Wahrnehmung ist egozentrierter, und es fällt schwerer, die Standpunkte anderer zu berücksichtigen als in späteren Jahren.

Das reife Gehirn von Menschen mit 50, 60, 70 Jahren und darüber hinaus hat seine eigenen Stärken. Es ist keineswegs eine verfallene Version eines einmal gut funktionierenden Apparats. Im Alter muss das Gehirn zwar manche Fähigkeiten abgeben, gewinnt dafür aber an anderer Stelle hinzu. Es kann auf einen größeren Schatz an akkumuliertem Wissen zurückgreifen, sodass es meist über mehr kristalline Intelligenz verfügt. Die Integration zwischen rechter und linker Gehirnhälfte ist ausgeprägter, sodass beide einen besseren Einblick sowohl in das große Ganze als auch in dessen Einzelaspekte haben.

Außerdem gelingt es dem reifen Gehirn besser, Emotionen zu regulieren, sodass der Mensch weniger impulsiv reagiert und nicht so vehement auf negative Emotionen anderer anspricht. Es ist weniger stark von Dopamin getrieben (einem Glücksbotenstoff, der an euphorisierenden Aktivitäten wie Sex, Drogenkonsum und Glücksspiel beteiligt ist). Ältere Menschen sind in der Lage, verschiedene Perspektiven mit einzubeziehen, sodass sie über eine größere Kompromissfähigkeit und mehr Einfühlungsvermögen verfügen. Auch besteht ein erweitertes Verständnis für die Komplexität von zwischenmenschlichen Beziehungen.

Ein Teil der Altersweisheit ist auf eine verstärkte Myelinisierung, das heißt eine dickere Umhüllung der Nervenzellen durch Gliazellen, in zwei Hirnarealen zurückzuführen: dem Frontal- und den Schläfenlappen. Diese erreicht im Alter von etwa 50, in manchen Fällen auch 60 Jahren ihren Höhepunkt und erlaubt den Neuronen, ihre Signale schneller und effizienter abzufeuern. Die beiden Hirnareale, in denen dieses Phänomen auftritt, sind zuständig für Entscheidungsfindung, emotionale Regulation, Sprache und Gedächtnis.[6]

Kurz: Was wir brauchen, sind Kampfpiloten im Alter von 20 und 30 Jahren und Präsidenten und Entscheidungsträger mit einem reifen Hirn, wie es sich ab 40 oder 50 herausgebildet hat.

Wichtig ist hier jedoch festzuhalten, dass Gehirne auf sehr unterschiedliche Weise altern. In manchen Fällen verläuft der Prozess extrem positiv, und der betreffende Mensch bleibt bis ins Alter von 90 Jahren oder gar über seinen 100. Geburtstag hinaus glasklar im Kopf. Weisheit kann sich vertiefen, solange wir leben.

In anderen Fällen ist der Verlauf ungünstig, und es setzen bereits mit Ende 30 oder 40 erste Verfallszeichen ein. Andere bauen in ihren 50ern, 60ern und 70ern weniger schnell, aber unnötigerweise immer noch ab. Eine toxische Umgebung, schlechte Ernährung, mangelnde Bewegung, geringe geistige Stimulation und fehlende zwischenmenschliche Wärme führen zu einem rapiden Abbau der Hirnleistung.[7] Die Wahrscheinlichkeit, einen Verlust der Wahrnehmungsfähigkeit zu erleiden oder an Demenz oder

Alzheimer zu erkranken, ist umso höher, je mehr dieser Faktoren zusammenkommen.

Die Verantwortung für das sich wandelnde Gehirn übernehmen
Eines der bemerkenswerten Dinge an unserem Gehirn ist, dass es sich durch sein eigenes Tun verwandelt. Das heißt, das Gehirn trifft Entscheidungen darüber, welchen Dingen es sich aussetzen will: welche Nahrung zu essen, wessen Gesellschaft zu suchen, welche Arbeit zu tun und welcher Sport zu betreiben (oder nicht zu betreiben) ist. Mit den Entscheidungen, die es im Hier und Jetzt trifft, schafft sich das Gehirn seine eigene Zukunft.

Fehlt uns das notwendige Wissen, sind unsere Entscheidungen zwangsläufig dilettantisch, auch wenn wir uns noch so bemühen. Mit dem entsprechenden Wissen aber können wir uns dazu entschließen, so zu leben, wie es der Gesundheit unseres Gehirns zuträglich ist, und es so fördern, dass es ein Leben lang vital und lebendig bleibt und es ihm gut geht. Unser Gehirn hat sein Schicksal selbst in der Hand. Dieses Buch soll ihm als Landkarte auf seinem Weg dienen.

2. Rechte und linke Gehirnhälfte

In vielerlei Hinsicht arbeiten die beiden Hirnhälften auf ähnliche Weise, und doch nutzen sie verschiedene, einander ergänzende Wege zur Verarbeitung von Informationen. Die rechte Hirnhälfte (die die linke Körperseite steuert):

> ist visuell-räumlich
> ist musisch
> funktioniert in intuitiven Sprüngen
> verfügt über eine ganzheitliche Sicht des Körpers insgesamt
> ist in erster Linie für die Stressreaktion verantwortlich
> verfügt über ein autobiografisches Gedächtnis
> erlaubt es uns, Empathie zu empfinden.

Die linke Hirnhälfte (die die rechte Körperseite steuert):

> ist verbal
> analytisch
> logisch
> linear
> ermöglicht abstraktes Denken
> kann Gedanken und Gefühle trennen
> und ist bei den meisten Menschen dominant.

Die rechte Hirnhälfte lauscht der Musik, während sich die linke den Text anhört.

Unser Gehirn fasst diese beiden Verarbeitungsmodi zu einem Ganzen zusammen und schafft so unsere Erfahrungen. Alle zwei Hälften sind notwendig, um uns ein vollständiges Bild von der Welt und unserem inneren Erleben zu geben.

Wir können das Ganze (rechte Hemisphäre) sehen, es aber auch in immer kleinere Einzelaspekte herunterbrechen, um die Welt besser zu verstehen (linke Hemisphäre). Wir können uns in die Gefühle eines anderen einfühlen (rechte Hemisphäre) und ihm mithilfe der Sprache mitteilen, dass wir wissen, wie er sich fühlt (linke Hemisphäre). Wir können unsere Gefühle spüren (rechte Hemisphäre) und wissen, was wir fühlen, indem wir darüber nachdenken und es benennen (linke Hemisphäre). Wir können etwas erleben (rechte Hemisphäre) und zu dem Erlebten auf Abstand gehen, um das Geschehen zu beobachten und uns selbst zu reflektieren (linke Hemisphäre). Wir brauchen beide Hirnhälften, um ein vollständiges Bild unserer inneren und äußeren Welt zu gewinnen.

Gewiss mögen manche Aufgaben die eine Seite mehr als die andere fordern. Ein Musiker entwickelt mehr die rechte, ein Buchhalter mehr die linke Hemisphäre. Aber für die meisten Arbeiten und Dinge im Leben werden beide Hirnhälften gebraucht.

Im Laufe der Jahrhunderte hat sich mit der Alphabetisierung

und dem Voranschreiten der Wissenschaften eine linkshirnig dominierte Kultur herausgebildet. Aber in dem Maße, in dem Computer und Bilder eine immer größere Rolle im Alltag spielen, gewinnt die rechte Hemisphäre zurzeit an neuer Bedeutung. Vielleicht bewegen wir uns in Zukunft auf eine Welt zu, in der der Einsatz der beiden Hirnhälften ausgewogener ist.

3. Emotionen organisieren das Gehirn

Neurowissenschaftler betonen, wie wichtig Emotionen für die Organisation der vielen verschiedenen Informationsströme sind, die das Gehirn erreichen.[8] Wir brauchen eine Möglichkeit, die riesigen Datenmengen, die das Gehirn überschwemmen – Gedanken, Empfindungen, Erinnerungen, Wünsche –, auf irgendeine Weise sinnvoll einzuordnen. Und genau das geschieht über unsere Gefühle – rasch und ohne logisches Denken.

Emotionen koordinieren das Erlebte und erschließen uns so die Welt. Gefühle vereinen die vielen neuralen Verarbeitungsströme: Denken, Empfinden, Impulse, Motivation und Aktion. Das Ergebnis ist ein reibungsloser, in sich stimmiger Funktionsablauf, der uns in unserem Tun und unseren Entscheidungen leitet.

Unsere Gefühle sagen uns, wohin wir unsere Aufmerksamkeit lenken sollen, wie diese Aufmerksamkeit aussehen soll, und bewerten dann das, worauf unsere Aufmerksamkeit gerichtet ist. Außerdem sagen sie uns, welche Schritte wir ergreifen sollen, und motivieren uns, dies auch zu tun.

Hinter jedem unserer willentlichen Akte steht ein Gefühl, selbst wenn wir uns dessen nicht bewusst sind. Ein Mensch im Zustand schwerer Depression, in der alles erstirbt und Taubheit an die Stelle von Gefühlen getreten ist, schafft es darum nicht mehr, aus dem Bett zu kommen – es fehlt ihm das Gefühl, das ihn motivieren könnte. Lassen wir unsere Gefühle absterben, sterben wir selbst ab. Wir sind nur in dem Maß lebendig, wie wir fühlen und empfinden können.

Aktuelle Forschungen haben unsere Vorstellungen von Emotionen revolutioniert. Wir wissen jetzt, dass sie sehr viel weiter reichen als bislang gedacht.

Emotionen führen uns durchs Leben. Über das Denken können wir die Welt und unsere Mitmenschen nur zu einem bestimmten Teil begreifen. Wir brauchen Gefühle, die uns zu bestimmten Personen und Situationen hin- und von anderen wegsteuern.

Es gibt acht universelle Basisemotionen, die in allen Weltkulturen anzutreffen sind, wie die Emotionsforschung und interkulturelle Studien bestätigt haben.[9] Im Folgenden sind sie jeweils in ihrer schwachen und starken Variante aufgelistet.

Drei von ihnen sind positiv:
> Zuneigung/Liebe
> Interesse/Begeisterung
> Freude/Ekstase

Fünf sind negativ:
> Furcht/Panik
> Zorn/Wut
> Traurigkeit/Depression
> Peinlichkeit/Scham
> Ekel/Abscheu

Natürlich sind selbst die »negativen« Emotionen insofern positiv, als sie der evolutionären Anpassung entspringen. »Negativ« bedeutet nur, dass sie sich unangenehm anfühlen.

Wir müssen unterscheiden, auf welche Gefühle wir reagieren sollen und auf welche wir auf keinen Fall reagieren dürfen. In einer perfekten Welt würden wir uns einzig von der Stimme unseres Herzens leiten lassen. Auf diese Weise würde es uns zu Menschen hinziehen, die das authentische Selbst in uns lieben, zu beruflichen Tätigkeiten, die im Kern interessant sind und Spaß machen, und zu Aktivitäten, die uns Freude bereiten und die wir als beglückend erleben. Wir würden die meiste Zeit unseres Lebens in den drei angenehmen Gefühlszuständen verbringen. Diese positiven Emotionen tragen, wenn sie einigermaßen beständig sind, zur Verbesserung der Neurogenese, der Immunabwehr und der kognitiven Funktionen bei.

Aber die Welt ist weit davon entfernt, perfekt zu sein. In Wirklichkeit hören wir nicht immer auf die Stimme unseres Herzens. Da jeder Mensch auf dieser Erde in seiner Kindheit Verletzungen davongetragen und gelernt hat, bestimmte Gefühle wegzuschieben, entstehen leidvolle Beziehungen, entfremdete Arbeit und eine von negativen emotionalen Zuständen wie Unruhe, Stress, Angst, Depression und Scham geprägte Stimmung. Werden diese negativen Gefühle chronisch, nimmt die Neurogenese signifikant ab, die kognitiven Funktionen schwinden, und das Gehirn schrumpft.

4. Die Bedeutung des Hippocampus für die Hirnfunktion
Wie viele Hirnsysteme ist auch der Hippocampus zweimal vorhanden und spiegelbildlich sowohl auf der rechten wie auch auf der linken Seite angeordnet. Theoretisch wäre es also korrekt, von zwei »Hippocampi« zu sprechen, doch die Singularform hat sich als die gängigere durchgesetzt. Der Hippocampus hat zwei Seiten, die temporale (oder ventrale) und die septale (oder dorsale). Die temporale Seite steht mit Hirnarealen in Verbindung, in denen Emotionen verarbeitet werden und die Regulation von Gefühlen erfolgt. Die septale Seite hat überwiegend mit der Einspeicherung von Gedächtnisinhalten, dem Lernen von Neuem und der Kognition zu tun. Diese Seite ist an Hirnsysteme angeschlossen, die für das Körperbewusstsein, die Verarbeitung der räumlichen Wahrnehmung und das Denken und Lernen (Körper und Geist) zuständig sind.

Im Hippocampus werden neue Erinnerungen verarbeitet, deren verschiedene Datenströme gebündelt und dann so organisiert, dass wir ein über die Zeit hinweg fortdauerndes Kontinuitätsgefühl gewinnen. Neue Gedächtnisinhalte werden hier nicht gespeichert, vielmehr entstehen sie hier. Ein gut dokumentierter klinischer Fall macht deutlich, wie bedeutsam der Hippocampus für die Bildung neuer Erinnerungen ist:

Der Patient »Mr. Underwood« wird in dem Buch *Eine allgemeine Theorie der Liebe* als ein Mann geschildert, dessen Hippocampus bei einem Unfall zerstört wurde. Er glaubte beharrlich, im Jahr 1985 zu leben und dass Ronald Reagan US-Präsident sei. Seine Ärzte und Pfleger stellten sich jeden Tag aufs Neue bei ihm vor, und er begrüßte sie jedes Mal so, als würde er ihnen zum ersten Mal begegnen. Innerhalb von 10 bis 15 Minuten erzählte er dieselben Witze drei bis vier Mal. Er hatte Zugriff auf frühere Emotionen, da diese an anderen Stellen des Gehirns gespeichert waren. Da ihm aber der Hippocampus fehlte, steckte er ohne Gefühl von Kontinuität zwischen dem Heute und Gestern im gegenwärtigen Augenblick fest.[10]

Der Hippocampus erlaubt die Bildung neuer Erinnerungen. Bei Alzheimer und anderen neurodegenerativen Erkrankungen, die den Hippocampus angreifen, ist die Bildung neuer Gedächtnisinhalte beeinträchtigt. In der Vergangenheit etablierte Erinnerungen sind oft noch zugänglich. Nur die Einspeicherung von neuen Inhalten ist gestört. Die Fähigkeit, neue Erinnerungen zu formen und Situationen in einen kontextuellen Zusammenhang zu stellen, erfordert einen gesunden Hippocampus. Indem der Hippocampus unablässig die verschiedenen Stränge unseres Erlebens bündelt und in unseren laufenden Erinnerungsstrom integriert, begreifen wir, wo wir sind und was gerade geschieht. Ohne diese Fähigkeit sind wir verloren, wie es an so vielen Alzheimer-Patienten zu beobachten ist.

Die temporale Seite des Hippocampus ist an der emotionalen Regulation beteiligt. Wie es scheint, werden insbesondere die Stress- und Depressionsregulation von hier aus gesteuert. Eine reduzierte Neurogenese-Rate in diesem Bereich macht einen Menschen anfällig für Depressionen und die lähmenden Folgen von chronischem Stress. Eine hohe Neurogenese-Rate auf dieser Seite des Hippocampus schützt hingegen vor Stress, Unruhe Angst und Depressionen.[11]

Hohe Belastungen mit Stresshormonen wie Glucocorticoiden üben eine toxische Wirkung auf die Neuronen im Hippocampus aus. Sie können sie sogar abtöten. Das Herunterregulieren von Stresshormonen gehört zu den Aufgaben des Hippocampus. Je mehr der Stress außer Kontrolle gerät, desto stärker wird dieser Regelmechanismus darum in Mitleidenschaft gezogen, was es wiederum schwieriger macht, den Stress und die neurotoxischen Stresshormone in den Griff zu bekommen. Es entsteht eine Negativspirale: Mehr Stresshormone bedeuten weniger Neurogenese und eine beeinträchtigte Fähigkeit zur Stressmodulation; dadurch steigt der Glucocorticoidspiegel zusätzlich an, es entstehen noch massivere Schäden, und die Fähigkeit des Gehirns, den toxischen Kreislauf zu durchbrechen, wird weiter reduziert.[12]

Meditation, Gebet und spirituelle Praktiken der Hingabe fördern das Wachstum des Hippocampus auf seiner gesamten Länge. Die Ebene des Bewusstseins scheint starken Einfluss auf seine Funktion zu haben.

Sicher ist, dass der Hippocampus für alle vier Seinsebenen von zentraler Bedeutung ist: Körper, Herz, Geist und Bewusstsein. Vielleicht ist er der essenziellste Teil unseres Gehirns überhaupt – der Schlüssel zu unserer Identität und unserem Leben.

Wie das Gehirn wächst

Stimulierend auf die Neurogenese und die Neubildung von Neuronen wirken verschiedene chemische Botenstoffe, die sogenannten Neurotrophine. Hierzu gehören: der Nervenwachstumsfaktor (NRF vom Englischen *nerve growth factor*), der im Bereich von sympathischen und sensorischen Neuronen aktiv ist; Neurotro-phin-3 (NT-3), das für sensorische Neuronen wichtig ist; das we-niger erforschte Neurotrophin-4 (NT-4) sowie der umfassend un-tersuchte Wachstumsfaktor BDNF (vom Englischen *brain-derived neurotrophic factor*). Letzterer findet deshalb große Beachtung, weil er in der Neurogenese beim Erwachsenen und in den für die Gedächtnisbildung, das Lernen und die Kognition zuständigen Hirnsystemen eine so prominente Rolle spielt. Mittlerweile schreibt man ihm zudem eine zentrale Bedeutung in der Behand-lung von Depressionen und Stress zu.

Unser neuer bester Freund: der Wachstumsfaktor BDNF
»Wachstumsfaktor BDNF« – was für ein sperriger Name. Bleiben wir bei der Abkürzung BDNF.

BDNF sendet das Hauptsignal zum »Einschalten« der Neuro-genese und zur Stimulierung der neuralen Plastizität. Im Verein mit anderen Neurotrophinen erlaubt er dem Gehirn zu wachsen. Neurales Wachstum beinhaltet die Neurogenese, die Ausbildung von Neuriten (Axonen und Dendriten), die Synaptogenese und die Entwicklung von Dendritendornen. Führen wir uns noch ein-mal vor Augen, dass das Neuwachstum sowie das Kappen von al-ten Strukturen Hand in Hand gehen.

Der unablässige Zustrom von Informationen ins Gehirn bringt es mit sich, dass die Verbindungen zwischen Neuronen je nach Erfordernis in einem laufenden Prozess des Auf- und Abbaus begriffen sind. Durch Wiederholung werden die Verbindungen stärker. (Neuronen, die gleichzeitig Signale abfeuern, verdrahten sich untereinander.) Brachliegende Verbindungen hingegen lösen sich auf.

In einer anregenden Umgebung steigt der BDNF-Spiegel im Gehirn, und die Neubildung von Neuronen wird stimuliert. In ei-ner als belastend erlebten oder kargen Umgebung (die Zustände von chronischem Stress, Unruhe, Angst und Depression auslöst) sinkt der BDNF-Spiegel und es kommt zu einer gravierenden Verlangsamung der Neurogenese und Hirnentwicklung.

Geburt und Überleben

Die Gesundheit des Gehirns hängt nicht nur davon ab, dass neue Nervenzellen gebildet werden, sondern auch davon, dass diese überleben. Im Normalfall sterben etwa 60 bis 70 Prozent der bei der Neurogenese neu gebildeten Neuronen ab. In einer stark anregenden Umgebung aber überleben nahezu alle. Unsere Hoffnung auf ein Optimum an Vitalität im Kopf liegt also darin, die Neurogenese-Rate zu steigern und dafür zu sorgen, dass ein höherer Anteil der dabei neu gebildeten Nervenzellen auch tatsächlich überlebt.

BDNF ist wichtig für beides

Wie an anderer Stelle bereits erwähnt, hatte die künstliche Erhöhung des BDNF-Spiegels im Gehirn durch Injektion in den Organismus den gegenteiligen Effekt dessen, was man eigentlich erwartet hatte. Die Kognition, das Gedächtnis und die Neurogenese wurden dadurch beeinträchtigt. Das Gehirn verfügt über ein unglaubliches Netz an Sicherheitsmechanismen, die sich nicht einfach umgehen lassen.

An dieser allzu simplen Herangehensweise an ein so komplexes Gebilde wie das Gehirn krankte die »Serotininmangel-Theorie« zur Erklärung von Depressionen. Manche sagen, der Versuch der großen Pharmaunternehmen, Depressionen durch die künstliche Gabe eines von über 20 verschiedenen, an der Stimmungsbildung beteiligten Neurotransmittern zu heilen, ist in etwa so, als wolle man einen chirurgischen Eingriff am Gehirn mit einer stumpfen Axt vornehmen. Das mag zwar funktionieren, jedoch auf ganz andere Weise, als man es sich vorgestellt hat – und nicht ohne den auf komplexe Weise miteinander verwobenen Schutzsystemen des Gehirns Gewalt anzutun und es aus seiner homöostatischen Balance zu werfen.

Versucht man, die natürlichen Prozesse des Gehirns zu unterlaufen, ist das wie ein Spiel mit dem Feuer. Als klinischer Psychologe bekomme ich es mit der Angst zu tun, wenn ich die Hybris betrachte, die in Experimenten mit starken, bewusstseinsverändernden Wirkstoffen zum Ausdruck kommt. Zugegeben, der Einsatz von Medikamenten ist manchmal hilfreich und notwendig, aber heutzutage werden diese so bereitwillig und auf derart nonchalante Weise verschrieben, dass ich häufig Patienten begegne, die abgestumpft in medikamentöser Trance dahindämmern, überstimuliert und künstlich aufgekratzt oder und nur halb anwesend sind.

Man könnte die aktuelle Flut von Zombie-Filmen als Spiegel einer kollektiven Wahrnehmung betrachten, dass in unserer Gesellschaft so viele Menschen durch Übermedikation zu willenlosen Untoten gemacht werden. Die mangelnde Demut im Angesicht der unberechenbaren Komplexität des Gehirns gibt mir zu denken. Wir tragen selbst das Risiko für solche Experimente.

Wir wollen das Gehirn nicht austricksen. Wir wollen damit arbeiten.

ZUSAMMENFASSUNG

In diesem Anhang werden die wichtigsten Systeme des Gehirns und seine dreieinige Struktur vorgestellt:

> Das Reptilien- oder Stammhirn, das die meisten der basalen Körperfunktionen steuert.
> Das Säugetierhirn oder limbische System, auch emotionales Gehirn genannt.
> Der hoch entwickelte Neocortex, der für Sprache und abstraktes Denken zuständig ist.

Die linke und rechte Gehirnhälfte werden ebenso erklärt wie die zentrale Bedeutung von Emotionen für die Organisation des Gehirns.

Die Rolle des Hippocampus wird besonders hervorgehoben, da seine Struktur mit jeder Seinsebene verwoben ist: Körper, Herz, Geist und Bewusstsein. Der Hippocampus ist der Teil des Gehirns, in dem sich die Neurogenese hauptsächlich vollzieht. Er ist für die Verarbeitung neuer Gedächtnisinhalte zuständig und vermittelt uns ein Gefühl von Kontinuität in Zeit und Raum. Ohne ihn sind wir verloren.

Schließlich wird der Wachstumsfaktor BDNF als das Neurotrophin beschrieben, das die Neurogenese maßgeblich stimuliert. Mit dem Gehirn zu arbeiten, um die Neurogenese und den BDNF-Spiegel zu erhöhen, heißt, seine Schutzsysteme zu respektieren, statt sie mit künstlichen Wirkstoffen umgehen zu wollen.

Glossar

Amygdala: Teil des Gehirns, der für die Wahrnehmung von Angst zuständig ist, uns auf Krisensituationen vorbereitet und eine unmittelbare emotionale Bewertung von Ereignissen vornimmt.

Amyloide Plaques: Stärkeähnlicher Protein-Kohlenhydrat-Komplex. Die Anhäufung von amyloiden Plaques im Hirngewebe ist eines der beiden Hauptmerkmale der Alzheimerkrankheit; das andere besteht in der Bildung von neurofibrillären Bündeln.

Axon: Teil einer Nervenzelle, der über eine Synapse einen Nervenimpuls von einer Zelle zur anderen weiterleitet.

Beta-Amyloid: Schlüsselprotein der bei der Alzheimerkrankheit entstehenden amyloiden Plaques.

Biomarker: Messbare Parameter bestimmter biologischer Prozesse.

Catechine: Antioxidativer Komplex oder Flavonoid, der in Tee und in geringeren Mengen auch in Rotwein, Schokolade und Äpfeln vorkommt.

Daidzein: Isoflavon oder Substanzkomplex, der vor allem in Sojabohnen und manchen anderen Hülsenfrüchten vorkommt.

Dendriten: Wurzelartig verzweigte Zellfortsätze von Nervenzellen, die Impulse von anderen Zellen empfangen.

Exzitotoxizität: Beschädigung oder Tod von Nervenzellen durch andauernde Reizüberflutung.

Flavonoide, auch: Bioflavonoide: Pflanzliche Verbindungen mit antioxidativer Wirkung, die als Pigmente in Obst und Blüten enthalten sind.

Freie Radikale: Instabile Moleküle, die mindestens ein ungepaartes Elektron aufweisen und darum die Fähigkeit zu schnellen Kettenreaktionen besitzen, durch die andere Moleküle destabilisiert werden. Sie können für das Körpergewebe in hohem Maße schädlich sein und sind eines der Schlüsselelemente im Alterungsprozess.

Genistein: Phytoöstrogen (dem Östrogen vergleichbar) aus der Gruppe der Isoflavonoide, das vor allem in Sojabohnen vorkommt.

Gliazellen: Im zentralen Nervensystem am häufigsten vorkommende Zellen. Es handelt sich dabei nicht um Nervenzellen. Gliazellen übernehmen eine Art Hausmeisterfunktion, zum Beispiel, indem sie Müll und angesammelte Giftstoffe entsorgen, das Gehirn schützen und von Wildwuchs befreien.

Glucocorticoide: Steroidhormone (wie Cortisol bzw. Hydrocortison), die als Reaktion auf Stress ausgeschüttet werden.

Glykation, auch: Glykierung: Reaktion von Zuckermolekülen mit körpereigenen Proteinen oder Fetten, die zur Schädigung oder Zerstörung des Gewebes führt. Die Glykation steht mit erhöhten oxidativen Schädigungen in Zusammenhang und hat wesentlichen Anteil am Alterungsprozess.

Glymphatisches System: Eine Art Selbstreinigungssystem des Gehirns, das vor allem nachts im Schlaf für die Entsorgung angesammelter Giftstoffe und Beta-Amyloide mittels zerebrospinaler Flüssigkeit sorgt.

Hippocampus: Teil des Gehirns, der an der Formung neuer Erinnerungen beteiligt ist. Er spielt darüber hinaus eine entscheidende Rolle im Prozess des Denkens und Erinnerns wie auch in der Emotionsregulation und der räumlichen Erinnerung. Eine Schädigung des Hippocampus führt zu kognitiven Defiziten und Gedächtnisproblemen.

Insulinresistenz: Wird dem Körper mehr Zucker zugeführt, als er verarbeiten kann, bilden die Zellen weniger Insulinrezeptoren. Dadurch spricht die Zelle weniger gut auf Insulin an. Dieser Vorgang ist oft eine Vorstufe von Diabetes Typ 2.

Intersektionalität: Die Persönlichkeit eines Menschen weist viele Facetten auf (Rasse, Geschlecht, sexuelle Orientierung, gesellschaftliche Schicht, Talente, Religion und Beruf). Manche Aspekte unserer Identität sind womöglich unterdrückt, während andere bevorzugt zum Tragen kommen, denn wir leben gleichzeitig in vielen Welten.

Isoflavonoide: Substanzverbindungen, die in vielen Hülsenfrüchten, vor allem aber in Sojabohnen vorkommen. In Säugetieren wirken sie wie Östrogene, und sie haben antioxidative Eigenschaften.

Kalorienrestriktion: Ernährung, die alle erforderlichen Nährstoffe, aber weniger als die normalerweise übliche Kalorienmenge enthält.

Knochenmorphogenetische Proteine (BMPs vom Englischen *bone morphogenetic proteins*): Gruppe von Wachstumsfaktoren, die die Bildung von Knochen und Skelett fördern und die Ausheilung von Knochenbrüchen positiv beeinflussen.

Kognition: Mentaler Prozess der Wissensverarbeitung; dazu zählen Aspekte wie Aufmerksamkeit, Wahrnehmung, Argumentation, Gespür und Urteilskraft.

Kognitive Reserve: Bezeichnung sowohl für die Widerstandsfähigkeit des Gehirns als auch für die zusätzlichen Ressourcen, auf die für die neuronale Verarbeitung (zum Beispiel Erinnern, Denken) zurückgegriffen werden kann; alternative Nervenleitbahnen, die zur Erreichung eines intellektuellen Ziels genutzt werden können.

LDL-Cholesterin (vom Englischen *low-density lipoprotein*): Wurde lange Zeit als »schlechtes Cholesterin« betrachtet, doch neuere Forschungen zeigen, dass es im Wesentlichen aus zwei Untertypen besteht: harmlose große, »flauschige« Moleküle und kleine Moleküle mit sehr niedriger Dichte, die ausgesprochen schädlich für das Herz-Kreislauf-System sind. Um beide voneinander zu unterscheiden, sind spezielle Bluttests erforderlich.

Leichte kognitive Beeinträchtigung (LKB), auch: leichte kognitive Störung; oder Englisch *mild cognitive impairment* (MCI): Zustand zwischen dem normalen, altersgemäß erwartbaren Nachlassen der kognitiven Fähigkeiten und dem schwerwiegenderen Funktionsverlust einer Demenz.

Limbisches System: Das emotionale Gehirn von Menschen und anderen Säugetieren.

Makrophagen: Spezialisierte weiße Blutkörperchen, die den Körper vor Infektionen schützen und Fremdkörper fressen.

Neocortex: Stammesgeschichtlich jüngster Teil des Gehirns von Säugetieren, der im Menschen am weitesten entwickelt ist. Er ist für unsere Fähigkeit zum abstrakten Denken, zur Sprache, Kreativität und Selbsterkenntnis verantwortlich.

Nervenwachstumsfaktor, auch Englisch *nerve growth factor* (NGF): eines der Neurotrophine.

Neurodegenerative Erkrankungen: Krankheiten, die das Gehirn und zentrale Nervensystem angreifen, wie Alzheimer, Parkinson und multiple Sklerose (MS).

Neurofibrilläre Bündel: intrazelluläre Ablagerungen aus Tau-Proteinen, gelten als klassisches Kennzeichen für die Alzheimerkrankheit.

Neurogenese: Prozess der Neubildung von Nervenzellen.

Neuron: Nervenzelle; auch: Hirnzelle.

Neuronale Plastizität: Fähigkeit des Gehirns, neue Verbindungen zwischen Nervenzellen herzustellen und sich innerhalb gewisser Grenzen nach einem unfallbedingten Schädel-Hirn-Trauma oder Schlaganfall zu regenerieren.

Neurotrophine: Gruppe von Wachstumsfaktoren, die an der Bildung, Lebensdauer, Entwicklung und Funktion von Nervenzellen beteiligt sind.

Neurowissenschaften: Wissenschaftliche Fachrichtung, die sich mit der Erforschung des Gehirns befasst.

Omega-3-Fettsäuren: Essenzielle Fettsäuren mit entzündungshemmenden, antioxidativen, die Neurogenese stimulierenden Eigenschaften, die mit der Nahrung zugeführt werden müssen.

Omega-6-Fettsäuren: Ebenfalls essenzielle Fettsäuren (d. h. sie müssen mit der Nahrung zugeführt werden), doch mit entzündungsfördernder Wirkung. In zu großen Mengen konsumiert, sind sie problematisch. (Die typische Ernährung westlichen Zuschnitts enthält viel zu viele Omega-6-Fettsäuren; um deren Wirkungen auszugleichen, sollten mehr Omega-3-Fettsäuren verzehrt werden.)

Oxidation (Schädigung durch freie Radikale): Chemische Reaktion von Sauerstoffmolekülen mit verschiedenen Substanzen von Metallen bis hin zu lebendem Gewebe, die sich zum Beispiel in der Bildung von Rost oder dem Braunwerden eines angeschnittenen Apfels äußert. Antioxidanzien, die den Körper vor den schädlichen Wirkungen der Oxidation schützen, haben einen maßgeblichen Einfluss auf den Alterungsprozess.

Oxytocin: Hormon und Neurotransmitter. Oxytocin ist am Empfinden von Liebe, Vertrauen, Empathie, zwischenmenschlicher Zugewandtheit und Gefühlen des Wohlbefindens beteiligt.

Polyphenole: Antioxidanzien aus der Gruppe der Phenole, die in vielen frischen Obst- und Gemüsesorten vorkommen.

Präfrontaler Cortex (Frontallappen der Großhirnrinde): Stammesgeschichtlich jüngster Teil des Gehirns, der für die am weitesten entwickelten menschlichen Eigenschaften und Fähigkeiten zuständig ist, zum Beispiel Kreativität, exekutive Funktionen, Empathie, Wissenschaft und Religion.

PTBS: Posttraumatische Belastungsstörung, auch: PTSD vom Englischen *post-traumatic stress disorder*.

Selektive Serotonin-Wiederaufnahmehemmer (SSRIs, vom Englischen *selective serotonin reuptake inhibitors*): Gruppe von Antidepressiva, die im Gehirn selektiv die Wiederaufnahme des dort freigesetzten Neurotransmitters Serotonin blockieren.

Serotonin: Botenstoff (Neurotransmitter), der die Stimmungen, den Schlaf und den Appetit des Menschen beeinflusst. 90 Prozent des im Körper verfügbaren Serotonins befindet sich im Darm, wo es für die Steuerung der Darmbewegungen benötigt wird.

Synapse: Spalt zwischen Hirnzellen, an dem mittels elektrochemischer Signale Informationen ausgetauscht werden.

Synaptogenese: Prozess der Neubildung von Synapsen oder Neuronenverbindungen.

Tau: Protein, das im gesunden Gehirn zur Stabilisierung von Nervenstrukturen beiträgt, im geschädigten Zustand (Hyperphosphorylierung) jedoch zur Bildung von neurofibrillären Bündeln führen kann, die am Alzheimer-Geschehen beteiligt sind.

Tiefenpsychologie: Richtung der Psychologie, die davon ausgeht, dass Menschen einen unbewussten Aspekt haben, der über ihr Denken, Fühlen und Empfinden hinausreicht.

Transfettsäuren: Die gefährlichste Art von Fetten, die vom Körper nicht verstoffwechselt werden können und Blutgefäße, Herz, Gehirn und andere Organe schädigen.

Wachstumsfaktor BDNF (vom Englischen *brain-derived neurotrophic factor*): Eine Art »Wunderdünger« für das Gehirn, der die Neuro- und Synaptogenese stimuliert und die Lebensdauer von Neuronen verlängert.

Zytokine: Proteinart, die Signale zwischen den Zellen transportiert und eine entzündungsfördernde Wirkung hat.

Anmerkungen

Kapitel 1: DIE NEUROGENESE-REVOLUTION

1. Gage, F. (2011): Interview in Science Network, 22.12.2011 online.
2. Gage, F. (1998): »Neurogenesis in the adult human hippocampus«, *Nature Medicine*, 4:1313–1317.
   Kempermann, G., Gast, D., Gage, F. H. (Oct 2013): »Cell tissue res.« 354 (1):203–19. doi: 10.1007/s00441-013-1612-z. Epub 18, Apr. 2013.
3. Gage, F. (Aug. 2000): »Reinventing the brain«, Interview im *Life Extension Magazine*. Tanapat, P., Galea, L., Gould, E. (1998): »Stress inhibits the proliferation of granule cell precursors in the developing dental gyrate«, *International Journal of Developmental Neuroscience*, 16:235–9. Sapolsky, R. (1999): »Stress and your shrinking brain«, *Discover*, 20(3):116–122. Gould, E., Tanapat, P. (1. Dez. 1999): »Stress and hippocampal neurogenesis«, *Biological Psychiatry*, 46 (11):1472–9.
4. Kempermann, G., Kuhn, G., Gage, F. (1. Mai 1998): »Experience-induced neurogenesis and the senescent dentate gyrus«, *Journal of Neuroscience*, 18(9):3206–3212.
5. Kempermann, G., Kuhn, H. G., Gage, F. H. (April 1997): »More hippocampal neurons in adult mice living in an enriched environment«, *Nature*, 3:386(6624):493–5.
6. Gage, F. (2011): Interview in *Science Network*, 22.12.2011, online. Kempermann, G., Kuhn, H. G., Gage, F. H. (April 1997): »More hippocampal neurons in adult mice living in an enriched environment«, *Nature*, 3:386(6624):493–5.
7. (Aug. 2002): »Neuroplasticity in old age: Sustained fivefold induction of hippocampal neurogenesis by long-term environmental enrichment«, *Annals of Neurology*, 52(2):135–43. Kempermann, G., Kuhn, G., Gage, F. (1. Mai 1998): »Experience-induced neurogenesis and the senescent dentate gyrus«, *Journal of Neuroscience*, 18(9):3206–3212.
8. Malberg, J. E., Eisch, A. J., Nestler, E. J. & Duman, R. S. (2000). »Chronic antidepressant treatment increases neurogenesis in adult rat hippocampus«, *The Journal of Neuroscience: The official journal of the Society for Neuroscience*, 20(24):9104–10. PMID: 11124987.

9. Santarelli, L. (2003): »Requirement of hippocampal neurogenesis for the behavioral effects of antidepressants«, *Science,* 301(5634):805–809. doi: 10.1126/science.1083328.

10. Tanapat, P., Galea, L., Gould, E. (1998): »Stress inhibits the proliferation of granule cell precursors in the developing dental gyrate«, *International Journal of Developmental Neuroscience,* 16:235–9. Sapolsky, R. (1999): »Stress and your shrinking brain«, *Discover,* 20(3):116–122. Gould, E., Tanapat, P. (1. Dez. 1999): »Stress and hippocampal neurogenesis«, *Biological Psychiatry,* 46(11):1472–9.

11. PubMed ist eine von der US-amerikanischen National Library of Medicine erstellte Datenbank, in der wissenschaftliche Artikel aus den Gebieten der Medizin und Biomedizin gesammelt werden.

Kapitel 2: DAS PROGRAMM

1. Gage, F. (2011): Interview im *Science Network,* 22.12.2011, online.

Kapitel 3: ERNÄHRUNG

1. Casadesus, G., Shukitt-Hale, B., Stellwagen, H. M. et al. (Okt. 2004): »Modulation of hippocampal plasticity and cognitive behavior by short-term blueberry supplementation in aged rats«, *Nutritional Neuroscience,* 7(5–6):309–16. Acosta, S., Jernberg, J., Sanberg, C. D., Sanberg, P. R., Small, B. J., Gemma, C., Bickford, P. C. (Okt. 2010): *Rejuvenation Res,* 13(5):581–8. doi: 10.1089/rej.2009.1011. Epub, 29. Juni 2010. Joseph, J. A., Shukitt-Hale, B., Lau, F. C.: »Fruit polyphenols and their effects on neuronal signaling and behavior in senescence«, *Annals of the New York Academy of Sciences,* 1100(1):470-85, Mai 2007.

2. Joseph, J. A., Denisova, N. A., Arendash, G. et al. (Juni 2003): »Blueberry supplementation enhances signaling and prevents behavioral deficits in an Alzheimer disease model«, *Nutritional Neuroscience,* 6(3):153–62. Joseph, J. A., Carey, A., Brewer, G. J., Lau, F. C., Fisher, D. R. (Juli 2007): »Dopamine and abeta-induced stress signaling and decrements in Ca2+ buffering in primary neonatal hippocampal cells are antagonized by blueberry extract«, *Journal of Alzheimer's Disease,* 11(4):433–46.

3. Devore, E. E., Kang, J. H., Breteler, M. M., Grodstein, F. A. (Juli 2012): »Dietary intakes of berries and flavonoids in relation to cognitive

decline«, *Neurology,* 72(1):135–43. doi: 10.1002/ana.23594, Epub, 26. April 2012. Joseph, J. A., Shukitt-Hale, B., Willis, L. M. (Sept. 2009): »Grape juice, berries, and walnuts affect brain aging and behavior«, *Journal of Nutrition,* 139(9):1813S–7S, doi: 10.3945/jn.109.108266, Epub, 29. Juli 2009. Review. Nones, J., Leite de Sampaio, S., Gomes, F. (Juni 2012): »Effects of the flavonoid hesperidin in cerebral progenitors in rats: Indirect action through astrocytes«, *International Journal of Developmental Neuroscience,* 30(4) 303–313.

4. Dai, Q., Borenstein, A. R., Wu, Y., Jackson, J. C., Larson, E. B. (Sept. 2006): »Fruit and vegetable juices and Alzheimer's disease: The kame project«, *American Journal of Medicine,* 119(9):751–9. Lau, F. C., Shukitt-Hale, B., Joseph, J. A. (2007): »Nutritional intervention in brain aging: Reducing the effects of inflammation and oxidative stress«, *Subcell Biochemistry,* 42:299–318. McGeer, P. L., McGeer, E. G. (Mai 2004): »Inflammation and neurodegeneration in Parkinson's disease«, *Parkinsonism Related Disorders,* 10 Suppl 1:S3–S7. Joseph, J. A., Denisova, N. A., Arendash, G. et al. (Juni 2003): »Blueberry supplementation enhances signaling and prevents behavioral deficits in an Alzheimer disease model«, *Nutritional Neuroscience,* 6(3):153–62. Joseph, J. A., Carey, A., Brewer, G. J., Lau, F. C., Fisher, D. R. (Juli 2007): »Dopamine and abeta-induced stress signaling and decrements in Ca2+ buffering in primary neonatal hippocampal cells are antagonized by blueberry extract«, *Journal of Alzheimer's Disease,* 11(4):433–46. Shukitt-Hale, B., Carey, A. N., Jenkins, D., Rabin, B. M., Joseph, J. A. (Aug. 2007): »Beneficial effects of fruit extracts on neuronal function and behavior in a rodent model of accelerated aging«, *Neurobiological Aging,* 28(8):1187–94. McGuire, S. O., Sortwell, C. E., Shukitt-Hale, B. et al. (Okt. 2006): »Dietary supplementation with blueberry extract improves survival of transplanted dopamine neurons«, Nutritional Neuroscience, 9(5-6):251–8. Suh, N., Paul, S., Hao, X., et al. (1. Jan. 2007): »Pterostilbene, an active constituent of blueberries, suppresses aberrant crypt foci formation in the azoxymethane-induced colon carcinogenesis model in rats«, *Clinical Cancer Research,* 13(1):350–5. Zafra-Stone, S., Yasmin, T., Bagchi, M. et al. (Juni 2012): »Berry anthocyanins as novel antioxidants in human health and disease prevention«, *International Journal of Developmental Neu-*

roscience, 30(4):303–313. Jones, J., Leite de Sampaio, S., Gomes, F. (Juni 2012): »Effects of the flavonoid hesperidin in cerebral progenitors in rats: Indirect action through astrocytes«, *International Journal of Developmental Neuroscience,* 30(4) 303–313.

5. Heinonen, M. (Juni 2007): »Antioxidant activity and antimicrobial effect of berry phenolics – a Finnish perspective«, *Molecular Nutrition & Food Research,* 51(6):684–91. Russell, W. R., Labat, A., Scobbie, L., Duncan, S. H. (Juni 2007): »Availability of blueberry phenolics for microbial metabolism in the colon and the potential inflammatory implications«, *Molecular Nutrition & Food Research,* 51(6):726–31. Zafra-Stone, S., Yasmin, T., Bagchi, M. et al. (Juni 2007): »Berry anthocyanins as novel antioxidants in human health and disease prevention«, *Molecular Nutrition & Food Research,* 51(6):675–83. (26. März 2007): *Neuroscience Letters,* 415(2):154–158, Epub, 7. Jan. 2007, doi: 10.1016/j.neulet.2007.01.010. PMCID: PMC1892224. NIHM-SID: NIHMS20377.

6. Casadesus, G., Shukitt-Hale, B., Stellwagen, H. M., Zhu, X., Lee, H. G., Smith, M. A. & Joseph, J. A. (2004): »Modulation of hippocampal plasticity and cognitive behavior by shortterm blueberry supplementation in aged rats«, *Nutritional Neuroscience,* 7:309–316. Zafra-Stone, S., Yasmin, T., Bagchi, M., et al. (Juni 2007): »Berry anthocyanins as novel antioxidants in human health and disease prevention«, *Molecular Nutrition & Food Research,* 51(6):675–83.

7. Conklin, S. M., Gianaros, P. J., Brown, S. M. et al. (29. Juni 2007): »Long-chain omega-3 fatty acid intake is associated positively with corticolimbic gray matter volume in healthy adults«, *Neuroscience Letters,* 421(3):209–12. Beltz, B. S., Tlusty, M. F., Benton, J. L., Sandeman, D. C. (2007): »Omega-3 fatty acids upregulate adult neurogenesis«, *Neuroscience Letters.* Zainuddin, M. S. A., & Thuret, S. (2012): »Nutrition, adult hippocampal neurogenesis and mental health«, *British Medical Bulletin,* 103, 1, S. 89–114, doi:10.1093/bmb/lds021. Chowdury, R. et al. (18. März 2014): »Association of dietary, circulating, and supplement fatty acids with coronary risk: a systematic review and meta-analysis«, *Annals of Internal Medicine.*

8. Jockers, D. (2012): »Is your brain getting enough of this nutrient?«, NaturalNews.com, (05.11.2012).

9. Beltz, B. S., Tlusty, M. F., Benton, J. L. & Sandeman, D. C.: »Omega-3 fatty acids upregulate adult neurogenesis«, *Neurosci Lett.*, 26. März 2007; 415(2):154–158.

10. Conklin, S. M., Gianaros, P. J., Brown, S. M. et al. (29. Juni 2007): »Long-chain omega-3 fatty acid intake is associated positively with corticolimbic gray matter volume in healthy adults«, *Neuroscience Letters,* 421(3):209–12. Wurtman, R. J., Cansev, M., Sakamoto, T., Ulus, I. H. (2009): »Use of phosphatide precursors to promote synaptogenesis«, *Annual Review of Nutrition,* 29:59–87. Wurtman, R. J., Cansev, M., Ulus, I. H. (März 2009): »Synapse formation is enhanced by oral administration of uridine and DHA, the circulating precursors of brain phosphatides«, *Journal of Nutrition Health and Aging,* 13(3):189–97. Heinrichs, S. C. (April 2010): »Dietary omega-3 fatty acid supplementation for optimizing neuronal structure and function«, *Molecular Nutrition & Food Research,* 54(4):447–56. Masterjohn, C. (2014): »Learning, your memory, and cholesterol«, www.cholesterol-and-health.com.

11. Grayson, D., Kroenke, C., Neuringer, M., Fair, D. (2014): »Dietary Omega-3 Fatty Acids Modulate Large-Scale Systems Organizations in the Rhesus Macaque Brain«, *The Journal of Neuroscience,* 5. Feb. 2014, 34(6):2065–2074; doi: 10.1523/JNEUROSCI.3038-13.2014

12. Grayson, D. et al. (5. Feb. 2014): »Dietary omega-3 fatty acids modulate large-scale systems organization in the rhesus macaque brain«, *Journal of Neuroscience,* 34(6): 2065–2074.

13. Heinrichs, S. C. (April 2010): »Dietary omega-3 fatty acid supplementation for optimizing neuronal structure and function«, *Molecular Nutrition & Food Research,* 54(4):447–56. Hibbeln, J. (2001): Interview im Oktober-Report des Life Extension Magazine. Osher, Y., Belmaker, R. H. (Sommer 2009): »Omega-3 fatty acids in depression: A review of three studies«, *CNS Neuroscience & Therapeutics,* 15(2):128–33.

14. Freemantle, E., Vandal, M., Tremblay-Mercier, J., Tremblay, S., Blachere, J. C., Begin, M. E., Brenna, J. T., Windust, A., Cunnane, S. C. (2006): »Omega-3 fatty acids, energy substrates, and brain function during aging«, *Prostaglandins Leukotrienes and Essential Fatty Acids,* 75:213–220. Gomez-Pinilla, F. (2008): »Brain foods: The effects of nutrients on brain function«, *Nature Reviews Neuroscience,* 9:568–578.

15. (Aug. 2012): *Molecular Nutrition & Food Research.* 56(8):1292–303. doi: 10.1002/mnfr.201200035. Epub, 13. Jun 2012. Wang, Y., Li, M., Xu, X., Song, M., Tao, H., Bai, Y.: »Green tea epigallocatechin-3-gallate (EGCG) promotes neural progenitor cell proliferation and sonic hedgehog pathway activation during adult hippocampal neurogenesis«, *Mol Nutr Food Res.,* Aug. 2012; 56(8):1292–303, doi: 10.1002/mnfr. 201200035. Epub, 13. Juni 2012. Goepp, J. (April 2008): »New research on the benefits of green tea«, Life Extension. Yoo, K. Y., Choi, J. H., Hwang, I. K., Lee, C. H., Lee, S. O., Han, S. M., Shin, H. C., Kang, I. J., Won, M. H. (Juli 2010): »Epigallocatechin-3-gallate increases cell proliferation and neuroblasts in the subgranular zone of the dentate gyrus in adult mice«, *Phytotherapy Research,* 24(7):1065–70, doi: 10.1002/ptr.3083.

16. Borgwardt, S., Hammann, F., Scheffler, K., Kreuter, M., Drewe, J., Beglinger, C. (Nov. 2012): »Neural effects of green tea extract on dorsolateral prefrontal cortex«, *European Journal of Clinical Nutrition,* 66(11):1187–92.

17. Han, M. E., Park, K. H., Baek, S. Y., Kim, B. S., Kim, J. B., Kim, H. J., Oh, S. O. (18 Mai 2007): »Inhibitory effects of caffeine on hippocampal neurogenesis and function«, *Biochemical and Biophysical Research Communications,* 356(4):976–80, Epub, 26. März 2007. Wentz, C. T., Magavi, S. S. (Mai–Juni 2009): »Caffeine alters proliferation of neuronal precursors in the adult hippocampus«, *Neuropharmacology,* 56(6–7):994–1000, doi: 10.1016/j. neuropharm.2009.02.002. PMID: 19217915, Epub, 13. Feb. 2009.

18. Kim, S. J., Son, T. G., Park, H. R., Park, M., Kim, M. S., Kim, H. S., Chung, H. Y., Mattson, M. P., Lee, J. (23 Mai 2008): »Curcumin stimulates proliferation of embryonic neural progenitor cells and neurogenesis in the adult hippocampus«, *Journal of Biological Chemistry,* 283(21):14497–505, doi: 10.1074/jbc.M708373200, Epub, 24. März 2008. Ng, T. P., Chiam, P. C., Lee, T., Chua, H. C., Lim, L., Kua, E. H. (1. Nov. 2006): »Curry consumption and cognitive function in the elderly«, *American Journal of Epidemiology,* 164(9):898–906, Epub, 26. Juli 2006.

19. Bhutani, M. K., Bishnoi, M., Kulkarni, S. K. (März 2009): »Antidepressant like effect of curcumin and its combination with piperine in

unpredictable chronic stress-induced behavioral, biochemical and neurochemical changes«, *Pharmacology Biochemistry and Behavior,* 92(1):39–43, doi: 10.1016/j.pbb.2008.10.007, Epub, 25. Okt. 2008.

20. Kim, S. J., Son, T. G., Park, H. R., Park, M., Kim, M. S., Kim, H. S., Chung, H. Y., Mattson, M. P., Lee, J. (23 Mai 2008): »Curcumin stimulates proliferation of embryonic neural progenitor cells and neurogenesis in the adult hippocampus«, *Journal of Biological Chemistry,* 283 (21):14497–505, doi: 10.1074/jbc.M708373200, Epub, 24. März 2008.

21. Rivera, P., Pérez-Martín, M., Pavón, F. J., Serrano, A., Crespillo, A., Cifuentes, M., López-Ávalos, M. D., Grondona, J. M., Vida, M., Fernández-Llebrez, P., de Fonseca, F. R., Suárez, J. (31. Mai 2013): »Pharmacological administration of the isoflavone daidzein enhances cell proliferation and reduces high fat diet-induced apoptosis and gliosis in the rat hippocampus«, *PLoS One.* 8(5):e64750, doi: 10.1371/journal.pone.0064750.

22. Zheng, J., Zhang, P., Li, X., Lei, S., Li, W., He, X., Zhang, J., Wang, N., Qi, C., Chen, X., Lu, H., Liu, Y. (12. Feb. 2013): »Post-stroke estradiol treatment enhances neurogenesis in the subventricular zone of rats after permanent focal cerebral ischemia«, *Neuroscience,* 231:82–90, doi: 10.1016/j. neuroscience.2012.11.042, Epub, 2. Dez. 2012. Bayer, J., Rune, G., Kutsche, K., Schwarze, U., Kalisch, R., Büchel, C., Sommer, T. (Feb. 2013): »Estrogen and the male hippocampus: Genetic variation in the aromatase gene predicting serum estrogen is associated with hippocampal gray matter volume in men«, *Hippocampus,* (2):117–21, doi: 10.1002/hipo.22059, Epub, 6. Aug. 2012. Barha, C. K., Galea, L. A. (März 2013): »The hormone therapy, Premarin, impairs hippocampus-dependent spatial learning and memory and reduces activation of new granule neurons in response to memory in female rats«, *Neurobiology of Aging,* 34(3):986–1004, doi: 10.1016/j. neurobiolaging.2012.07.009, Epub, 28. Aug. 2012.

23. Okamoto, M., Hojo, Y., Inoue, K., Matsui, T., Kawato, S., McEwen, B. S., Soya, H. (7. Aug. 2012): »Mild exercise increases dihydrotestosterone in hippocampus providing evidence for androgenic mediation of neurogenesis«, *Proceedings of the National Academy of Science USA,* 109(32):131005, doi: 10.1073/pnas.1210023109, Epub, 17. Juli 2012. Hall, Z. J., Macdougall-Shackleton, S. A. (2012): »Influence of

testosterone metabolites on song-control system neuroplasticity during photostimulation in adult European starlings (Sturnus vulgaris)«, *PLoS One,* 7(7):e40060, doi: 10.1371/journal.pone.0040060, Epub, 6. Juli 2012. Barker, J. M., Ball, G. F., Balthazart, J. (7. Nov. 2013): »Anatomically discrete sex differences and enhancement by testosterone of cell proliferation in the telencephalic ventricle zone of the adult canary brain«, *Journal of Chemical Neuroanatomy,* doi: pii: S0891–0618(13)00089-6. 10.1016/j.jchemneu.2013.10.005. Spritzer, M. D., Ibler, E., Inglis, W., Curtis, M. G. (10 Nov. 2011): »Testosterone and social isolation influence adult neurogenesis in the dentate gyrus of male rats«, *Neuroscience,* 195:180–90, doi: 10.1016/j.neuroscience.2011.08.034, Epub, 19. Aug. 2011.

24. Lee, C. H., Kim, J. M., Kim, D. H., Park, S. J., Liu, X., Cai, M., Hong, J. G., Park, J. H., Ryu, J. H. (Sept. 2013): »Effects of sun ginseng on memory enhancement and hippocampal neurogenesis«, *Phytotherapy Research,* 27(9):1293-9, doi: 10.1002/ptr.4873, Epub, 29. Okt. 2012. Lin, T., Liu, Y., Shi, M., Liu, X., Li, L., Liu, Y., Zhao, G. (1. Aug. 2012): »Promotive effect of ginsenoside Rd on proliferation of neural stem cells in vivo and in vitro«, *Journal of Ethnopharmacology,* 142(3):754–61, doi: 10.1016/j.jep.2012.05.057, Epub, 7. Juni 2012. Jiang, B., Xiong, Z., Yang, J., Wang, W., Wang, Y., Hu, Z. L., Wang, F., Chen, J. G. (Juli 2012): »Antidepressant-like effects of ginsenoside Rg1 are due to activation of the BDNF signalling pathway and neurogenesis in the hippocampus«, *British Journal of Pharmacology,* 166(6):1872–87, doi: 10.1111/j.1476-5381.2012.01902.x. Zheng, G. Q., Cheng, W., Wang, Y., Wang, X. M., Zhao, S. Z., Zhou, Y., Liu, S. J., Wang, X. T. (27. Jan. 2011): »Ginseng total saponins enhance neurogenesis after focal cerebral ischemia«, *Journal of Ethnopharmacology,* 133(2):724–8, doi: 10.1016/j.jep.2010.01.064, Epub, 10. Nov. 2010.

25. Tchantchou, F., Lacor, P. N., Cao, Z., Lao, L., Hou, Y., Cui, C., Klein, W. L., Luo, Y. (2009): »Stimulation of neurogenesis and synaptogenesis by bilobalide and quercetin via common final pathway in hippocampal neurons«, *Journal of Alzheimer's Disease,* 18(4):787–98, doi: 10.3233/JAD-2009-1189. Yoo, D. Y., Nam, Y., Kim, W., Yoo, K. Y., Park, J., Lee, C. H., Choi, J. H., Yoon, Y. S., Kim, D. W., Won, M. H., Hwang, I. K. (Jan. 2011): »Effects of Ginkgo biloba extract on promo-

tion of neurogenesis in the hippocampal dentate gyrus in C57BL/6 mice«, *Journal of Veterinary Medical Science,* 73(1):71–6, Epub, 30. Aug. 2010. Funakoshi, H., Kanai, M., and Nakamura, T. (2011): »Modulation of tryptophan metabolism, promotion of neurogenesis and alteration of anxiety-related behavior in tryptophan 2,3-dioxygenase-deficient mice«, *International Journal of Tryptophan Research,* 4:7–18, Epub, 11. April 2011, doi: 10.4137/IJTR.S5783. PMCID: PMC3195223. Hou, Y., Aboukhatwa, M. A., Lei, D., Manaye, K., Khan, I., and Luo, Y.* (Mai 2010): »Antidepressant natural flavonols modulate BDNF and beta amyloid in neurons and hippocampus of double TgAD mice«, *Neuropharmacology,* 58(6): 911–920, doi: 10.1016/j.neuropharm.2009.11.002, Epub, 14. Nov. 2009.

26. Tchantchou, F., Lacor, P. N., Cao, Z., Lao, L., Hou, Y., Cui, C., Klein, W. L., Luo, Y. (2009): »Stimulation of neurogenesis and synaptogenesis by bilobalide and quercetin via common final pathway in hippocampal neurons«, *Journal of Alzheimer's Disease,* 18(4):787–98, doi: 10.3233/JAD-2009-1189. Hou, Y., Aboukhatwa, M. A., Lei, D., Manaye, K., Khan, I., and Luo, Y.* (Mai 2010): »Antidepressant natural flavonols modulate BDNF and beta amyloid in neurons and hippocampus of double TgAD mice«, *Neuropharmacology,* 58(6): 911–920, doi: 10.1016/j.neuropharm.2009.11.002, Epub, 14. Nov. 2009.

27. Zainuddin, M. S. A. & Thuret, S. (2012): »Nutrition, adult hippocampal neurogenesis and mental health«, *British Medical Bulletin,* 103 (1) 89–114, doi: 10.1093/bmb/lds021.

28. Li, S., Wang, C., Wang, M., Li, W., Matsumoto, K., Tang, Y. (20. März 2007): »Antidepressant like effects of piperine in chronic mild stress treated mice and its possible mechanisms«, *Life Science,* 80(15):1373–81, Epub, 12. Jan. 2007.

29. Moriguchi, S., Shinoda, Y., Yamamoto, Y., Sasaki, Y., Miyajima, K., Tagashira, H., Fukunaga, K. (8. April 2013): »Stimulation of the sigma-1 receptor by DHEA enhances synaptic efficacy and neurogenesis in the hippocampal dentate gyrus of olfactory bulbectomized mice«, *PLoS One,* 8(4):e60863, doi: 10.1371/journal.pone.0060863. (Juli 2006): »Therapeutic potential of neurogenesis for prevention and recovery from Alzheimer's disease: Allopregnanolone as a proof of concept neurogenic agent«, *Current Alzheimer's Research,* 3(3):185–90.

30. Funakoshi, H., Kanai, M., and Nakamura, T. (2011): »Modulation of tryptophan metabolism, promotion of neurogenesis and alteration of anxiety-related behavior in tryptophan 2,3-dioxygenase-deficient mice«, *International Journal of Tryptophan Research,* 4:7–18, Epub, 11. April 2011, doi: 10.4137/IJTR.S5783. PMCID: PMC3195223.

31. Qu, Z., Zhou, Y., Zeng, Y.,* Lin, Y., Li, Y., Zhong, Z. & Chan, W. Y., (2012): »Protective effects of a Rhodiola crenulata extract and salidroside on hippocampal neurogenesis against streptozotocin-induced neural injury in the rat«, *PLoS One,* 7(1):e29641, doi: 10.1371/journal. pone.0029641. PMCID: PMC3250459, Epub, 3. Jan. 2012.

32. Sarlak, G., Jenwitheesuk, A., Chetsawang, B., Govitrapong, P. (20. Sept. 2013): »Effects of melatonin on nervous system aging: Neurogenesis and neurodegeneration«, *Journal of Pharmacological Sciences,* 123(1): 9–24, Epub, 27. Aug. 2013. Ramírez-Rodríguez, G., Vega-Rivera, N. M., Benítez-King, G., Castro-García, M., Ortíz-López, L. (14. Nov. 2012): »Melatonin supplementation delays the decline of adult hippocampal neurogenesis during normal aging of mice«, *Neuroscience Letters,* 530(1):53–8, doi: 10.1016/j.neulet.2012.09.045, Epub, 6. Okt. 2012. Chern, C. M., Liao, J. F., Wang, Y. H., Shen, Y. C. (1. Mai 2012): »Melatonin ameliorates neural function by promoting endogenous neurogenesis through the MT2 melatonin receptor in ischemic-stroke mice«, *Free Radical Biology & Medicine,* 52(9):1634–47, doi: 10.1016/j.freeradbiomed.2012.01.030, Epub, 10. Feb. 2012. Ramírez-Rodríguez, G., Klempin, F., Babu, H., Benítez-King, G., Kempermann, G. (Aug. 2009): »Melatonin modulates cell survival of new neurons in the hippocampus of adult mice«, *Neuropsychopharmacology,* 34(9):2180–91, doi: 10.1038/npp.2009.46, Epub, 6. Mai 2009.

33. Kim, H. G., Oh, M. S. (14. Juli 2013): »Memory-enhancing effect of Mori Fructus via induction of nerve growth factor«, *British Journal of Nutrition,* 110(1):86–94, doi: 10.1017/S0007114512004710, Epub, 27. Nov. 2012.

34. Zhuang, P., Zhang, Y.,* Cui, G., Bian, Y., Zhang, M., Zhang, J., Liu, Y., Yang, X., Isaiah, A. O., Lin, Y. & Jiang, Y. (2012): »Direct stimulation of adult neural stem/progenitor cells in vitro and neurogenesis in vivo by salvianolic acid B«, *PLoS One,* 7(4):e35636, doi: 10.1371/journal. pone.0035636 PMCID:PMC3335811, Epub, 24. April 2012.

35. Lau, B. W., Lee, J. C., Li, Y., Fung, S. M., Sang, Y. H., Shen, J., Chang, R. C., So, K. F. (2012): »Polysaccharides from wolfberry prevents corticosterone-induced inhibition of sexual behavior and increases neurogenesis«, *PLoS One,* 7(4):e33374, doi: 10.1371/journal.pone.0033374, Epub, 16. April 2012. Wen, J., Yang, B. N., Ren, D. Zhongguo Zhong Xi Yi Jie He Za Zhi (März 2010): »Effect of Lycium barbarum polysaccharides on neurogenesis and learning & memory in manganese poisoning mice«, *Zhongguo Zhong Xi Yi Jie He Za Zhi,* März 2010, 30(3):295–8, Artikel auf Chinesisch.

36. Yoo, D. Y., Kim, W., Yoo, K. Y., Lee, C. H., Choi, J. H., Yoon, Y. S., Kim, D. W., Won, M. H., Hwang, I. K. (Mai 2011): »Grape seed extract enhances neurogenesis in the hippocampal dentate gyrus in C57BL/6 mice«, *Phytotherapy Research,* 25(5):668–74, doi: 10.1002/ptr.3319, Epub, 29. Okt. 2010.

37. Yang, W. M., Shim, K. J., Choi, M. J., Park, S. Y., Choi, B. J., Chang, M. S., Park, S. K. (3. Okt. 2008): »Novel effects of Nelumbo nucifera rhizome extract on memory and neurogenesis in the dentate gyrus of the rat hippocampus«, *Neuroscience Letters,* 443(2):104–7, doi: 10.1016/j.neulet.2008.07.020, Epub, 11. Juli 2008.

38. Crupi, R., Mazzon, E., Marino, A., La Spada, G., Bramanti, P., Battaglia, F., Cuzzocrea, S., and Spina, E. (2011): »Hypericum perforatum treatment: Effect on behaviour and neurogenesis in a chronic stress model in mice«, *BMC Complementary and Alternative Medicine,* 11:7, doi: 10.1186/1472-6882-11-7. PMCID: PMC3041724, Epub, 27. Jan. 2011. Molendijk, M. L.,* Bus, B. A., Spinhoven, P., Penninx, B. W., Kenis, G., Prickaerts, J., Voshaar, R. C. & Elzinga, B. M. (Nov. 2011): »Serum levels of brain-derived neurotrophic factor in major depressive disorder: State–trait issues, clinical features and pharmacological treatment«, *Molecular Psychiatry,* 16(11):1088–1095, doi: 10.1038/mp.2010.98. PMCID:PMC3220395, Epub, 21. Sept. 2010.

39. Taupin, P. (Mai 2009): »Apigenin and related compounds stimulate adult neurogenesis«, Mars, Inc., the Salk Institute for Biological Studies: WO2008147483. Dublin City University, School of Biotechnology, Glasnevin, Dublin 9, Ireland. Expert Opinion on Therapeutic Patents (Impact Factor: 3.53). 19(4):523–7, doi: 10.1517/13543770902721279.

40. Fiorentini, A., Rosi, M. C., Grossi, C., Luccarini, I., Casamenti, F. (2010): »Lithium improves hippocampal neurogenesis, neuropathology and cognitive functions in APP mutant mice«, *PLoS One,* 5(12):e14382, doi: 10.1371/journal.pone.0014382, Epub, 20. Dez. 2010. Leyhe, T., Eschweiler, G. W., Stransky, E., Gasser, T., Annas, P., Basun, H., Laske, C. (2009): »Increase of BDNF serum concentration in lithium treated patients with early Alzheimer's disease«, *Journal of Alzheimer's Disease,* 16(3):649–56, doi: 10.3233/JAD-2009-1004. Hashimoto, R., Takei, N., Shimazu, K., Christ, L., Lu, B., Chuang, D. M. (Dez. 2002): »Lithium induces brain-derived neurotrophic factor and activates TrkB in rodent cortical neurons: An essential step for neuroprotection against glutamate excitotoxicity«, *Neuropharmacology,* 43(7):1173–9.

41. Perlmutter, D. (2013): *Grain brain,* New York: Little, Brown and Company. Deutsche Fassung 2014: *Dumm wie Brot. Wie Weizen schleichend Ihr Gehirn zerstört,* Deutsch von Imke Brodersen, München: Mosaik. Nones, J., et al. (Juni 2012): »Effects of the flavonoid hesperidin in cerebral cortical progenitors«, *International Journal of Developmental Neuroscience,* 30(4):303313, doi: 10.1016/i.ijdevneu.2012. 01.008

42. Jang, S., Dilger, R. N., and Johnson, R. W.* (Okt. 2010):»Luteolin inhibits microglia and alters hippocampal-dependent spatial working memory in aged mice 1, 2, 3«, *Journal of Nutrition,* 140(10):1892–1898, doi: 10.3945/jn.110.123273. PMCID: PMC2937579, Epub, 4. Aug. 2010. Crupi, R., Paterniti, I., Ahmad, A., Campolo, M., Esposito, E., Cuzzocrea, S. (Nov. 2013): »Effects of palmitoylethanolamide and luteolin in an animal model of anxiety/depression«, *CNS & Neurological Disorders – Drug Targets,* 12(7):989–1001. Xu, S. L., Bi, C. W. C., Choi, R. C. Y., Zhu, K. Y., Miernisha, A., Dong, T. T. X. & Tsim, K. W. K. (2013): »Flavonoids induce the synthesis and secretion of neurotrophic factors in cultured rat astrocytes: A signaling response mediated by estrogen receptor«, *Evidence-Based Complementary and Alternative Medicine,* Band 2013, Artikel-ID 127075. http://dx.doi.org/10.1155/2013/127075.

43. Kondziella, D., Strandberg, J., Lindquist, C., Asztely. F. (26. Jan. 2011): »Lamotrigine increases the number of BrdU-labeled cells in the rat

hippocampus«, *NeuroReport*, 22(2):97–100, doi: 10.1097/WNR. 0b013e328342d2fa. Yang, W. M., Shim, K. J., Choi, M. J., Park, S. Y., Choi, B. J., Chang, M. S., Park, S. K. (3. Okt. 2008): »Novel effects of Nelumbo nucifera rhizome extract on memory and neurogenesis in the dentate gyrus of the rat hippocampus«, *Neuroscience Letters*, 443(2):104–7, doi: 10.1016/j.neulet.2008.07.020, Epub, 11. Juli 2008. Wang, J., Gallagher, D., DeVito, L. M., Cancino, G. I., Tsui, D., He, L. Keller, G. M., Frankland, P. W., Kaplan, D. R., Miller, F. D. (6. Juli 2012): »Metformin activates an atypical PKC-CBP pathway to promote neurogenesis and enhance spatial memory formation«, *Cell Stem Cell*, 11(1): 23–35.

44. Jin, K., Xie, L., Mao, X. O., Greenberg, D. A. (26. April 2006): »Alzheimer's disease drugs promote neurogenesis«, *Brain Research*, 1085(1): 183–188.

45. Abumaria, N., Yin, B., Zhang, L., Li, X. Y., Chen, T., Descalzi, G., Zhao, L., Ahn, M., Luo, L., Ran, C., Zhuo, M., and Liu, G. (19. Okt. 2011): »Effects of elevation of brain magnesium on fear conditioning, fear extinction, and synaptic plasticity in the infralimbic prefrontal cortex and lateral amygdala«, *Journal of Neuroscience*, 31(42):14871–14881, doi: 10.1523/JNEUROSCI.3782–11.2011. Liu, G. (2012): »Prevention of cognitive deficits in Alzheimer's mouse model by elevating brain magnesium«, *Molecular Neurodegeneration*, 7(suppl 1):L24, doi: 10.1186/1750-1326-7-S1-L24, Epub, 7. Feb. 2012.

46. Corona, C., Frazzini, V., Silvestri, E., Lattanzio, R., La Sorda, R., Piantelli, M., Canzoniero, L. M. T., Ciavardelli, D., Rizzarelli, E., Sensi, S. L. (2011): »Effects of dietary supplementation of carnosine on mitochondrial dysfunction, amyloid pathology, and cognitive deficits in 3xTg-AD mice«, *PLoS One*, 6(3):e17971, doi: 10.1371/journal. pone.0017971, Epub, 15. März 2011. Murakami, T., Furuse, M. (Juli 2010): »The impact of taurine- and beta-alanine-supplemented diets on behavioral and neurochemical parameters in mice: Antidepressant versus anxiolytic-like effects«, *Amino Acids*, 39(2):427–34, doi: 10.1007/s00726-009-0458-x, Epub, 23. Jan. 2010.

47. Molendijk, M. L.,* Haffmans, J. P. M., Bus, B. A. A., Spinhoven, P., Penninx, B. W. J. H., Prickaerts, J., Richard C. Oude Voshaar, R. C., and Elzinga, B. M. (2012): »Serum BDNF concentrations show strong

seasonal variation and correlations with the amount of ambient sunlight«, *PLoS One,* 7(11): e48046, doi: 10.1371/journal.pone.0048046. PMCID:PMC3487856, Epub 2. Nov. 2012.

48. Kiraly, S. J., Kiraly, M. A., Hawe, R. D., and Makhani, N. (2006): »Vitamin D as a neuroactive substance: Review«, *Scientific World Journal,* 6:125–139. (21. Aug. 2014): »Vitamin D for depression, dementia, and diabetes«, Mercola.com.

49. Li, L. F., Lu, J., Li, X. M., Xu, C. L., Deng, J. M., Qu, R., Ma, S. P. (Aug. 2012): »Antidepressant-like effect of magnolol on BDNF up-regulation and serotonergic system activity in unpredictable chronic mild stress treated rats«, *Phytotherapy Research,* 26(8):1189–94, doi: 10.1002/ptr.3706, Epub, 5. Jan. 2012.

50. Elzinga, B. M., Molendijk, M. L., Oude Voshaar, R. C., Bus, B. A. A., Prickaerts, J., Spinhoven, P., Penninx, B. J. W. H. (Mar 2011): »The impact of childhood abuse and recent stress on serum brain-derived neurotrophic factor and the moderating role of BDNF Val66Met«, *Psychopharmacology* (Berl), 214(1):319–328, Epub 12. August 2010, doi: 10.1007/ s00213-010-1961-1.

51. Miao, Y., Ren, J., Jiang, L., Liu, J., Jiang, B., Zhang, X. (Nov 2013): »α-lipoic acid attenuates obesity-associated hippocampal neuroinflammation and increases the levels of brain-derived neurotrophic factor in ovariectomized rats fed a high-fat diet«, *International Journal of Molecular Medicine,* 32(5):1179–86, doi: 10.3892/ijmm.2013. 1482, Epub 5. Sept. 2013.

52. Singh, N., Bhalla, M., de Jager, P., Gilca, M. (2011): »An overview on ashwagandha: A Rasayana (rejuvenator) of Ayurveda«, *African Journal of Traditional Complementary and Alternative Medicine,* 8(5 Suppl):208–13, doi: 10.4314/ajtcam.v8i5S.9, Epub, 3. Juli 2011. Singh, N., Bhalla, M., de Jager, P., Gilca M. (2011): »An overview on ashwagandha: A rasayana (rejuvenator) of Ayurveda«, *African Journal of Traditional Complementary and Alternative Medicine,* 8(5 suppl): 208–13, doi: 10.4314/ajtcam.v8i5S.9, Epub, 3. Jul 2011. Gupta, G. L., Rana, A. C. (Okt.–Dez. 2007): »Protective effect of Withania somnifera dunal root extract against protracted social isolation induced behavior in rats«, *Indian Journal of Physiology and Pharmacology,* 51(4): 345–53.

53. Park, H. R., Kong, K. H., Yu, B. P., Mattson, M. P., Lee, J. (14. Dez. 2012): »Resveratrol inhibits the proliferation of neural progenitor cells and hippocampal neurogenesis«, *Journal of Biological Chemistry*, 287(51): 42588–600, doi: 10.1074/jbc.M112.406413, Epub, 26. Okt. 2012. Moriya, J., Chen, R., Yamakawa, J., Sasaki, K., Ishigaki, Y., Takahashi, T. (2011): »Resveratrol improves hippocampal atrophy in chronic fatigue mice by enhancing neurogenesis and inhibiting apoptosis of granular cells«, *Biological and Pharmaceutical Bulletin*, 34(3):354–9.

54. Cimini, A., Gentile, R., D'Angelo, B., Benedetti, E., Cristiano, L., Avantaggiati, M. L., Giordano, A., Ferri, C., Desideri, G. (Okt. 2013): »Cocoa powder triggers neuroprotective and preventive effects in a human Alzheimer's disease model by modulating BDNF signaling pathway«, *Journal of Cellular Biochemistry*, 114(10):2209–20, doi: 10.1002/jcb.24548.

55. Scholey, A., Owen, L. (Okt. 2013): »Effects of chocolate on cognitive function and mood: A systematic review«, *Nutrition Review*, 71(10): 665–81, doi: 10.1111/nure.12065. Sokolov, A. N., Pavlova, M. A., Klosterhalfen, S., Enck, P. (26. Juni 2013): »Chocolate and the brain: Neurobiological impact of cocoa flavanols on cognition and behavior«, *Neuroscience & Biobehavioral Reviews*, pii: S0149–7634(13) 00168–1, doi: 10.1016/j.neubiorev.2013.06.013.

56. Kittur, S., Wilasrusmee, S., Pedersen, W. A., Mattson, M. P., Straube-West, K., Wilasrusmee, C., Lubelt, B., Kittur, D. S. (Juni 2002): »Neurotrophic and neuroprotective effects of milk thistle (Silybum marianum) on neurons in culture«, *Journal of Molecular Neuroscience*, 18(3):265–9.

57. Tsai, S. J. (2006): »Cysteamine-related agents could be potential antidepressants through increasing central BDNF levels«, *Medical Hypotheses*, 67(5):1185–8, Epub, 22. Juni 2006.

58. (April 2006): »Effects of huperzine A on memory deficits and neurotrophic factors production after transient cerebral ischemia and reperfusion in mice«, *Pharmacology Biochemistry and Behavior*, 83(4):603–11, Epub, 9. Mai 2006. Lu, B., Nagappan, G., Xiaoming, G., Pradeep J. N., & Wren, P. (2013): »BDNF-based synaptic repair as a disease-modifying strategy for neurodegenerative diseases«, *Nature Reviews Neuroscience*, 14:401–416, doi: 10.1038/nrn3505.

59. Park, H. J., Shim, H. S., Kim, K. S., Han, J. J., Kim, J. S., Ram Yu, A., Shim, I. (März 2013): »Enhanced learning and memory of normal young rats by repeated oral administration of krill phosphatidylserine«, *Nutritional Neuroscience,* 16(2):47–53, doi: 10.1179/1476830 512Y.0000000029, Epub, 8. Aug. 2012. Maggioni, M., Picotti, G. B., Bondiolotti, G. P., Panerai, A., Cenacchi, T., Nobile, P., Brambilla, F. (März 1990): »Effects of phosphatidylserine therapy in geriatric patients with depressive disorders«, *Acta Psychiatrica Scandinavica,* 81(3): 265–70.

60. Jana, A., Modi, K. K., Roy, A., Anderson, J. A., van Breemen, R. B., Pahan, K. (Juni 2013): »Up-regulation of neurotrophic factors by cinnamon and its metabolite sodium benzoate: Therapeutic implications for neurodegenerative disorders«, *Journal of Neuroimmune Pharmacology,* 8(3):739–55, doi: 10.1007/s11481-013-9447-7, Epub, 9. März 2013.

61. Masterjohn, C. (2014): »Learning, your memory, and cholesterol«, www.cholesterol-and-health.com.

62. Elias, P., et al. (2005): »Serum cholesterol and cognitive performance in the Framingham heart study«, *Psychosomatic Medicine,* 67(1): 24–30.

63. West, R., et al. (Sept. 2008): »Better memory functioning associated with higher total and low-density lipoprotein cholesterol levels in very elderly subjects without the apolipoprotein e4 allele«, *American Journal of Geriatric Psychiatry,* 16(9):998–1002.

64. Masterjohn, C. (2014): »Learning, your memory, and cholesterol«, www.cholesterol-and-health.com.

65. Ebd.

66. Kummerow, F., Kummerow, J. (2014): *Cholesterol is not the culprit,* Spacedoc Media, LLC.

67. Duckett, S. K., et al. (5 Juni 2009): »Effects of winter stocker growth rate and finishing system on: III. Tissue proximate, fatty acid, vitamin and cholesterol content«, *Journal of Animal Science,* doi: 10.2527/jas 2009-1850.

68. Phivilay, A. et al. (3. März 2009): »High dietary consumption of trans fatty acids decreases brain docosahexaenoic acid but does not alter amyloid-beta and tau pathologies in the 3xTg-AD model of Alzheimer's disease«, *Neuroscience,* 159(1):296–307.

69. Kikuchi, S., Shinpo, K., Takeuchi, M., Yamagishi, S., Makita, Z., Sasaki, N., Tashiro, K. (März 2003): »Glycation – A sweet tempter for neuronal death«, *Brain Research Reviews*, 41(2–3):306–23. West, R. et al. (Sept. 2008): »Better memory functioning associated with higher total and low-density lipoprotein cholesterol levels in very elderly subjects without the apolipoprotein e4 allele«, *American Journal of Geriatric Psychiatry*, 16(9):998–1002.

70. van der Borght, K., Köhnke, R., Göransson, N., Deierborg, T., Brundin, P., Erlanson-Albertsson, C., Lindqvist, A. (25. Feb. 2011): »Reduced neurogenesis in the rat hippocampus following high fructose consumption«, *Regulatory Peptides*, 167(1):26–30, doi: 10.1016/j.regpep.2010.11.002, Epub, 27. Nov. 2010.

71. de la Monte, S., & Wands, J. (Nov. 2008): »Alzheimer's disease is type 3 diabetes–evidence reviewed«, *Journal of Diabetes Science and Technology*, 2(6):1101–1113.

72. Mortby, M. E., Janke, A. L., Anstey, K. J., Sachdev, P. S., Cherbuin, N. (4 Sep 2013): »High ›normal‹ blood glucose is associated with decreased brain volume and cognitive performance in the 60s: The PATH through life study«, *PLoS One*, 8(9):e73697, doi: 10.1371/journal.pone.0073697.

73. (9. Feb. 2014): »Fish oil cited in dramatic healing after severe brain trauma«, Mercola.com. Arden, J. (2014): *The brain bible*, New York: McGraw-Hill Education.

74. Raji, C., et al. (29. Juli 2014): *American Journal of Preventive Medicine*.

75. (Juli 2011). »Circulation«, *Heart Failure Journal*, 4(4):404–413.

76. Sen, C. K., Rink, C., Khanna, S. (Juni 2010): »Palm oil-derived natural vitamin E alpha-tocotrienol in brain health and disease«, *Journal of the American College of Nutrition*, 29(3 Suppl):314S–323S. Sen, C. K., Khanna, S., Roy, S. (27. März 2006): »Tocotrienols: Vitamin E beyond tocopherols«, *Life Sciences*, 78(18):2088–98, Epub, 3. Feb. 2006.

77. Reger, M., et al. (März 2004): »Effects of beta-hydroxybutyrate on cognition in memory-impaired adults«, *Neurobiology of Aging*, 25(3): 311–314.

78. Park, H. R., Lee, J. (Juli 2011). »Neurogenic contributions made by dietary regulation to hippocampal neurogenesis«, *Annals for the New*

York Academy of Sciences, 1229:23–8, doi: 10.1111/j.1749-6632.2011. 06089.x.

79. Park, H. R., Park, M., Choi, J., Park, K. Y., Chung, H. Y., Lee J. (4. Okt. 2010): »A high-fat diet impairs neurogenesis: Involvement of lipid peroxidation and brain-derived neurotrophic factor«, *Neuroscience Letters,* 482(3):235–9, doi: 10.1016/j.neulet.2010.07.046, Epub, 27. Juli 2010. Amen, D. (2012): *Use your brain to change your age,* Crown Archetype: New York. Tozuka, Y., Wada, E., Wada, K. (Juni 2009): »Diet-induced obesity in female mice leads to peroxidized lipid accu-mulations and impairment of hippocampal neurogenesis during the early life of their offspring«, *FASEB Journal,* 23(6):1920-34, doi: 10.1096/fj.08-124784, Epub, 21. Jan. 2009.

80. Zainuddin, M. S. A., & Thuret, S. (2012): »Nutrition, adult hippocam-pal neurogenesis and mental health«, *British Medical Bulletin,* 103, 1, S. 89–114, doi:10.1093/bmb/lds021«.

81. Yaffe, K., Weston, A. L., Blackwell, T., Krueger, K. A. (März 2009): »The metabolic syndrome and development of cognitive impairment among older women«, *Archives of Neurology,* 66(3):324–8, doi: 10. 1001/archneurol. 2008.566.

82. Anderson, M. L., Nokia, M. S., Govindaraju, K. P., Shors, T. J. (8. Nov. 2012): »Moderate drinking? Alcohol consumption significantly decreases neurogenesis in the adult hippocampus«, *Neuroscience,* 224:202–9, doi: 10.1016/j.neuroscience.2012.08.018, Epub, 18. Aug. 2012. Briones, T. L., Woods, J. (19. Dez. 2013): »Chronic bingelike alcohol consumption in adolescence causes depressionlike symptoms possibly mediated by the effects of BDNF on neurogenesis«, *Neuro-science,* 254:324–34, doi: 10.1016/j.neuroscience.2013.09.031, Epub, 25. Sept. 2013. Ehlers, C. L., Liu, W., Wills, D. N., Crews, F. T. (6. Aug. 2013): »Periadolescent ethanol vapor exposure persistently reduces measures of hippocampal neurogenesis that are associated with beha-vioral outcomes in adulthood«, *Neuroscience,* 244:1–15, doi: 10.1016/j. neuroscience.2013.03.058, Epub, 6. April 2013.

83. Wentz, C. T., Magavi, S. S. (Mai–Juni 2009): »Caffeine alters prolifera-tion of neuronal precursors in the adult hippocampus«, *Neurophar-macology,* 56(6–7):994–1000, doi: 10.1016/j.neuropharm.2009.02.002, Epub, 13. Feb. 2009. Han, M. E., Park, K. H., Baek, S. Y., Kim, B. S.,

Kim, J. B., Kim, H. J., Oh, S. O. (18. Mai 2007): »Inhibitory effects of caffeine on hippocampal neurogenesis and function«, *Biochemical and Biophysical Research Communications,* 356(4):976–80, Epub, 26. März 2007.

84. Zainuddin, M. S. A., & Thuret, S. (2012): »Nutrition, adult hippocampal neurogenesis and mental health«, *British Medical Bulletin,* 103, 1, S. 89–114, doi:10.1093/bmb/lds021.

85. Akazawa, Y., Kitamura, T., Fujihara, Y., Yoshimura, Y., Mitome, M., Hasegawa, T. (Feb. 2013): »Forced mastication increases survival of adult neural stem cells in the hippocampal dentate gyrus«, *International Journal of Molecular Medicine,* 31(2):307–14, doi: 10.3892/ijmm. 2012.1217, Epub, 18. Dez. 2012. Yamamoto, T., Hirayama, A., Hosoe, N., Furube, M., Hirano, S. (Aug. 2009): »Soft-diet feeding inhibits adult neurogenesis in hippocampus of mice«, *Bulletin of Tokyo Dental College,* 50(3):117–24. Aoki, H., Kimoto, K., Hori, N., Toyoda, M. (Nov.- Dez. 2005): »Cell proliferation in the dentate gyrus of rat hippocampus is inhibited by soft diet feeding«, *Gerontology,* 51(6):369–74. Patten, A. R., Moller, D. J., Graham, J., Gil-Mohapel, J., Christie, B. R. (19. Dez. 2013): »Liquid diets reduce cell proliferation but not neurogenesis in the adult rat hippocampus«, *Neuroscience,* 254:173–84, doi: 10.1016/j. neuroscience.2013.09.024, Epub, 20. Sept. 2013.

Kapitel 4: KÖRPER

1. Kempermann, G., Gage, F. H. (1999): »Experience-dependent regulation of adult hippocampal neurogenesis: Effects of long-term stimulation and stimulus withdrawal«, *Hippocampus,* 9(3):321–32. Kempermann, G., Brandon, E. P., Gage, F. H. (30. Juli–13. Aug. 1998): »Environmental stimulation of 129/SvJ mice causes increased cell proliferation and neurogenesis in the adult dentate gyrus«, *Current Biology,* 8(16):939–42.

2. van Praag, H., Kempermann, G., & Gage, F. H. (1999): »Running increases cell proliferation and neurogenesis in the adult mouse dentate gyrus«, *Nature Neuroscience,* 2(266–270), doi: 10.1038/6368. Klaus, F., Amrein, I. (14. Feb. 2012): »Running in laboratory and wild rodents: Differences in context sensitivity and plasticity of hippocampal neurogenesis«, *Behavoural Brain Research,* 227(2):363–70, doi:

10.1016/j.bbr.2011.04.027, Epub, 27. April 2011. van Praag, H. (2008): »Neurogenesis and exercise: Past and future directions«, *NeuroMolecular Medicine,* 10(2):128–40, doi: 10.1007/s12017-008-8028-z, Epub, 20. Feb. 2008. Marlatt, M. W., Potter, M. C., Lucassen, P. J., van Praag, H. (Juni 2012): »Running throughout middle-age improves memory function, hippocampal neurogenesis, and BDNF levels in female C57BL/6J mice«, *Developmental Neurobiology,* 72(6):943–52, doi: 10.1002/dneu.22009. Mustroph, M. L., Chen, S., Desai, S. C., Cay, E. B., DeYoung, E. K., Rhodes, J. S. (6 Sep 2012): »Aerobic exercise is the critical variable in an enriched environment that increases hippocampal neurogenesis and water maze learning in male C57BL/6J mice«, *Neuroscience,* 219:62–71, doi:10.1016/j.neuroscience.2012.06.007, Epub, 12. Juni 2012.

3. Perlmutter, D. (2013): *Grain brain,* New York: Hachette Book Group, Inc.

4. Klaus, F., Amrein, I. (14. Feb. 2012): »Running in laboratory and wild rodents: Differences in context sensitivity and plasticity of hippocampal neurogenesis«, *Behavioural Brain Research,* 227(2):363–70, doi: 10.1016/j.bbr.2011.04.027, Epub, 27. April 2011.

5. Shechter, R., Baruch, K., Schwartz, M., Rolls, A. (März 2011): »Touch gives new life: Mechanosensation modulates spinal cord adult neurogenesis«, *Molecular Psychiatry,* 16(3):342–52, doi: 10.1038/mp.2010.116, Epub, 16. Nov. 2010. Mak, G. K., Antle, M. C., Dyck, R. H., & Weiss, S. (2013): »Bi-parental care contributes to sexually dimorphic neural cell genesis in the adult mammalian brain«, *PLoS One,* 8(5):e62701, doi: 10.1371/journal.pone.0062701.

6. Carter, C. S. & Porges, S. W. (Jan. 2013): »Science and society: The biochemistry of love: An oxytocin hypothesis«, *EMBO Report,* 14(1):12–16, doi: 10.1038/embor.2012.191.PMCID: PMC3537144, Epub, 27. Nov. 2012.

7. Leuner, B., Glasper, E. R., Gould, E. (2010): »Sexual experience promotes adult neurogenesis in the hippocampus despite an initial elevation in stress hormones«, *PLoS One,* 5(7):e11597, doi:10.1371/journal.pone.0011597. Glasper, E. R., Gould, E. (April 2013): »Sexual experience restores age-related decline in adult neurogenesis and hippocampal function«, *Hippocampus,* 23(4):303–12, doi: 10.1002/hipo.

22090, Epub, 5. März 2013. Lehrer, J. (Feb.–März 2006): »The reinvention of the self«, *Seed.*

8. (18. Nov. 2013): »The top 11 benefits of sex«, Mercola.com. Carter, C. S. & Porges, S. W. (Jan. 2013): »Science and society: The biochemistry of love: An oxytocin hypothesis«, *EMBO Report,* 14(1):12–16, doi: 10.1038/embor.2012.191.PMCID: PMC3537144, Epub, 27. Nov. 2012.

9. Mueller, A. D., Pollock, M. S., Lieblich, S. E., Epp, J. R., Galea, L. A., Mistlberger, R. E. (Mai 2008): »Sleep deprivation can inhibit adult hippocampal neurogenesis independent of adrenal stress hormones«, *American Journal of Physiology: Regulatory Integrative and Comparative Physiology,* 294(5):R1693–703, doi: 10.1152/ajpregu.00858.2007, Epub, 20. Feb. 2008. Hairston, I. L., Little, M. T. M., Scanlon, M. D., Barakat, M.T., Palmer, T. D., Sapolsky, R. M.& Heller, H. C. (Dez. 2005): »Sleep restriction suppresses neurogenesis induced by hippocampus-dependent learning«, *American Journal of Psychiatry: Journal of Neurophysiology.* 94(6):4224–4233.

10. Ebd.

11. Xie, L., Kang, H., Xu, Q., Chen, M., Liao, Y., Thiyagarajan, M., O'Donnell, J., Christensen, D. J., Nicholson, C., Iliff, J. J., Takano, T., Deane, R., Nedergaard, M. (18. Okt. 2013): »Sleep drives metabolite clearance from the adult brain«, *Science,* 342(6156):373–377, doi: 10.1126/science.1241224 REPORT.

12. Fujioka, A., Fujioka, T., Tsuruta, R., Izumi, T., Kasaoka, S., Maekawa, T. (13. Jan. 2011): »Effects of a constant light environment on hippocampal neurogenesis and memory in mice«, *Neuroscience Letters,* 488(1):41–4, doi: 10.1016/j.neulet.2010.11.001, Epub, 5. Nov. 2010.

13. Ramirez-Rodriguez, G., Ortíz-López, L., Domínguez-Alonso, A., Benítez-King, G. A., Kempermann, G. (Jan. 2011): »Chronic treatment with melatonin stimulates dendrite maturation and complexity in adult hippocampal neurogenesis of mice«, *Journal of Pineal Research,* 50(1):29–37. Ramírez-Rodríguez, G., Klempin, F., Babu, H., Benítez-King, G., Kempermann, G. (Aug. 2009): »Melatonin modulates cell survival of new neurons in the hippocampus of adult mice«, *Neuropsychopharmacology,* 34(9):2180–91, doi: 10.1038/npp.2009.46, Epub, 6. Mai 2009. Arden, J. (2014): *The brain bible,* New York: McGraw-Hill Education.

14. Fernandez, A., Goldberg, E., Michelon, P. (2013): *Sharp brains,* Seattle, WA: Amazon Digital Services.
15. Kim, C. H., Lee, S. C., Shin, J. W., Chung, K. J., Lee, S. H., Shin, M. S., Baek, S. B., Sung, Y. H., Kim, C. J., Kim, K. H. (Sept. 2013): »Exposure to music and noise during pregnancy influences neurogenesis and thickness in motor and somatosensory cortex of rat pups«, *International Neurourology Journal,* 17(3):107–13, doi: 10.5213/inj.2013. 17.3.107, Epub, 30. Sept. 2013. Kirste, I., Nicola, Z., Kronenberg, G., Walker, T. L., Liu, R. C., Kempermann, G. (1 Dez. 2013): »Is silence golden? Effects of auditory stimuli and their absence on adult hippocampal neurogenesis«, *Brain Structure & Function.*
16. Selhub, E., Logan, A. (2012): *Your brain on nature,* New York: Collins.
17. Correia, A. W., Peters, J. L., Levy, J. I., Melly, S., Dominici, F. (8. Okt. 2013): »Residential exposure to aircraft noise and hospital admissions for cardiovascular diseases: Multi-airport retrospective study«, *BMJ,* 347, doi: http://dx.doi.org/10.1136/bmj.f5561.
18. Selhub, E., Logan, A. (2012): *Your brain on nature,* New York: Collins.
19. Ebd.

Kapitel 5: HERZ

1. Mustroph, M. L., Chen, S., Desai, S. C., Cay, E. B., DeYoung, E. K., Rhodes, J. S.(6. Sept. 2012): »Aerobic exercise is the critical variable in in an enriched environment that increases hippocampal neurogenesis and water maze learning in male C57BL/6J mice«, *Neuroscience,* 219:62–71, Epub, 12. Juni 2012. Gage, F. (2011): Interview im *Science Network,* 22.12.2011, online.

2. Stranahan, A. M., Khalil, D., Gould, E. (2006): »Social isolation delays the positive effects of running on adult neurogenesis«, *Nature Neuroscience,* 9:526–533. Glasper, E. R., Schoenfeld, T. J., Gould, E. (2012): »Adult neurogenesis: Optimizing hippocampal function to suit the environment«, *Behavioural Brain Research.* 227:380–383. Lieberwirth, C.,* & Wang, Z. (2012): »The social environment and neurogenesis in the adult mammalian brain«, *Frontiers in Human Neuroscience,* 6:118, doi: 10.3389/fnhum.2012.00118 PMCID: PMC3347626, Epub, 8. Mai 2012.

3. Stranahan, A. M., Khalil, D., Gould, E. (2006): »Social isolation delays

the positive effects of running on adult neurogenesis«, *Nature Neuroscience,* 9:526–533. Steptoe, A. (1991): Gastbeitrag: »The links between stress and illness«, *Journal of Psychosomatic Research,* 35:633–644, doi: 10.1016/0022-3999(91)90113-3. Mitra, R., Sundlass, K., Parker, K. J., Schatzberg, A. F., Lyons, D. M. (2006): »Social stress-related behavior affects hippocampal cell proliferation in mice«, *Physiology & Behavior,* 89:123–127, doi: 10.1016/j.physbeh.2006.05.047.

4. Lieberwirth, C.,* & Wang, Z. (2012): »The social environment and neurogenesis in the adult mammalian brain«, *Frontiers in Human Neuroscience,* 6:118, doi: 10.3389/fnhum.2012.00118 PMCID:PMC 3347626, Epub, 8. Mai 2012. Curtis, R. (1995): »Stress, personality and illness: The move from generality to specificity in current research trends«, *Irish Journal of Psychological Medicine,* 16:299–321.

5. Siegel, D. (2012): *The developing mind,* 2. Auflage, New York: Guilford. Deutsche Fassung 2006: *Wie wir werden, die wir sind. Neurobiologische Grundlagen subjektiven Erlebens. Die Entwicklung des Menschen in Beziehungen,* Deutsch von Theo Kierdorf, Paderborn: Junfermann.

6. Pert, C. (2010): *Molecules of emotion,* New York: Simon and Schuster. Eine frühere Ausgabe des Werks liegt in deutscher Fassung vor (1999): *Moleküle der Gefühle: Körper, Geist und Emotionen,* Deutsch von Hainer Kober, Reinbek bei Hamburg: Rowohlt.

7. Steptoe, A. (1991): Gastbeitrag: »The links between stress and illness«, *Journal of Psychosomatic Research,* 35:633–644, doi: 10.1016/0022-3999(91)90113-3. Curtis, R. (1995): »Stress, personality and illness: The move from generality to specificity in current research trends«, *Irish Journal of Psychological Medicine,* 16:299–321. Tindle, H. A., Chang, Y. F., Kuller, L. H., Manson, J. E., Robinson, J. G., Rosal, M. C., Siegle, G. J., Matthews, K. A. (25. Aug. 2009): »Optimism, cynical hostility, and incident coronary heart disease and mortality in the Women's Health Initiative«, *Circulation,* 120(8):656–62.

8. Ekman, P. (2007): The face of emotion, 2. Auflage, New York: Holt. Izard, C. E., & King, K. A. (2009): »Differential emotions theory«, in: K. Scherer (Hrsg.), *Oxford Companion to the Affective Sciences,* 117–119, New York: Oxford University Press.

9. Cortright, B. (2007): *Integral psychology,* Albany, NY: SUNY Press.

10. Leuner, B., Glasper, E. R., Gould, E. (2010): »Sexual experience promotes adult neurogenesis in the hippocampus despite an initial elevation in stress hormones«, *PLoS One,* 5:e11597. Leuner, B., Mirescu, C., Noiman, L., Gould, E. (2007): »Maternal experience inhibits the production of immature neurons in the hippocampus during the postpartum period through elevations in adrenal steroids«, *Hippocampus,* 17:434–442. Roney, J. R. (2009): »The role of sex hormones in the initiation of human mating relationships«, in: P. T. Ellison & P. B. Gray (Hrsg.), *The endocrinology of social relationships,* S. 246–269, Cambridge, MA: Harvard University Press.

11. Leuner, B., Caponiti, J. M., Gould, E. (2012): »Oxytocin stimulates adult neurogenesis even under conditions of stress and elevated glucocorticoids«, *Hippocampus,* 22:861–868, doi: 10.1002/hipo.20947.

12. Leuner, B., Glasper, E.R., Gould, E. (14. Juli 2010): »Sexual experience promotes adult neurogenesis in the hippocampus despite an initial elevation in stress hormones«, *PLoS One,* 5(7):e11597.

13. Mustroph, M. L., Chen, S., Desai, S. C., Cay, E. B., DeYoung, E. K., Rhodes, J. S. (6. Sept. 2012): »Aerobic exercise is the critical variable in an enriched environment that increases hippocampal neurogenesis and water maze learning in male C57BL/6J mice«, *Neuroscience,* 219:62–71, Epub, 12. Juni 2012. Roney, J. R., Lukaszwski, A. W., & Simmons, Z. L. (2007): »Rapid endocrine responses of young men to social interactions with young women«, *Hormones and Behavior,* 52:326–333. Roney, J. R., Simmons, Z. L., & Lukaszwski, A. W. (2010): »Androgen receptor gene sequence and basal cortisol concentrations predict men's hormonal response to potential mates«, *Proceedings of the Royal Society of London B,* 277:57–63.

14. Barha, C. K., Lieblich, S. E., Galea, L. A. (2009): »Different forms of oestrogen rapidly upregulate cell proliferation in the dentate gyrus of adult female rats«, *Journal of Neuroendocrinology,* 21:155–166, doi: 10.1111/j.1365-2826.2008.01809.x. Spritzer, M. D., Galea, L. A. (2007): »Testosterone and dihydrotestosterone, but not estradiol, enhance survival of new hippocampal neurons in adult male rats«, *Developmental Neurobiology,* 67:1321–1333, doi: 10.1002/dneu.20457.

15. Corona, R., Larriva-Sahd, J., Paredes, R. G. (2011): »Paced-mating increases the number of adult new born cells in the internal cellular

(granular) layer of the accessory olfactory bulb«, *PLoS One,* 6(5): e19380.

16. Oatridge, A., Holdcroft, A., Saeed, N., Hajnal, J. V., Puri, B. K., Fusi, L., Bydder, G. M. (Jan. 2002): »Change in brain size during and after pregnancy: Study in healthy women and women with preeclampsia«, *American Journal of Neuroradiology,* 23(1):19–26.

17. Galea, L. A., McEwen, B. S. (März 1999): »Sex and seasonal differences in the rate of cell proliferation in the dentate gyrus of adult wild meadow voles«, *Neuroscience,* 89(3):955–64.

18. Leuner, B., Glasper, E. R., Gould, E. (2010): »Parenting and plasticity«, *Trends in Neuroscience,* 33:465–473. Glasper, E. R., Schoenfeld, T. J., Gould, E. (2012): »Adult neurogenesis: Optimizing hippocampal function to suit the environment«, *Behavioural Brain Research,* 227:380–383. Leuner, B., Mirescu, C., Noiman, L., Gould, E. (2007): »Maternal experience inhibits the production of immature neurons in the hippocampus during the postpartum period through elevations in adrenal steroids«, *Hippocampus,* 17:434–442. Mak, G. K., Weiss, S. (2010): »Paternal recognition of adult offspring mediated by newly generated CNS neurons«, *Nature Neuroscience,* 13:753–758.

19. Mak, G. K., Weiss, S. (2010): »Paternal recognition of adult offspring mediated by newly generated CNS neurons«, *Nature Neuroscience,* 13:753–758, doi: 10.1038/nn.2550.

20. Sapolsky, R. (1998): *Why zebras don't get ulcers,* New York: Freeman and Company. Eine frühere Ausgabe des Werks liegt in deutscher Fassung vor (1996): *Warum Zebras keine Migräne kriegen. Wie Stress den Menschen krank macht,* Deutsch von Brigitte Stein, München; Zürich: Piper. Seligman, M. (2002): *Authentic happiness,* New York: Free Press. Deutsche Fassung 2003: *Der Glücksfaktor: Warum Optimisten länger leben,* Deutsch von Siegfried Brockert, Bergisch Gladbach: Ehrenwirth.

21. Tindle, H. A., Chang, Y. F., Kuller, L. H., Manson, J. E., Robinson, J. G., Rosal, M. C., Siegle, G. J., Matthews, K. A. (25. Aug. 2009): »Optimism, cynical hostility, and incident coronary heart disease and mortality in the Women's Health Initiative«, *Circulation,* 120(8):656–62. Sapolsky, R. (1999): »Stress and your shrinking brain«, *Discover,* 20(3):113–122. Sapolsky, R. (1992): *Stress, the aging brain, and the me-*

chanisms of neuron death, Cambridge, MA: MIT Press. Branon, N. (Juni-Juli 2007): »Stress kills brain cells off«, *Scientific American.* Spritzer, M. D., Galea, L. A. (2007): »Testosterone and dihydrotestosterone, but not estradiol, enhance survival of new hippocampal neurons in adult male rats«, *Developmental Neurobiology,* 67:1321–1333, doi: 10.1002/dneu.20457. Wong, E. Y., Herbert, J. (2005): »Roles of mineralocorticoid and glucocorticoid receptors in the regulation of progenitor proliferation in the adult hippocampus«, *European Journal of Neuroscience,* 22:785–792, doi: 10.1111/j.1460-9568.2005. 04277.x.

22. Sapolsky, R. (1992): *Stress, the aging brain, and the mechanisms of neuron death,* Cambridge, MA: MIT Press. Branon, N. (Juni–Juli 2007): »Stress kills brain cells off«, *Scientific American.*

23. Kozorovitskiy, Y., Gould, E. (2004): »Dominance hierarchy influences adult neurogenesis in the dentate gyrus«, *Journal of Neuroscience,* 24:6755–6759. Kozorovitskiy, Y., Gould, E. (2004): »Dominance hierarchy influences adult neurogenesis in the dentate gyrus«, *Journal of Neuroscience,* 24:6755–6759, doi: 10.1523/JNEUROSCI.0345-04.2004. Sapolsky, R. (1998): *Why zebras don't get ulcers,* New York: Freeman and Company.

24. Mitra, R., Sundlass, K., Parker, K. J., Schatzberg, A. F., Lyons, D. M. (2006): »Social stress-related behavior affects hippocampal cell proliferation in mice«, *Physiology & Behavior,* 89:123–127, doi: 10.1016/j. physbeh.2006.05.047.

25. Yap, J. J., Takase, L. F., Kochman, L. J., Fornal, C. A., Miczek, K. A., Jacobs, B. L. (2006): »Repeated brief social defeat episodes in mice: Effects on cell proliferation in the dentate gyrus«, *Behavioural Brain Research,* 172:344–350, doi: 10.1016/j.bbr.2006.05.027

26. (2004): »Work, stress and health: The Whitehall II study«, London: Council of Civil Service Unions/Cabinet Office.

27. McCormick, C. M., Thomas, C. M., Sheridan, C. S., Nixon, F., Flynn, J. A., et al. (2012): »Social instability stress in adolescent male rats alters hippocampal neurogenesis and produces deficits in spatial location memory in adulthood«, *Hippocampus,* 22:1300–1312.

28. Sapolsky, R. (1998): *Why zebras don't get ulcers,* New York: Freeman and Company. Tanapat, P., Hastings, N. B., Rydel, T. A., Galea, L. A., Gould, E. (2001): »Exposure to fox odor inhibits cell proliferation in

the hippocampus of adult rats via an adrenal hormonedependent mechanism«, *Journal of Comparative Neurology,* 437:496–504, doi: 10.1002/cne.1297. Williams, R., & Williams, V. (1993): Anger kills, New York: HarperCollins. Tindle, H. A., Chang, Y. F., Kuller, L. H., Manson, J. E., Robinson, J. G., Rosal, M. C., Siegle, G. J., Matthews, K. A. (25. Aug. 2009): »Optimism, cynical hostility, and incident coronary heart disease and mortality in the Women's Health Initiative«, *Circulation,* 120(8):656–62.

29. Lund, R., Christensen, U., Juul Nilsson, C. Kriegbaum, M., Hulvej Rod, N.: »Stressful social relations and mortality: A prospective cohort study«, *Journal of Epidemiology and Community Health,* doi: 10.1136/jech-2013-203675.

30. Sapolsky, R. (1998): *Why zebras don't get ulcers,* New York: Freeman and Company.

31. Hawkley, L. C., Thisted, R. A., Masi, C. M.& Cacioppo, J. T. (März 2010): »Loneliness predicts increased blood pressure: Five-year cross-lagged analyses in middle-aged and older adults«, *Psychology and Aging,* 25(1):132–141, doi: 10.1037/a0017805.

32. Goleman, D. (2006): *Social intelligence,* New York: Bantam. Deutsche Fassung (2008): *Soziale Intelligenz. Wer auf andere zugehen kann, hat mehr vom Leben,* Deutsch von Reinhard Kreissl, München: Droemer Knaur.

33. Lieberwirth, C., Liu, Y., Jia, X., Wang, Z. (2012): »Social isolation impairs adult neurogenesis in the limbic system and alters behaviors in female prairie voles«, *Hormones and Behavior,* doi: 10.1016/j.yhbeh. 2012.03.005.

34. Lu, L., Bao, G., Chen, H., Xia, P., Fan, X., Zhang, J., Pei, G., Ma, L. (Okt. 2003): »Modification of hippocampal neurogenesis and neuroplasticity by social environments«, *Experimental Neurology,* 183(2): 600–9.

35. Leasure, J. L., Decker, L. (2009): »Social isolation prevents exercise-induced proliferation of hippocampal progenitor cells in female rats«, *Hippocampus,* 19:907–912. Stranahan, A. M., Khalil, D., Gould, E. (2006): »Social isolation delays the positive effects of running on adult neurogenesis«, *Nature Neuroscience,* 9:526–533.

36. Lieberwirth, C.,* & Wang, Z. (2012): »The social environment and

neurogenesis in the adult mammalian brain«, *Frontiers in Human Neuroscience,* 6:118, doi: 10.3389/fnhum.2012.00118 PMCID: PMC3347626, Epub, 8. Mai 2012.

Kapitel 6: GEIST

1. Gould, E., Beylin, A., Tanapat, P., Reeves, A., Shors, T. (1999): »Learning enhances adult neurogenesis in the hippocampal formation«, *Nature Neuroscience,* 2:260–5.

2. Conway, A. R., Kane, M. J., Engle, R. W. (Dez. 2003): »Working memory capacity and its relation to general intelligence«, *Trends in Cognitive Science* (Standardausgabe), 7(12):547–52, doi: 10.1016/j. tics.2003.10.005, PMID 14643371. Gould, E., Beylin, A., Tanapat, P., Reeves, A., Shors, T. (1999): »Learning enhances adult neurogenesis in the hippocampal formation«, *Nature Neuroscience,* 2:260–5.

3. Reisberg, B. (Feb. 1984): »Stages of cognitive decline«, *American Journal of Nursing (AJN),* 84(2). Aus: alz.org (Alzheimer's Association Website).
   Chertkow, H. (Juni 2002): »Mild cognitive impairment«, *Canadian Alzheimer Disease Review,* S. 15–21.

4. Peterson, R. (Aug. 2009): »Early diagnosis of Alzheimer's disease: Is MCI too late?«, *Current Alzheimer Research,* 6(4):324–330.
   Landau, S. M., Marks, S. M., Mormino, E. C., Rabinovici, G. D., Oh, H., O'Neil, J. P., Wilson, R. S., Jagust, W. J. (2012): »Association of lifetime cognitive engagement and low β-amyloid deposition«, *Archives of Neurology,* doi: 10.1001/archneurol.2011.2748.

5. Fernandez, A., Goldberg, E., & Michelon, P. (2013): »The sharpbrains guide to brain fitness«, National Science Foundation.

6. Ericcson, K. A., Chase, W. G., Faloon, S. (Juni 1980): »Acquisition of a memory skill«, *Science,* 208(4448):1181–2, doi: 10.1126/science. 7375930. PMID 7375930.

7. Melby-Lervag, M. & Hulme, C. (2012): »Is working memory training effective? A meta-analytic review«, *Developmental Psychology,* doi: 10.1037/a0028228.

8. Ebd.

9. Wang, J. Y. J., Zhou, D. H. D., Li, J., Zhang, M., Deng, D. J., Tang, M., Gao, C., Li, J., Lian, Y. & Chen, M. (28. März 2006): »Leisure activity

and risk of cognitive impairment: The Chongqing aging study«, *Neurology,* 66(6):911–913.

10. Ebd.
11. Gould, E., Beylin, A., Tanapat, P., Reeves, A., Shors, T. (1999): »Learning enhances adult neurogenesis in the hippocampal formation«, *Nature Neuroscience,* 2:260–5.
12. Wang, J. Y. J., Zhou, D. H. D., Li, J., Zhang, M., Deng, D. J., Tang, M., Gao, C., Li, J., Lian, Y.& Chen, M. (28. März 2006): »Leisure activity and risk of cognitive impairment: The Chongqing aging study«, *Neurology,* 66(6):911–913.

Kapitel 7: BEWUSSTSEIN

1. Benson, H. (2000): *The relaxation response,* New York: HarperTorch. Eine frühere Ausgabe des Werks liegt in deutscher Fassung vor (1978): *Gesund im Stress. Eine Anleitung zur Entspannungsreaktion,* Deutsch von Otto Marbach, Berlin, Frankfurt/Main, Wien: Ullstein.
2. Smith, H. (1992): *Forgotten truth,* New York: HarperOne.
3. Walsh, R. (1991): *The spirit of shamanism,* Los Angeles: Tarcher. Deutsche Fassung (1992): *Der Geist des Schamanismus,* Deutsch von Dieter Kuhaupt, Olten; Freiburg im Breisgau: Walter.
4. Kabat-Zinn, J. (1990): *Full catastrophe living,* New York: Delta. Deutsche Fassung (2011): *Gesund durch Meditation. Das vollständige Grundlagenwerk zu MBSR,* Deutsch von Horst Kappen, München: O. W. Barth. Kabat-Zinn, J. (2005): *Wherever you go, there you are,* New York: Hyperion. Deutsche Fassung (2007): *Im Alltag Ruhe finden: Meditationen für ein gelassenes Leben,* Deutsch von Theo Kierdorf, Frankfurt/Main: Fischer.
5. MacDonald, D., Walsh, R., Shapiro, S. (2013): Kapitel »Meditation«, in: *The Wiley-Blackwell handbook of transpersonal psychology,* Friedman & Hartelius (Hrsg.), West Sussex, GB: Wiley-Blackwell.
6. Williams, M., Teasdale, J, Segal, Z., Kabat-Zin, J. (2012): *The mindful way through depression,* New York: Guilford Press. Deutsche Fassung (2009): *Der achtsame Weg durch die Depression,* Deutsch von Ute Weber und Bettina Wehner, Freiburg im Breisgau: Arbor. Robinson, P., & Strosahl, K. (2008): *The mindfulness and acceptance workbook for depression,* Oakland: New Harbinger. Eine frühere Ausgabe des Werks

liegt in deutscher Fassung vor (2000): *Durch Achtsamkeit und Akzeptieren Ihre Depressionen überwinden. Ein Arbeitsbuch zur Acceptance-&-Commitment-Therapie (ACT)*, Deutsch von Theo Kierdorf und Hildegard Höhr, Paderborn: Junfermann.

7. MacDonald, D., Walsh, R., Shapiro, S. (2013): Kapitel »Meditation«, in: *The Wiley-Blackwell handbook of transpersonal psychology,* Friedman & Hartelius (Hrsg.), West Sussex, GB: Wiley-Blackwell.

8. Luders, E., Thompson, P. M., Kurth, F., Hong, J. Y., Phillips, O. R., Wang, Y., Gutman, B. A., Chou, Y. Y., Narr, K. L., Toga, A. W. (Dez. 2013): »Global and regional alterations of hippocampal anatomy in long-term meditation practitioners«, *Human Brain Mapping,* 34(12): 3369–75, doi: 10.1002/hbm.22153, Epub, 19. Juli 2012. Hölzel, B. K., Carmody, J., Vangel, M., Congleton, C., Yerramsetti, S. M., Gard, T., Lazar, S. W. (30. Jan. 2011): »Mindfulness practice leads to increases in regional brain gray matter density«, *Psychiatry Research Journal,* 191(1):36–43, doi: 10.1016/j.pscychresns.2010.08.006, Epub, 10. Nov. 2010.

9. Luders, E.,* Kurth, F., Toga, A. W., Narr, K. L.& Gaser, C.: »Meditation effects within the hippocampal complex revealed by voxel-based morphometry and cytoarchitectonic probabilistic mapping«, *Frontiers in Psychology,* Epub, 9. Juli 2013. Hölzel, B. K., Ott, U., Gard, T., Hempel, H., Weygandt, M., Morgen, K., Vaitl, D. (März 2008): »Investigation of mindfulness meditation practitioners with voxel-based morphometry«, *Social Cognitive and Affective Neuroscience,* 3(1):55–61. Luders, E., Toga, A. W., Lepore, N., Gaser, C. (15. April 2009): »The underlying anatomical correlates of long-term meditation: Larger hippocampal and frontal volumes of gray matter«, *Neuroimage,* 45(3):6728. Luders, E., Clark, K., Narr, K. L., Toga, A. W. (15. Aug. 2011): »Enhanced brain connectivity in long-term meditation practitioners«, *Neuroimage,* 57(4):1308–16. Luders, E., Thompson, P. M., Kurth, F., Hong, J. Y., Phillips, O. R., Wang, Y., Gutman, B. A., Chou, Y. Y., Narr, K. L., Toga, A. W. (Dez. 2013): »Global and regional alterations of hippocampal anatomy in long-term meditation practitioners«, *Human Brain Mapping,* 34(12):3369–75. Murakami H., Nakao, T., Matsunaga, M., Kasuya, Y., Shinoda, J., Yamada, J., Ohira, H. (2012): »The structure of mindful brain«, *PLoS One,* 7(9):e46377.

Leung, M. K., Chan, C. C., Yin, J., Lee, C. F., So, K. F., Lee, T. M. (Jan. 2013): »Increased gray matter volume in the right angular and posterior parahippocampal gyri in loving-kindness meditators«, *Social Cognitive and Affective Neuroscience*, 8(1):34–9.

10. Monti, D. A., Kash, K. M., Kunkel, E. J., Brainard, G., Wintering, N., Moss, A. S., Rao, H., Zhu, S., Newberg, A. B. (Dez. 2012): »Changes in cerebral blood flow and anxiety associated with an 8-week mindfulness programme in women with breast cancer«, *Stress Health,* 28(5): 397–407, doi: 10.1002/smi.2470.

11. Williams, J. M., Teasdale, J. D., Segal, Z. V., Soulsby, J. (Feb. 2000): »Mindfulness-based cognitive therapy reduces overgeneral autobiographical memory in formerly depressed patients«, *Journal of Abnormal Psychology,* 109(1):150–5. Heeren, A., Van Broeck, N., Philippot, P. (Mai 2009): »The effects of mindfulness on executive processes and autobiographical memory specificity«, *Behaviour Research and Therapy,* 47(5):403–9. Kozhevnikov, M., Louchakova, O., Josipovic, Z., Motes, M. A. (Mai 2009): »The enhancement of visuospatial processing efficiency through Buddhist Deity meditation«, *Psychological Science,* 20(5):645–53. Chiesa, A., Calati, R., Serretti, A. (April 2011): »Does mindfulness training improve cognitive abilities? A systematic review of neuropsychological findings«, *Clinical Psychological Review,* 31(3): 449–64.

12. Luders, E.,* Kurth, F., Toga, A. W., Narr, K. L.& Gaser, C.: »Meditation effects within the hippocampal complex revealed by voxel-based morphometry and cytoarchitectonic probabilistic mapping«, *Frontiers in Psychology,* Epub, 9. Juli 2013.

13. Leung, M. K., Chan, C. C., Yin, J., Lee, C. F., So, K. F., Lee, T. M. (18. Juli 2013): »Increased gray matter volume in the right angular and posterior parahippocampal gyri in loving-kindness meditators«, *Social Cognitive and Affective Neuroscience,* 8(1):34–9, doi: 10.1093/scan/nss076, Epub, 18. Juli 2012. Hofmann, S. G., Grossman, P., Hinton, D. E. (Nov. 2011): »Loving-kindness and compassion meditation: Potential for psychological interventions«, *Clinical Psychology Review,* 31(7):1126–32, doi: 10.1016/j.cpr.2011.07.003, Epub, 26. Juli 2011. Pace, T. W. W., Tenzin Negi, L., Adame, D. D., Cole, S. P., Sivilli, T. I., Brown, T. D., Issa, M. J., Raison, C. L.,*: »Effect of com-

passion meditation on neuroendocrine, innate immune and behavioral responses to psychosocial stress«, *Psychoneuroendocrinology,* 34:87–98.

14. Childre, D. & Martin, H. (1990): *The heartmath solution,* New York: HarperCollins Publishers. Deutsche Fassung (2000): *Die HerzIntelligenz-Methode: Grundlagen, Anwendungen, Perspektiven,* Deutsch von Isolde Seidel, Kirchzarten bei Freiburg: VAK-Verl.-GmbH.
15. Ebd.
16. Tooley, G. A., Armstrong, S. M., Norman, T. R., Sali, A. (Mai 2000): »Acute increases in night-time plasma melatonin levels following a period of meditation«, *Biological Psychology.* 53(1):69–78. Solberg, E. E., Holen, A., Ekeberg, Ø., Østerud, B., Halvorsen, R., Sandvik, L. (März 2004): »The effects of long meditation on plasma melatonin and blood serotonin«, *Medical Science Monitor,* doi: 10(3):CR96–101, Epub, 1. März 2004.

Kapitel 8: BITTE NICHT BREMSEN: SO BESCHLEUNIGEN SIE DIE NEUROGENESE

1. Centers for Disease Control and Prevention (2011): FASTSTATS – »Leading Causes of Death«, cdc.gov. 2011; Steht zum Download bereit unter http://www.cdc.gov/NCHS/fastats/Default.htm
Bastard, J. P., Maachi, M., Lagathu, C., et al. (2006): »Recent advances in the relationship between obesity, inflammation, and insulin resistance«, *European Cytokine Network,* 17(1):4–12. Cao, J. J. (2011): »Effects of obesity on bone metabolism«, *Journal of Orthopaedic Surgery and Research.* 6:30. Jha, R. K., Ma, Q., Sha, H. & Palikhe, M. (2009): »Acute pancreatitis: A literature review«, *Medical Science Monitor,* 15(7):RA147–56. Ferrucci, L., Semba, R. D., Guralnik, J. M. et al. (2010): »Proinflammatory state, hepcidin, and anemia in older persons«, *Blood,* 115(18):3810–3816. Glorieux, G., Cohen, G., Jankowski, J. & Vanholder, R. (2009): »Platelet/leukocyte activation, inflammation, and uremia«, *Seminars in Dialysis,* 22(4):423–427. Kundu, J. K. & Surh, Y. J. (2008): »Inflammation: Gearing the journey to cancer«, *Mutation Research,* 659(1-2):15–30. Murphy, S. L. et al: »Deaths: Preliminary Data for 2010«, National Vital Statistics Report. 60:4. (1/11/2012). Singh, T. & Newman, A. B. (2011): »Inflammatory

markers in population studies of aging«, *Ageing Research Review,* 10(3):319–329.

2. Pompl, P. N., et al. (2003): »A therapeutic role for cyclooxygenase-2 inhibitors in a transgenic mouse model of amyotrophic lateral sclerosis«, *FASEB Journal,* doi: 10.1096/fj.02-0876fje. Teismann, P. et al. (2003): »Cyclooxygenase-2 is instrumental in Parkinson's disease neurodegeneration«, *PNAS,* 100(9):5473–5478. Karin, M., Lawrence, T. & Nizet, V. (2006): »Innate immunity gone awry: Linking microbial infections to chronic inflammation and cancer«, *Cell,* 124(4):823–835. Klegeris, A. et al. (2002): »Cyclooxygenase and 5 lipooxygenase inhibitors protect against mononuclear phagocyte neurotoxicity«, *Neurobiology of Aging.* (23)787–794. Jorm, A. F. et al. (1987): »The prevalence of dementia: A quantitative integration of the literature«, *Acta Psychiatrica Scandinavica,* 76:465–479.

3. Pompl, P. N., et al. (2003): »A therapeutic role for cyclooxygenase-2 inhibitors in a transgenic mouse model of amyotrophic lateral sclerosis«, *FASEB Journal,* doi: 10.1096/fj.02-0876fje. Teismann, P. et al. (2003): »Cyclooxygenase-2 is instrumental in Parkinson's disease neurodegeneration«, *PNAS,* 100(9):5473–5478.

4. Karin, M., Lawrence, T.& Nizet, V. (2006): »Innate immunity gone awry: Linking microbial infections to chronic inflammation and cancer«, *Cell,* 124(4):823–835.

5. Stewart, R., Weyant, R. J., Garcia, M. E., Harris, T., Launer, L. J., Satterfield, S., Simonsick, E. M., Yaffe, K., Newman, A. B. (Jan. 2012): »C-reactive protein is related to memory and medial temporal brain volume in older adults«, *Brain, Behavior, and Immunity,* 26(1):103–8, doi: 10.1016/j.bbi.2011.07.240, Epub, 6. Aug. 2011.

6. Lund, R., Christensen, U., Juul Nilsson, C., Kriegbaum, M., Hulvej Rod, N. (Feb. 2013): »Adverse oral health and cognitive decline: The health, aging and body composition study«, *Journal of the American Geriatrics Society,* 61(2):177–84, doi: 10.1111/jgs.12094.

7. Sapolsky, R. (1999): »Stress and your shrinking brain«, *Discover,* 20(3), 113–122.

8. Cohen, S., Janicki-Deverts, D., Doyle, W. J., Miller, G. E., Frank, E., Rabin, B. S.& Turner, R. B. (2. April 2012): »Chronic stress, glucocorticoid receptor resistance, inflammation, and disease risk«, *PNAS,*

doi: 10.1073/pnas.1118355109. Cohen, S. et al. (2. April 2012): »Chronic stress, glucocorticoid receptor resistance, inflammation, and disease risk«, *PNAS.*

9. Bremmer, J. D. (1999): »Does stress damage the brain?«, *Biological Psychiatry,* 45:797–805.

10. Ebd. Gurvits, T. G., Shenton, M. R., Hokama, H., et al. (1989): »Magnetic resonance imaging study of hippocampal volume in chronic combat-related posttraumatic stress disorder«, *Biological Psychiatry,* 40:192–199.

11. Gurvits, T. G., Lasko, N. B., Schacter, S. C., Kuhne, A. A., Orr, S. P., Pitman, R. K. (1993): »Neurological status of Vietnam veterans with chronic posttraumatic stress disorder«, *Journal of Neuropsychiatry and Clinical Neurosciences,* 5:183–188. Sapolsky, R. (1999): »Stress and your shrinking brain«, Discover, 20(3), 113–122.

12. Sapolsky, R. M., Uno, H., Rebert, C. S., and Finch, C. E. (1990): »Hippocampal damage associated with prolonged glucocorticoid exposure in primates«, *Journal of Neuroscience,* 10(9): 2897–290.

13. Cohen, S., et al. (2. April 2012): »Chronic stress, glucocorticoid receptor resistance, inflammation, and disease risk«, *PNAS.*

14. UCSF News, 19. Juli 2011. (Mai 2014): »Long-term cumulative depressive symptom burden and risk of cognitive decline and dementia among very old women«, *Journals of Gerontology: Series A: Biological Sciences and Medical Science,* 69(5):595–601, doi: 10.1093/gerona/glt139, Epub 4. Okt. 2013.

15. 1. April 2013). »Men Are From Mars«, *Science Daily,* sciencedaily.com.

16. Yandoli, K. (2013): »Teens and stress«, *Huffington Post,* 12.02.2013.

17. Zeki, A., Hazzouri, A., Vittinghoff, E., Byers, A., Covinsky, K., Blazer, D., Diem, S., Ensrud, K. E., Yaffe K. (2014): Forschungsbericht: »Stressful social relations and mortality: A prospective cohort study«, *Journal of Epidemiology and Community Health,* doi: 10.1136/jech-2013-203675.

18. UCSF News, 19. Juli 2011.

19. Kaler, S. R., Freeman, B. J. (Mai 1994): »Analysis of environmental deprivation: Cognitive and social development in Romanian orphans«, *Journal of Child Psychology and Psychiatry,* 35(4):769–81, doi:

10.1111/j.1469-7610.1994.tb01220.x.PMID 7518826. Rutter, M., Andersen-Wood, L., Beckett, C., et al. (Mai 1999): »Quasi-autistic patterns following severe early global privation. English and Romanian adoptees (ERA) study team«, *Journal of Child Psychology and Psychiatry,* 40(4):537–49, doi: 10.1017/S0021963099003935, PMID 10357161. Windsor, J., Glaze, L. E., Koga, S. F. (Okt. 2007): »Language acquisition with limited input: Romanian institution and foster care«, *Journal of Speech Language and Hearing Research,* 50(5):1365–81, doi: 10.1044/1092-4388(2007/095), PMID 17905917. Beckett, C., Maughan, B., Rutter, M. et al. (2006): »Do the effects of early severe deprivation on cognition persist into early adolescence? Findings from the English and Romanian adoptees study«, *Child Development,* 77(3):696–711, doi: 10.1111/j.1467-8624.2006.00898.x, PMID 16686796. Chugani, H. T., Behen, M. E., Muzik, O., Juhász, C., Nagy, F., Chugani, D. C. (Dez. 2001): »Local brain functional activity following early deprivation: A study of postinstitutionalized Romanian orphans«, *Neuroimage,* 14(6):1290–301, doi: 10.1006/nimg.2001. 0917, PMID 11707085.

20. Fan, Y., Liu, Z., Weinstein, P. R., Fike, J. R., Liu, J. (Jan. 2007): »Environmental enrichment enhances neurogenesis and improves functional outcome after cranial irradiation«, *European Journal of Neuroscience,* 25(1):38–46, doi: 10.1111/j.1460-9568.2006.05269.x, PMID 17241265.

21. Diamond, M. C., Krech, D., Rosenzweig, M. R. (Aug. 1964): »The effects of an enriched environment on the histology of the rat cerebral cortex«, *Journal of Comparative Neurology.* 123:111–20, doi: 10.1002/cne.901230110, PMID 14199261. Diamond, M. C., Law, F., Rhodes, H., et al. (Sept. 1966): »Increases in cortical depth and glia numbers in rats subjected to enriched environment«, *Journal of Comparative Neurology,* 128(1):117–26, doi: 10.1002/cne.901280110, PMID 4165855.

22. Greenough, W. T., Volkmar, F. R. (Aug. 1973): »Pattern of dendritic branching in occipital cortex of rats reared in complex environments«, *Experimental Neurology,* 40(2):491–504, doi: 10.1016/0014-4886(73)90090-3, PMID 4730268. Volkmar, F. R., Greenough, W. T. (Juni 1972): »Rearing complexity affects branching of dendrites in the

visual cortex of the rat«, *Science,* 176 (4042):1445–7, doi: 10.1126/science.176.4042.1445, PMID 5033647.

23. Borowsky, I. W., Collins, R. C. (Okt. 1989): »Metabolic anatomy of brain: A comparison of regional capillary density, glucose metabolism, and enzyme activities«, *Journal of Comparative Neurology,* 288(3):401–13, doi: 10.1002/cne.902880304, PMID 2551935. Sirevaag, A. M., Greenough, W. T. (Okt. 1987): »Differential rearing effects on rat visual cortex synapses. III. Neuronal and glial nuclei, boutons, dendrites, and capillaries«, *Brain Research,* 424(2):320–32, doi: 10.1016/0006-8993(87)91477-6, PMID 3676831.

24. Sirevaag, A. M., Greenough, W. T. (Okt. 1987): »Differential rearing effects on rat visual cortex synapses. III. Neuronal and glial nuclei, boutons, dendrites, and capillaries«, *Brain Research,* 424(2):320–32, doi: 10.1016/0006-8993(87)91477-6, PMID 3676831.

25. Fan, Y., Liu, Z., Weinstein, P. R., Fike, J. R., Liu, J. (Jan. 2007): »Environmental enrichment enhances neurogenesis and improves functional outcome after cranial irradiation«, *European Journal of Neuroscience,* 25(1):38–46, doi: 10.1111/j.1460-9568.2006.05269.x, PMID 17241265. Sirevaag, A. M., Greenough, W. T. (Okt. 1987): »Differential rearing effects on rat visual cortex synapses. III. Neuronal and glial nuclei, boutons, dendrites, and capillaries«, *Brain Research,* 424(2):320–32, doi: 10.1016/0006-8993(87)91477-6, PMID 3676831.

Kapitel 9: FAZIT

1. Kempermann, G., Gast, D., Gage, F. H. (Aug. 2002): »Neuroplasticity in old age: Sustained fivefold induction of hippocampal neurogenesis by long-term environmental enrichment«, *Annals of Neurology,* 52(2):135–43.

Anhang: EIN KURZER RUNDGANG DURCHS GEHIRN

1. MacLean, P. (1990): *The triune brain in evolution,* New York: Springer.
2. Amen, D. (2012): *Use your brain to change your age,* Crown New York: Archetype.
3. Pearce, J. (2004): »Nurturance: A biological imperative«, *Shift,* 3:16–19.
4. Ebd.

5. Schore, A. (2003): *Affect regulation and the repair of the self,* W. W. Norton & Co.: New York. Deutsche Fassung (2007): *Affektregulation und die Reorganisation des Selbst,* Deutsch von Eva Rass, Stuttgart: Klett-Cotta.

6. Arden, J. (2014): *The brain bible,* New York: McGraw-Hill Education. Fernandez, A., Goldberg, E., & Michelon, P. (2013): *The sharpbrains guide to brain fitness,* National Science Foundation.

7. Gage, F. (Aug. 2000): »Reinventing the brain«, Interview im *Life Extension Magazine.*

8. Siegel, D. (2001): *The developing mind,* New York: Guilford. Deutsche Fassung (2006): *Wie wir werden, die wir sind. Neurobiologische Grundlagen subjektiven Erlebens und die Entwicklung des Menschen in Beziehungen,* Deutsch von Theo Kierdorf und Hildegard Höhr, Paderborn: Junfermann. Siegel, D. (2010): *The mindful therapist,* New York: W. W. Norton & Co. Deutsche Fassung (2012): *Der achtsame Therapeut. Ein Leitfaden für die Praxis,* Deutsch von Karin Petersen, München: Kösel.

9. Ekman, P. (2007): *The face of emotion,* 2. Auflage, New York: Holt.

10. Lewis, T., Amini, F., Lannon, R. (2000): *A general theory of love,* New York: Random House.

11. Tanti, A., et al. (2011): »Region-specific regulation of neurogenesis along the septo-temporal axis of the hippocampus by stress, antidepressants and environmental enrichment«, *Neuroscience,* Postersession, 13.11.2011.

12. Sapolsky, R. (1999): »Stress and your shrinking brain«, *Discover,* 20(3):116–122.

DANK

Den vielen Menschen, die dazu beigetragen haben, dieses Buch Wirklichkeit werden zu lassen, bin ich zutiefst dankbar. Mytrae Meliana hat mich an all den vielen Wochenenden und Werktagen, die sie mit Schreiben zugebracht hat, unermüdlich unterstützt und war mir eine hilfreiche Kritikerin und Redakteurin. Philip Brooks hat nach der Lektüre einer frühen Fassung mit seinen unschätzbar wertvollen Kommentaren zur inhaltlichen und stilistischen Verbesserung beigetragen. Cathy Colemans Feedback hat geholfen, dem Buch seine endgültige Form zu geben. Virginia Kahn trug zu unterschiedlichen Momenten während des Schreibens mit entscheidenden Hinweisen zum Gelingen bei. Rick Cortright, der in der Anfangszeit beim Redigieren mitgeholfen hat, verdanke ich extrem hilfreiche Hinweise. Cary Hammers Feedback und Anregungen zum ersten Kapitel waren Geschenke aus dem Lektoratshimmel.

Jeff Shapiro hat mir ein sorgfältiges Feedback zum ersten Teil gegeben, und Paul Linn behielt das große Ganze im Blick und brachte mich mit seinen kritischen Rückmeldungen im Schreiben voran. Meine Lektorin, Madeline Hopkins, hat ein Adlerauge, dem selbst winzige Fehler nicht entgehen, und eine Klarheit, die insbesondere zu Verbesserung der ersten Kapitel beigetragen haben.

Meine Psychotherapie-Patienten sind mir stets hervorragende Lehrer gewesen und haben mich in der Auffassung bestärkt, wie wichtig ein gut funktionierendes Gehirn für eine optimale Lebensgestaltung ist. Sie haben mir gezeigt, dass eine Lebensweise, die dem Gehirn zuträglich ist, auf allen Seinsebenen ansetzen muss: Körper, Herz, Geist und Bewusstsein.

KRANKHEITEN UND IHRE BOTSCHAFTEN VERSTEHEN

Krankheiten treten auf, wenn unser inneres Gleichgewicht neue Balance braucht. Denn unser Körper ist der Spiegel unserer Gedanken. Er schickt uns ständig symbolische Signale in Form von Krankheitssymptomen. Richtig verstanden bieten sie eine enorme Chance zur Veränderung und Selbstheilung. Dr. med. Francesco Oliviero zeigt, wie wir den Körper dabei unterstützen können, nötige Veränderungsprozesse zu aktivieren.

www.scorpio-verlag.de

Dr. med.
Francesco Oliviero

Krankheit als heilende Kraft

Ein psycho-spiritueller
Heilungsweg

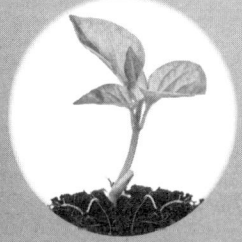

VOM BEGRÜNDER DER EPI-MEDIZIN

Geb. mit Schutzumschlag, 272 Seiten, ISBN 978-3-95803-069-5

SCORPIO

GESUND BLEIBEN MIT DEM MINIMUMGESETZ

Statt automatisch und unbedacht Medikamente zu nehmen oder Screenings über sich ergehen zu lassen, um gesund zu bleiben, rät der renommierte Mediziner Dr. med. Michael Spitzbart, sich auf die Suche nach seiner persönlichen Achillesferse zu machen: dort ist der Ursprung von Krankheiten zu finden. Wer erkennt, wo sein individueller Mangelzustand liegt, kann diesen ausgleichen und so langfristig die eigene Gesundheit sichern.

www.scorpio-verlag.de

» Gesundheit lässt sich proaktiv planen. Das ist intelligenter, als reaktiv Krankheiten zu behandeln. «

SCORPIO

DR. MED. MICHAEL SPITZBART

ENTSCHLÜSSELN SIE IHREN GESUNDHEITSCODE

MIT DEM MINIMUMGESETZ FIT UND VITAL OHNE CHEMIE

Klappenbroschur, 208 Seiten, ISBN 978-3-95803-026-8